優生思想の克服のために

いのちと平等をめぐる13章

竹内章郎

生活思想社

は じ め に

　本書がおもに扱っているのは，人間の命を直接に左右する倫理的問題ですが，類書とかなり異なる特徴が二つあります。その一つは，私自身は優生思想（優生学）の研究者ではありませんが，優生思想批判をかなり重視していることです。ですから，6部構成の本書は，第2部全体（第3，4，5章）をさいて，その克服に向けての若干の提案を含めて優生思想を直接，正面から問うのみならず，本書の随所で優生思想批判にふれています。

　そのようにしたのは，第1部で主要に扱った重症心身障がい児・者の生死（第1章）や「死ぬ権利」の可否（第2章）も，それらの問題の根幹には，優生思想があるからです。第3部で論じた出生前診断とこれによる中絶（第6章）や，「脳死」・臓器移植（第7章）についても，優生思想が問題の根幹にあることは確実です。

　ちなみに1980年代に入ってすぐに，私が，当時日本で開拓されはじめたばかりの生命倫理学なる分野にふれたのは，社会の彼方此方で存在し続けている障がい者差別の現実を通じてでした。そのためもあって，当初から生命倫理と優生思想とは切っても切れない縁があると思っていましたし，この思いは，ある程度は勉強して以降，今もかなり当たっていると考えています。

　実際，米英豪系の生命倫理学の相当数やこれらの輸入学問に留まる議論の多くには，優生思想を許容するどころか，これを促進する内容も散見されました。しかも，そうした傾向からの脱却を目指したと思われる日本の生命倫理学の多くも，優生思想を取り上げても，優生思想を周縁の特殊な問題としてきたように思います――こうした傾向は，例えば『シリーズ生命倫理学　全20巻』（丸善出版，2012年）の刊行で，かなり払拭されつつあるようですが――。

　もちろん，優生思想研究を進めてきた相当数の人が，優生思想批判に関する多くの貴重な成果を挙げており，私もそうした研究成果から多くを学ばせてもらっています。しかし生命倫理学自体における優生思想の取り上げ方は，ほんの一部に問題の核心に迫る優れたものがあるとはいえ，総じて長らく脆弱だったと思います。

　ですから，私は2005年の拙著『いのちの平等論』でも，「現代の優生思想に抗して」を副題に掲げましたし，ずーっと以前の1988年の共著『生命の倫理

を問う』でも，今から思えば優生思想への対抗にかなりの甘さがありましたが，生命倫理自体に浸透している優生思想とその根源を問おうとしてはいました。

　加えて，2016 年夏の相模原事件（第 3 章 54–55 頁）とこれ以降の経験があります。この事件に関して私が受けた報道取材で，いく人かの記者やディレクターは，"これまで優生学・優生思想はあまり取り上げない方がよいと思っていたけれど，こんな事件が起きると，きちんと取り上げない訳にはいかない"，と話していました。事件後 3 年を経るなかで，確かに優生思想を報じる番組や記事が，ある程度は増えたように見受けられます。

　しかしそうした番組や記事の多くは，残念ながら優生思想をナチスドイツの蛮行とのみ結びつけがちで，歴史も長く射程も広い優生思想の本当の姿を捉えたものではありませんでした。

　やはり相模原事件に関わってある新聞に書いた文章で，私が，平塚らいてうの優生思想にふれ，彼女が障がい児を生むことを罪悪視していたこと（第 3 章 65–66 頁）を紹介したところ，"平塚さんが本当にそんなことを言っているのか"，といった疑念に満ちた抗議のような問い合わせが編集部にあったそうです。

　そしてまた，当然のことだと思っていますが，現代の優生思想は，私たちにも，というより私自身にも浸透しかねないことを踏まえねばなりません。こんなこともあって，まだまだ充分とは言えませんが，本書では優生思想とその批判をかなり重視しています。

＊　　　＊　　　＊

　本書のもう一つの特徴は，人間の命を直接に左右する問題を，現時点での臨床的な狭いベッドサイドストーリーとしてのみ考えるのではなく，歴史的経緯を重視して，また社会・文化の広がりの中で問うているところにあります。

　歴史的経緯に関しては，例えば「脳死」なる本来は非常に奇妙な言葉が，今では当たり前のように流通していることに象徴されるのですが（第 7 章 124 頁），最初の臓器移植法制定前後の 1990 年代には，かなり疑問視され今も未解決な，"「脳死」者は本当に死者か？"といったことも，「脳死」・臓器移植が自明視される現在では，ほとんど問われません。

　けっして問題が解決されている訳でもないのにもかかわらず，現在進行形の事態に多くの人が慣らされて，疑問も疑念も抱かなくなっている人間の命を左右する問題については，歴史を振り返って考え直すことを，現在と未来に生か

す必要があると思うのです。

「脳死」・臓器移植についてだけでなく，1960 年代末に始まった出生前診断については無論のこと，そもそも少なくとも 40 年は経過した生命倫理学自体のあり方について，したがってまた第 4 部で扱った生命の質論や生命の尊厳論，功利主義や道徳主義（第 8 章）や滑り坂理論など（第 9 章）の理論そのものについても，本書で示したように，歴史を振り返りつつ問題を考える姿勢が必要なのは，当然のことではないでしょうか。

プラトン以来連綿と続き，私たちにも浸透しかねない点も含めて，今も大きな問題である優生思想も，歴史的現在としての今のそのあり方が問われねば，優生思想の克服など，及びもつかないでしょう。歴史的経緯を重視しなければ，現時点での深刻な問題の実相にも迫れず，本当には将来展望も出てこないのは，当然のことだと思うのです。

同時に，人間の命を広く社会・文化のあり方と関係づける姿勢を，端的には〈生命の中の社会・文化〉（第 1 章 28–31 頁）の把握といった形で，本書では貫こうとしました。重度障がい児・者のあり方が，当人と周囲とのコミュニケーション次第で大いに異なることを示したり，日本での「脳死」・臓器移植推進論を財界筋などの安楽死推進論や臓器売買などと結びつけ，優生思想と直結させて問うたのも，そうした社会・文化のあり方を重視する姿勢の表れです。

また，第 5 部の病気観（第 10 章）や障がい観・障がい概念（第 11 章）の議論で，病の把握や障がい概念の刷新と，社会・文化の下で生きる人間の見方の革新とを結びつけて問うているのも，そうした姿勢によるところが大きいのです。

特に，最終第 6 部の「能力の共同性」論（第 12 章）と社会・文化の〈水平的展開〉論（第 13 章）は，生命倫理学の類書などではまず扱わないような社会・文化の広がりを強く意識した内容にも筆致にもなっているはずです。例えば，近代市民社会や資本主義と直結した所有論と関わらせて能力を問いつつ「能力の共同性」論を提起したり，私たちの欲求のあり方にまで及ぶ社会・文化の〈水平的展開〉と重度障がい児・者のケア自体とを関連させた議論も，社会・文化の広がりの中で人間の命を捉えようとしたものなのです。

*　　　　*　　　　*

なお，この第 6 部の内容の大枠は，1990 年前後には，いくつかの旧著・旧稿（竹内 1988, 1993, 2000）で私がすでに示していたものです——もちろん本

書には，その後の内容的深化は相当程度あります――。こうした点で，大袈裟にいえば先の歴史的経緯の重視ということなのですが，本書は，この第6部の他にも，私自身の過去の相当に古い議論を残したい・残すべきと思って執筆したところが，第5部などでもかなりあります。そうした議論は，現在でも，より多くの人々に共有してもらうべきではないか，と私は考えています。

　ちなみに，本書における社会・文化の広がりと歴史的経緯の重視という姿勢は，現代の支配的思想（支配者の思想）である新自由主義（ネオリベラリズム）が，経済・財政次元を超えて，人間観や知識・認識論にまで悪影響を与えていることとも関係しています。新自由主義の知識・認識論は，本来は重層的で社会・文化全体に及ぶ厚みがあって歴史的に射程も長い知識・認識を，薄っぺらく狭隘で今しか通用しないような情報と化し，知識・認識をたんなる情報に閉塞させているからです（竹内 2010，2019b）。多くの日常意識に浸透して支配的になりつつあるこんな新自由主義的知識・認識論を――これを論じる研究者はきわめて少ない――，本書ではできるだけ払拭して，人間の命のあり方を問おうとしてもいます。

　一見したところ，狭い医療空間のベッドサイドストーリーに尽きるように思われがちな人間の命の問題ですが，そのように広く社会・文化のあり方と結びつけ，また歴史的経緯を大切にしてこそ，より適切な解決への展望が開けるように思うのです。

　こうした本書ですが，様々に区分される生命倫理領域のうち，本書は，iPS細胞やES細胞を使う再生医療やゲノム編集など最先端の問題には，わずかにふれた程度です。また，患者－医師関係を核とするインフォームドコンセント（納得同意）や，代理母や生体間移植，医療自体の実験性，政治権力問題が濃厚な医療体制や医療資源配分や保健行政などについては，全くと言っていいほどふれられていません。

　しかし，本書で扱えなかったそうした領域についても，優生思想と対峙しながら，人間の命の問題を社会・文化の広がりと歴史的経緯を踏まえて捉えた本書の内容を基盤にすれば，かなり鮮明な見通しが得られるはずです。

＊　　　＊　　　＊

　本書は，生命倫理の基本へのわかりやすいナビゲーションを含む，新たな視点からのテキストとしても編まれていますし，人間の命のあり方を素材にして既存の倫理学全般を問い直してもいます。

目　　次

＊装幀　渡辺美知子

凡　例

1　引用・参照文献は，末尾の文献一覧に一括して掲示しました。
　なお，邦訳文献については，本書の執筆に際して参照したも
　のに限って原著と邦訳の両方を掲示しました。

2　文献一覧で，各文献の冒頭の（　）内には，おもに著者名と
　発行年を記し（一部は略号），引用・参照直後に（　）を用い
　て示しました。また，必要に応じてコロン（：印）の後にペー
　ジ数を記しています。

3　文献一覧で原著と邦訳を共に示した文献について，文献（　）
　内のコロン（：印）のあとの，／印ではさんで二つの数字が
　ある場合は，前者が原著の，後者が既刊の邦訳書のページ数
　です。なお，本書での翻訳は邦訳書に従ってない場合が多々
　あります。

4　｛　｝内は，竹内による意味をとった付加で，場合によっては
　竹内による解釈が入っています。

5　若干の記載があるギリシャ語に関する説明では，ギリシャ文
　字はローマナイズしてあります。

6　注は，当該箇所の段落のあとに，提示しています。

第 1 部

人の生き死には
決められることだろうか?

第1章　重い障がいを持つ人たちの現実

は じ め に

　最初からとても気の重い話だ，と思う人も多いでしょうが……。非常に重症の心身障がいを持ち，一見したところ普通の人が味わう生活の欠片もなく辛いだけの生活を送っている人は，死なせてあげる方が本人の幸せだ，などと言われることがあります。いわゆる安楽死 euthanasy ——嬰児殺し infanticide の一部も！——の肯定ですが[*]，彼・彼女らが社会や周囲の負担になるなどの理由ではなく，あくまで「本人のため」を考えているように見えるので，ある意味で慈悲深いヒューマニスティックな（人間らしい）ことだとされるかもしれません。だから，慈悲殺 mercy killing とも言われます。でもそんな重症心身障がいを持つ人が，医療に始まる適切なキュア（治療，治癒等）cure・ケア（介助，世話，介護等）care により，周囲の人たちとのある種のコミュニケーションを実現し，笑顔になる現実もあります。

> 　　[*]　尊厳死 death with dignity と換言されもする安楽死の語源は，ギリシャ語の善い死 eu＋thanatos ですが，最大の差別・抑圧ともなる死について，善い死・尊厳ある死自体が簡単には議論できませんし，後述のように「本人のため」を騙る死の強要が，安楽死なる名で正当化される大問題もあります。本書では善い死を定義できませんが，少なくとも死の瞬間までの豊かで善い生抜きでは，善い死も尊厳ある死もないのは確かです。以下ではこの点を重視することに加えて，安楽死協会の尊厳死協会への名称変更に典型的に見られることからすれば，安楽死論と尊厳死論には根底では有意な差はないと考え——両者は全く違うとする見解もかなり前から紹介されてはいますが（坂井 1996：265-295）——，以下では「安楽死」という名称で統一します。

　誰しも人間らしく生きたいと思うでしょうが，こんな重症心身障がいを持つ人の現実を通じて，人間らしさとは何かについて深く考えさせられるはずです。その際私たちは，人間個人の様々なあり方が，たんに皮膚一枚で他者とも外界とも遮断された生物的個体——以下で〈抽象的孤立的生命〉とも言います——

によって，決まる訳ではないことに留意する必要があると思います。生命自身がキュア・ケア，さらには社会・文化のあり方といった個人の外側としっかり結びついていることにもっと留意して，差別・抑圧とは無縁の，より人間らしい生命のあり方を真剣に問う必要があるのではないでしょうか。

　なお，安楽死全般に関わり，ぜひとも最初に言わねばならないのは，日本でも一般に安楽死「先進国」として知られる「オランダが世界の先頭を切って安楽死を合法化していった背景に，緩和ケアの未発達があ」り（ヘンディン 2000：訳者注289），また，「オランダ政府が認可した安楽死研究は，安楽死の実践を擁護し正当化しようとする，多分に政治的なものであり，その濫用を指摘したり，制度を批判したりしないよう，オランダの医師たちに加えられる圧力は強大なの」で，「医師たちは緩和ケアよりも安楽死を学ぶようになってきてい」る（同：18f.），という安楽死「先進国」オランダの陰惨な歴史と現実です。まずは，この点を重く受けとめねばならないと思うのです。

1　重症心身障がい児・者の安楽死は「本人のため」？

「悲惨な状態」か？

　「脳性麻痺（重度，関節拘縮，股関節脱臼をともなう），精神薄弱（重度），視力障害（見えていない），聴力障害（聞こえていない），てんかん……，呼吸不全，虚弱……，つねに呼吸困難や感染による発熱，また調子が悪くなると嘔吐がお」き，一見するだけだと寝たきりで生き続けるだけのただし君。「まるで存在そのものが苦痛であるような姿」（高谷・吉田 1983：14）のいわゆる重症心身障がい児で，1963年設立の日本で二番目に古い重症心身障害児施設「びわこ学園」で暮らしていたただし君。

　彼らについては，しばしば思われまた言われもしかねないのですが，「本人のため」を考えると「死なせる let die」「殺す kill」方が本人の幸福に，また「本人の最上の利益」になるので，彼らの安楽死は善い──ある種の功利主義に基づく！（第8章）──，ということになるのでしょうか。ただし大急ぎで付け加えねばなりませんが，筋緊張や発作などへの適切な医療や鼻腔からの流動食の工夫の他，次のようなケア（介護・介助・看護・世話）がただし君にもたらした大きな変化です。

＊　生命倫理の根底には，「単純化すれば」，本当は「生かす」か「殺す・死なせる」
　　かの単純な二項対立があり，また，この「生かす」に連なる豊かな生・生活を
　　目指す方向性と，「殺す・死なせる」に連なる差別・抑圧に至る方向性の，ど
　　ちらを選択するかという，ある種明確な二者択一問題があります。しかし生命
　　倫理の教科書にまま見られるように，この方向性の選択を複雑で難しい問題だ
　　として明確な回答を避け，事実上，差別・抑圧の問題が曖昧にされてしまうこ
　　とがあるので要注意です。

　キュア・ケアの出発点は，ただし君の「主体」としての把握です。「外界と
のつながりが精神活動や身体活動や動作のレベルでできず，身体の状態そのも
ので反映しているとき，それは生理的レベルの反応ととらえることができるし，
そこに快−不快という『価値』を導入することによって，『主体』の世界を想
定することができ」（高谷 1983：73）るのです。
　寝たきりとされるただし君も，「つねに眠っているわけではない。『外界へ
の心の窓はどこかに開いている』……。ねた状態でさめている状態の多様性」
を重視し，「健体児の発達過程の綿密な観察にもとづき，かつ健体児にたいす
る以上に，よりきめこまやかな方法と密度の濃い内容」があれば違ってくる
のです。そうした「療育集団の長期にわたる自覚的・系統的な働きかけ」（清
水 1981：68f.）があれば，「ちょっとした印象の違いによって，生命を維持す
るために毎日たたかっている子から，保育者や看護婦はその『感情』や『意
思』を引き出し『対話』」することすら可能となるからです（高谷 1983：156）。
　その結果，「腕がゆったりと前にでて……，胸がひらき呼吸が楽そう」にな
り，「ただし君のなごやかな日がつづくようになった」だけでなく，頬を微か
に緩ませ「ただし君が笑っている」と看護師たちが声をあげるほどになったの
です——次の日には見られなかった笑顔ではありましたが（高谷・吉田 1983：
17f.）。ただし君のこんな変化をどう考えますか。
　確かにこうしたキュア・ケアによっても，"頬を微かに和ませて笑った"程
度で，彼らの辛い現実は変わらず普通の人間らしさの欠片もない，そんな人間
らしさのない「悲惨な状態」の生存，つまりは「生命の質」（第8章）の低い
生存が，ただし君「本人のため」とは言えない，だからただし君の安楽死は善
い，と言われるかもしれません。
　激痛に苛まれる末期癌患者についても，同様な「悲惨な状態」が云々され
るかもしれません。つまり治療などのキュア・ケアは，「悲惨な状態」や低い

「生命の質」を維持するだけの「無益な」もので，治療停止という「死なせる」ことこそが「本人のため」，「本人の最上の利益」だとされるのかもしれません。

　しかし，「悲惨な状態」だから死が「本人のため」で，そうなるほど当人の「生命の質」は低いなどと，医療側も含め周囲の者が簡単に言ってよいのでしょうか。この点で考えねばならないことがあります。それは，ただし君ら重度障がい児・者本人の内的意識やコミュニケート志向，さらに言えば，そこに示されている生を目指す合目的性について，安楽死肯定論やこれの支持者のみならず私たちも何も知らず，そのため，重度障がい児・者本人の内側と関係を持てないまま，彼らの表層だけを見て，「悲惨な状態」や低い「生命の質」等々を云々しているかもしれない，ということです。しかも上記のただし君へのキュア・ケアを通じて，たとえ充分ではないにせよ，彼とのある種のコミュニケーションすら可能になる現実があるわけだから，この現実を簡単に無視することはできないはずなのです。

安楽死論の五つの区分

　だから，ただし君たちについての安楽死肯定論は安易にすぎますが，このことをもう少し考えるために，英語圏を中心に日本でもかなり盛んな安楽死論を省みる必要があります。論者により相違はありますが，安楽死論は通常，以下の (1) 〜 (5) に区分されます。

　まず (1) 患者の生を終わらせる方法に関わり，致死量の投薬・注射などによる積極的安楽死と，生命維持装置の除去や救命医療の停止による消極的安楽死に区分される他——直接的安楽死と間接的安楽死との区分ともされます——，(2) 本人自らが死に至る最終措置を行使する能動的安楽死と，医療者などにこの措置を任せる受動的安楽死に区分されます。さらには (3) 患者の容体に関わって終末期安楽死と非終末期安楽死に，また (4) 安楽死が通常医療か通常外医療のどちらを除去することによるのかで区分されます。

　(2) の能動的安楽死も医師による致死薬の処方などを要するので，これが「医師による自殺幇助 PAS」と呼ばれ，(1) の積極的安楽死に含められる場合もあります。また (4) の「患者の利益に関する合理的期待を与えかつ過度の費用，苦痛その他の不都合を与えずに獲得される医療」（Ramsay 1970：122）とされる通常医療と，これの反対命題の通常外医療との区分については，例えば胃ろうや人工呼吸器が通常医療か否かも老衰状態か否かなどで変わったり，出生

前診断が通常医療化される場合があるなど（第6章），結局は広義の当人の資質（能力）・「生命の質」次第なので——簡便な抗生物質投与も時に通常外医療にされることがあります——，この区分は無意味とする，安楽死肯定・否定の両論者多数も認める議論があります。

　以上の (4) までの区分は，じつは安楽死への同意という本人の自発性を大前提にした安楽死の，いわば技術的下位区分であり，より根底には本人の自発性・意思に関わって大いに問うべき区分があり，これがただし君たちに直接関連します。

　それは，(5) 患者本人の安楽死への同意・意思が明確な (a) 自発的＝同意的 voluntary 安楽死と，この同意・意思がない (b) 反自発的＝反同意的 involuntary 安楽死，さらには，これらの中間に位置して同意・意思が不明確な (c) 非自発的＝非同意的 nonvoluntary 安楽死という区分です。(b) の反同意的安楽死は，通常の殺人に等しい問題外の暴論なので——これが，ナチスの T4 などでは安楽死とされ，優生思想（第2部）に直結した歴史も！——，安楽死論としてはこれ以上問いませんが，もっとも議論の余地があるのが，(c) 非自発的安楽死論です。[*]

> 　＊　自己決定に基づく点で望ましく見える (a) 自発的安楽死論も，じつは「生前の意志」（リヴィングウィル）としての安楽死表明・事前指示が当該事態で変動する点の無視など，相当に問題です。これには，相当数の自殺も非終末期安楽死に含めかねない (3) 終末期安楽死と非終末期安楽死の区分問題と併せて，第2章「死ぬ権利」でもふれます。

　(c) 非自発的安楽死は，現在までの多くの社会・文化の下では，その意思が他者には伝わりにくい重度障がい嬰児・者などの安楽死ですが，この安楽死が既述のような，他のいかなる理由でもなく，あくまで「本人のため」にのみ行われるとされる安楽死でもあります。

「本人のため」論の怪しさ

　ただし君たち「本人のため」の安楽死肯定論は，直接にはまた表面的には，優生思想やこれに依拠した社会効率論や社会防衛論，さらには生産至上主義などによる安楽死論ではありません。それはあくまで本人の幸福や善きあり方を願っての安楽死論で，「悲惨な状態」よりも「死なせる」方が幸福で，「本人の最上の利益」は死だという判断によるので，一見，文句のつけようがないよう

にみえますが，本当はそうとは言い切れません[*]。

   * (c) 非自発的安楽死は，日本では実態として進行しつつも議論としてはあまり
       表面化しませんが，例えば「一定の安楽死」を合法化したにすぎないものの，
       それが拡大解釈されたベルギーでは，意志表示不可能とされる重症の成人や
       新生児などについても，「必要性のケース」として安楽死が正当化されている
       ようです（児玉 2013：47）。日本でも以前，集中治療室 ICU（intensive caring
       unit）に収容され肉親の見舞いもない重症心身障がい嬰児を，密かに人体実験
       に供して死なせてきた事実がありました（清水 1979）。

　なぜならまず，「本人のため」という言葉で，本当は周囲の人間の様々な都
合を優先させることがあります。例えば本人がかわいそうという思い自体に，
本人をケアする周囲の負担感情や本人を排除したい気持ちが混入しないでしょ
うか。また障がい者に必ずしもやさしくはないどころか，障がい者を排除しが
ちな現存社会を強力に肯定したり，そんな社会の影響から「本人のため」とい
う言葉に，周囲の負担軽減のためということが混入しないでしょうか。こんな
ことを介して，裏口から社会防衛論や優生思想が忍び込みもします。
　つまり言葉は「本人のため」であっても，実際の内容が「周囲のため」にな
り，周囲のために本人に死を強要しかねません。普通の日常生活でも，「本人
のため」発言の問題はあるでしょう。例えば“あなたの［将来の］ために勉
強しなさいと言っているのよ”，といった子どもに対する親の叱責が，スネカ
ジリは御免こうむりたいという親の思いのカムフラージュになることはないで
しょうか。だから，「本人のため」に「死なせる」とか「本人の最上の利益が
死」だという言葉で，周囲の都合を優先させて，重症の心身障がいを持つ人に
死を強要する可能性，いや現実は多々ありうるのです[*]。

   * ここに「英語圏を中心に近年，医療サイドに治療を拒否する権限を認める動
      きが法的にも慣行としても広が」（児玉 2013：76）っている問題も加わります。
      なお「本人のため」論が周囲の他者との関係を排除できないという論点は，ま
      た後述の，社会・文化から遮断された〈抽象的孤立的生命観〉の誤りも告げて
      います。

2 内的意識がわからない既存の社会・文化

(c) 非自発的安楽死論をめぐっては，さらに真剣にまた深刻に考えるべき人間把握の根幹に及ぶ大問題があります。忘れてはならないのは，いかに貧困で脆弱で数少ないものではあっても，既述のように，重度障がい嬰児・者を包み込んでいるキュア・ケアと，これらを可能にしている社会・文化が現に具体的に，病院や施設や家庭などで存在しており，ただし君もこの社会・文化と共に生きてきた点です。

これら社会・文化のあり方いかんが，重度障がい嬰児・者個人のあり方を大きく左右するのであり，しかもすでにふれたように，ただし君をめぐる看護・介護集団の工夫に満ちた取組みが，ただし君との間にある種のコミュニケーションを成立させる，そんな優れたキュア・ケア，社会・文化も存在します——末期癌患者の「死にたい」発言の原因となる激痛も，論理的にはただし君の場合と同じく，キュア・ケア，社会・文化のあり方次第です（次節）。

眼振によるコミュニケート！

この点をもう少し考えさせる亜紀ちゃんの例があります。彼女は化膿性骨髄膜炎の後遺症による重度の水頭症のため，CT 検査などでは，大脳の大半は圧死と診断される重度の障がい児です。だから亜紀ちゃんは，現在の科学の目には，また見知らぬ第三者やたんなる観察者には，眼振，ひきつけ，痙攣，唸り声などとしてしか映らない「悲惨な状態」のみを呈していることになります。しかし，亜紀ちゃんと本当に共生しようとする母親やケアラーにとっては，眼振はコミュニケートを求める視線，ひきつけは手足に宿るささやかな表情，痙攣は周囲の雰囲気を感じた頬笑み，唸り声は周囲への語りかけ，となるのです。

亜紀ちゃんが「『ウー，ウー』。くちびるを動かし，何かを語りかけてくる。何かは判らない。でもことばであることは間違いない。意味の限定された言葉でない分，かすかな声はあらゆる幻想の可能性までも含み込んでいる」，「亜紀ちゃんとその家族の幻想的な交信の世界」すら現に存在するのです（向井 1986：101-104）。つまり亜紀ちゃんの周囲の人やそのケアなど次第で，亜紀ちゃんは「悲惨な状態」の悲惨な存在になったり，コミュニケーション可能な人間的な存在になったりしている訳です。

亜紀ちゃんについてはその主治医も，「CT で見て脳が薄いということと，高次の神経機能が維持されているか……はどうも違う……。人間とはそれほど深いものなのでしょうが，それが科学的証明の世界ではなく，人と人のかかわりの世界のようなところで，脳の機能が維持されている事実を突然つきつけられたりするんです」（同：105）と述べています。亜紀ちゃんが示す諸現象の把握の違いが意味することを，真剣に考えるべきなのです。

最後まで残る聴力

　少し異なる事例ですが，人間が意識を失う過程で聴覚が最後まで残存するのは比較的古くから知られた科学的事実であり，交通事故で重傷を負い意識喪失だとされ臨死状態にあった患者が，「生き返って」自らの臨死体験について語った，といったことは相当以前の米国の臨死研究でも報告されています。「臨床的な検査にもとづいてはいたんでしょうが，重症の私のことを，『この人は亡くなられた。では次の患者だ』と言っているのが聞こえた。私は……，ただただ憤慨いたしました。あの人たちのためにも，死んだままいてやるもんですか，と思いました……。心の中では，『まだ死んでなんかいないわよ，こん畜生』って叫んでいましたよ。この言葉があのひとたちに聞こえたかどうかはわかりませんけど」（セイボム 1986：257f.）。つまりは，臨死状態にも存続していた内的意識を捉えるだけのケア，社会・文化が存在していないため，生者が死者と誤認されていたのです。

　ただし君，亜紀ちゃん，重症患者のこれらの事実が示していることは，端的には彼・彼女ら本人の状態の把握自体が，彼・彼女らを取り巻く人々，ケア，さらには社会・文化のあり方によって全く異なるということです。別角度から言いますと，ケア，社会・文化を捨象しては，本当はこうした重度の障がい児・者などについては何も語り得ないのだから，もし「重症心身障害児・者」という言葉で，彼・彼女らの死にまさる「悲惨な状態」を，したがって「本人の最上の利益」が死であるなどと語っているとすれば，それは同時に，何らかの形で――言語表現されなくとも陰の「ことば」として――ケア，社会・文化を語っているのであり，特に彼らの内側や内的意識とコミュニケートできない既存の貧困なケア，社会・文化を強力に肯定しがちなのです。こうしたことを無視して，非自発的安楽死論を当てはめて，「本人のため」の死を当然とすることは大いなる誤りでしょう。[*]

＊　この非自発的安楽死の問題は，次章で述べる自発的安楽死の場合も看過できません。なぜなら「生前の意思」に基づく自発的安楽死の場合も，死に近い状態では非自発的安楽死と同じ状況になりうるからであり，「生前の意思」として表明された安楽死願望が当該事態で変わっていたとしても，それが周囲には伝わらないからです。

3　激痛は仕方ないか

激痛の放置という問題

　とは言え，たとえ重度障がい児・者の内側・内的意識とのコミュニケーションが可能で，彼ら・彼女らと真に共生しうるケア，社会・文化があっても，存在自身が苦痛で激痛に苛まれる「本人の最上の利益」は，やはり「本人も望む死」だという反論はあるでしょう。

　ただ本章冒頭でふれたように，オランダがいち早く安楽死を合法化した背景に，緩和ケア，つまり疼痛医療の全くの不備という現実があったことを常に，考えねばなりません。

　なるほど，死に優る克服不可能な辛い激痛が，医療手段の限界もあり不可避な場合もあります。しかしそんな激痛を不可避とする現実が何かは，やはりキュア・ケア，社会・文化のあり方の問題として改めて考えるべきです。端的には，自発的安楽死とされる際の「死にたい」発言ですら，この発言が，本当は可能かもしれない激痛除去の訴えである場合もあるからです。実際，一定程度は実現している疼痛医療が其処かしこで不備なままだ，というずいぶん前から言われる問題（季羽　1998：23，丸山　1983：57ff.）が今もあるのです。

　確かに治療不可能な末期癌患者の激痛は，放置されれば患者が「死を望む」ほど辛いものです。しかも医療の多くでは，末期癌の激痛制御は，放置されなくとも死との取引きとなり，症状の進行で効果の薄くなる形での麻薬投与に頼りがちです。私もこんな経験をしました。2012 年と 2016 年に私の父と義母は，共に癌で（父は舌癌，義母は大腸癌），同じくホスピス病棟で亡くなりましたが，直線 20 キロも離れてない違う病院で，父は全くと言っていいほど痛みなく亡くなりましたが，義母は死ぬまで激痛が緩和されずに亡くなったのです。義母自身の激痛の愁訴もあり，親族が医師に何度も激痛緩和を訴えましたが，医師は仕方ない痛みだという判断で，疼痛のための薬の調合もあまり変えなかった

ようでした。父の場合に可能だった癌末期の激痛緩和が，義母の場合にはなされなかったのです。

　残念ながらやはり近年でも，「現在ガンの治療に直接たずさわっている医師の中で，患者の最大唯一の苦痛である痛みに対して考慮を払いながら治療を行なっている医師は，非常に少ないと思わざるをえない」（柳田 1983：115）のです。つまり，延命には痛みの甘受が当然だという判断に極限化した医療か，2時間もすれば死亡する強い疼痛薬注射などでの激痛緩和しかないという判断に極限化した医療が現実なのです。

　しかし，麻薬などの疼痛剤の癌初期からの，手間暇のかかる計画的投与の他に，末期癌患者の90%以上が罹患する鬱病への抗鬱剤や，神経ブロック——痛みを感じる神経周辺への薬剤注入により痛みの伝導を遮断する方法——，さらには末期癌患者の激痛抑制に効果のある細かい精神的ケア——これも手間暇を要する——を充分に取り入れた医療は可能なはずなのです。

激痛制御の現実

　20世紀末のあるシンポジウムですでに，癌末期の激痛の90%以上は上記のような丁寧な麻薬医療で解消しうるとしつつ，モルヒネ使用量の各都道府県別比率として，人口568万人程度の北海道が全国の7%強に対して，人口1,154万人程度の東京都がわずかに3%に留まるという報告がありました（石谷 1998：18f.[*]）。確かにこの数値の他に，両地域での癌以外の患者へのモルヒネ投与比率，癌患者比率やその重症度比率なども同時に明示せねば断定は無理でしょうが，上記のモルヒネ使用量の数値だけからも——北海道のモルヒネ使用量は，実質的に東京都の約5倍——，末期癌患者の激痛制御への取組みが都道府県ごとに，また医療機関次第で非常な格差があることは推定できるはずです。

　　　＊　1998年の第4回日本臨床死生学会と第17回日本医学哲学・倫理学会との合同
　　　　大会での学際的シンポジウムI「死ぬ権利はあるか」でのことです。私も報
　　　　告したこのシンポでは，緩和医療の鎮静 sedation の中の「死ぬ権利」（第2章）
　　　　につながる要素の承認の濃淡に違いはありましたが（石谷 1998：18f.），激痛
　　　　や「死にたい」発言の掘りさげにより，70年代後半からの英米豪圏での「死
　　　　ぬ権利」論の浅はかさを白日の下に晒し，会場からの発言も含め「死ぬ権利」
　　　　は承認し難いとする意見が大多数でした——「死ぬ権利」の正当化論者には，

「伝統的医療倫理」に固執した遅れた議論とされますが（Rachels 1986：2ff.／3ff.）。

　結局，癌末期の激痛制御は一般化しておらず，激痛制御に真に取り組むキュア・ケア，さらにはこれらを実現しうる社会・文化が貧困なために，「本人の最上の利益」は死だという判断を正当化する辛い激痛が多々存在しているのです。そこには，手間暇のかかる真の疼痛医療の内容全てが，保険点数に正確には反映されない現在の医療保険制度の問題もあるはずです。

　死因順位が高く，多くの人が強い関心を寄せる癌についてすら，激痛制御の状況がこのように貧困であるなら，その非自発的安楽死が「期待されがちな」重度障がい児・者の激痛制御の状況はより貧困にならざるをえないでしょう。ただし君の主治医は，懸命にその医療にあたった他の二人の「重度障害児」を亡くした際に，「亡くなった二人の子のばあい時間が足りなかった。時間と人員と技術と費用があれば，間に合ったかもしれない」と語っています（高谷 1987：41）。この文面だけでは必要な技術が，現代の水準を超えるか否かは不明ですが，少なくとも時間と人員と費用については，当時でもキュア・ケア，これらを支える社会・文化のあり方次第で，救命を可能とするものになったはずです。重度障がい児・者については救命自体すら，このように貧困であるなら，激痛制御は十全に取り組まれており，残存するのは「不可避の激痛」であるなどと，簡単に言えないのは明らかでしょう。

4　〈生命の中の社会・文化〉

社会・文化のあり方次第

　人間が社会・文化の中でこそ生きられ・生きているのは自明ですが，ただし君や亜紀ちゃんと彼・彼女に関わるケアラーを考えると，激痛制御などを含むキュア・ケアの不十分さとこの不十分さを規定する社会・文化のあり方が，彼・彼女らの内的意識・意志の看過・無視につながり，そのために，重度障がい児・者の安易な非自発的安楽死論が生じるのです。もっと言えば，ただし君たちのような重度障がい児・者個人の「本人の最上の利益」を確定するために，彼らを個人としてのみ射程に収めること自体が不可能なのです。つまりキュア・ケアや，社会・文化的広がりから遮断された重度障がい嬰児・者本人

の〈抽象的孤立的生命〉——日常意識も自明視しがちですが，実際にはありえない仮象！——を想定していては，「本人の最上の利益」や「本人のため」という言葉自身が，本当は不可能になるのです。

> ＊ 〈抽象的孤立的生命〉という把握は，第2部で述べる優生学における能力の生物的決定論にも，第8章で論じるパーソン論における「生物的生命」と「人格的生命」への人間の二分・分断論にも根深くはびこっています。

死にまさる「悲惨な状態」ゆえに，「本人の最上の利益」を死とする非自発的安楽死論の多くも，言葉にならない「ことば」に依拠して，多くの日常意識にマッチしやすい不十分なケア，社会・文化のあり方を肯定しつつ「本人のため」なる言葉を使い，そのうえでこの言葉をキュア・ケア，社会・文化から遮断された〈抽象的孤立的生命〉について語っているのです。しかし「抽象的に考えられた自然，それだけで人間から分離して固定された自然は，人間にとって無である」（MEW.E：587／238），という表現を借用すれば，「抽象的に考えられた生命，それだけで人間＝社会から分離して固定された生命は，人間＝社会にとって無」なのです。だから，キュア・ケア，社会・文化のあり方を無視した〈抽象的孤立的生命〉なる把握とこれに基づく非自発的安楽死の肯定論は，結局は無いことに基づいた，議論とも言えない代物なのです。

〈抽象的孤立的生命観〉の奇妙さ

しかも少し学問状況を振り返るなら，非自発的安楽死論のように，人間を社会的・文化的広がり・諸関係から遮断された〈抽象的孤立的生命〉として捉えることは，近代以降の人文・社会科学的人間把握の一般常識からして，非常に奇妙なはずなのです。なぜなら人間個人はアトムで，アトムなる単位の集積から社会や文化の把握を始めるべきだ，というごく一部の要素還元主義的発想を除けば，社会的諸関係のアンサンブルとしての人間本質の把握（マルクス）や，社会・文化による人間の存在被拘束性の主張（ジンメル）は，様々な立場や思想の相違を超えて，多くの論者が共通に承認するところだからです。つまり学問状況からすれば，奇妙な〈抽象的孤立的生命観〉は否定されるはずなのです。ところが，少なくとも重度障がい児・者については，そのように否定されてはいないのです。

*　言葉上は，ギリシャ語で「より分割されないもの」を意味するアトム a-tom が，ラテン語の個人 in-dividuum，さらに英語の個人 individual ——できない in＋分割する divide ——となった歴史がありますが，その後，原子（アトム）が分割されて，原子に内在する電子や中性子等々が発見されたことに類比させて言えば，社会・文化と共に生きる個人や生命の中には社会・文化が内在しているのです。

社会的・文化的諸関係の中での人間把握は，社会・文化のあり方次第で諸個人が変わるだけでなく，社会・文化のあり方次第で諸個人の把握・見方自体が変わることも意味しているはずです。にもかかわらず重度障がい児・者については，上記の人文・社会科学的人間把握が貫徹されず，安易な〈抽象的孤立的生命観〉のみが跳梁しがちなのです。そのため，社会・文化のあり方次第で彼ら自身が変わり，彼らに対する見方も変わることが忘れられ，彼らの安易な非自発的安楽死が唱導されもするのです。そこには，第2部で論じるように，根深い優生思想や既存の学問のあり方全体の問題も大きく影響しています。

「自然」に依拠することはできない

もっとも，以上のように徹底して非自発的安楽死論を非難し，〈抽象的孤立的生命観〉の克服を主張すると，〈抽象的孤立的生命〉を自明視しがちな日常意識からは，次の反論がありそうです。"重度障がい児・者ができればいない方が善いと思うのは，人間の「自然」で「当然」の「本来」の感情だ。そう思わない者は重度障がい児・者が多くいた方が善いというのか，それこそ「不自然」な感情で，病・障がいを避け健康・健常を求めるのは「自然」な感情だ"といった反論です。しかしこの「自然」「当然」「本来」なる言葉が，全てヨーロッパ語のネイチャー nature，ナトゥア Natur である点を考えるべきです。

やや細かい話ですが西欧中世では，自然法は，人格的従属を自明視する封建的身分制秩序を所与のものとして正当化していましたが，近代ブルジョア革命期初期では，自然法は諸個人の自己保存欲求が衝突し合う自然状態を前提に，この状態に安定と調和をもたらすことを正当化しました（ホッブズ）。またブルジョア革命中期以降では，自然法は近代的なヒューマニズムの権化として，自然権としての形式的な——その限りでは普遍的な，しかし実質的にはブルジョア社会の商品（労働能力商品を含む）所有者の——人権（自由，平等など）のみを正当化しましたし（ロック），ブルジョア社会の社会的諸関係の安定性

の保障が，人間的自然としての道徳感情に求められることもありました（アダム・スミス）。

　これら歴史段階や思想内容が違っても，社会構成の原理的位置に自然概念がすえられる点自体は不変だということは，逆にそれ自体の内容を問うべき「自然」なる言葉の歴史的文化的相対性の度合いの高さを示しています。だから「自然」による社会・文化に関する当該事態の正当化は，正当化機能を「自然」に求めるという，もっとも説明を要する歴史的で社会的文化的な営為を逆に不問に付すことの露骨な表現に他ならず大問題なのです。とすれば日常意識が，障がい者排除志向を「自然で」「本来の」「当然の」感情だとすることも，例えば優生思想という社会的文化的なものを不問に付す傾向の強力さを示していて，かの「自然な」感情は，優生思想の日常的根強さを根拠なく表明している可能性もあります。

　「自然」なる言葉で，非自発的安楽死という生命のあり方（抹殺）を正当化するなら，歴史的相対性が高く問題多き社会・文化のあり方を不問に付した上で，〈抽象的孤立的生命〉という現実には存在しないもので，「死なせ・殺す」ことが正当化されているのです。

　ともかくもっとも重要な分岐点は，人間が社会・文化の中で生きていることを超えて，重度障がい児・者などの生死を左右する「本人の最上の利益」といった，日常意識的にはいわば諸個人の内奥にのみ成立していると考えられることが，彼らに直接関わる人々やケアのみならず，広く社会的・文化的諸関係といった諸個人の外側としっかり結合していること，この点への視座を持ちうるか否かなのです。さらに言えば，生命の把握自体においてもキュア・ケアを初めとする社会・文化が生命のあり方をいかに左右しているかを捉え，〈生命の中に社会・文化〉を見出すことが必要なのです。それは例えば，かの内的意識や「悲惨な状態」自体がケア，社会・文化と一体化しているので，重度障がい児・者の周囲の私たちの意識が彼・彼女らの生命と結合しているということでもあります。

5　病・障がい vs. 健康・健常か？

単純な対置は危うい

　生命のあり方と社会・文化のあり方との一体化や〈生命の中の社会・文化〉

という把握を看過し，非自発的安楽死を安易に許す社会・文化のあり方を自明視してきたことは，また病・障がいと健康・健常とを単純に対置し，前者を単純に排除し後者を単純に称揚することにもつながっています。

　つまり事柄の一面ですが，遺伝病や先天異常に限らず病・障がいを治療・軽減するヒューマニズムに満ちた営みは，また病・障がいによる能力が劣等なことを排除し，正常で健康な人間的「自然」や優生を求める営みでもあるので，＊この営みを自明視する社会・文化がただし君たちの生命の把握に介在し，彼らの非自発的安楽死の肯定につながりもするからです。だから，確かに障がいの排除と障がい者の排除とは，また病の排除と病者の排除とは，論理的には区別されるとはいえ，病・障がいの排除志向が病者や障がい者であることを忌避し健常・健康な人になる・近づくことを求める以上，そこには，例えば優生思想に至る論理がないとは言い切れないのです（第2部）。

> ＊　先天異常が常に遺伝病だとは限りません。例えば脳性麻痺（周産期の事故による）やダウン症候群（受精卵形成時の何らかの変異による）は，先天異常ですが遺伝ではないからです。また障がい概念が一言では規定できない点とも関わって，"障がいによる能力の劣等"という言い方も訂正を要します（第11章）。

　そのため，優生思想に至りもする病・障がいの治療・軽減至上主義——出生前診断（第6章）とこれによる中絶など——や健康至上主義——浅はかな健康法ブームや健康程度次第での定年の変更など——が治療幻想を振りまくと，不治の病を持つ人が病を持ったまま，また障がい者が障がいを持ったまま，差別・抑圧されず人間らしく生きうる社会・文化を創出する営みを忘却させ，障がい者抹殺を治療の一つとすらみなして優生思想をより強化しかねません。

　もっとも事柄の他面で，普通には病・障がいの治療・軽減や健康の保持・増進は，人間の成長・成熟を目指すヒューマニズムに満ちた営為の重要な土台の一つなので，この限りではいささかも軽視されてはなりません。この点で，長年推進されている健康保険法の「改正」による医療費の公費負担の削減（自由診療の拡大）や国公立病院の統廃合などは，私たちから医療を遠ざけヒューマニズムを否定しますから論外です。また，病や障がいを持ちがちな高齢者のいっそうの増加で，今後も再度強調されそうな以前の「病気と共生する『一病息災』という新たな健康概念」（厚生白書 1987）などと，健康概念をいじくって私たちに病・障がいを押しつける話も問題外です。さらに治療至上主義や健

康至上主義を恐れるあまり，治療一般や障がいの軽減一般を軽視・否定すれば，病者や障がい者の健康をさらに危うくし彼らを「死なせる」ことに荷担するので，障がい者への差別・抑圧——障がい者医療は健常者の場合に比べて貧困！——を助長し優生思想の一翼を担いかねません。

 * 1980 年代半ばからのこの統廃合は，2025 年にはベッド数が必要数を 33 万床下回る内容の医療介護総合確保推進法（2014 年）によってさらに進み，2019 年秋段階では，全国知事会・市長会・町村会が連名で反対表明をするような，政権側・厚労省による突如の再編統廃合 424 病院のリスト公表にまで至っています。

ヒューマニズムの矛盾を凝視すべきではないか？

　既存の社会・文化の下では，また既存の社会・文化が介在した生命の把握の下では，病・障がいの治療・軽減や能力形成といったヒューマニズムに満ちた営みそれ自体を徹底すれば，障がいの排除志向の内に介在しかねない障がい者の排除志向を通じて，優生思想の「普及」にすら寄与する反ヒューマニズムが跳梁しかねないのです。

　他方で，優生思想に反対して障がい者の差別・抑圧につながる一切に反対するヒューマニズムに満ちた営みを徹底すると，障がい者排除への反対に介在しかねない障がいの排除・軽減への反対を通じて，病・障がいの治療・軽減一般を軽視・無視する反ヒューマニズムが台頭しかねないのです。

　既存のキュア・ケア，社会・文化の下でのこの二つの営みの徹底は，ともにヒューマニズムを目指しはしても，各々だけでは各々の内に反ヒューマニズムに至る要因を抱え込まざるをえないのです。つまりこの二つの営み各々の徹底は，自己の肯定が自己否定ともなる二律背反・矛盾の内にあり，かつ一方の営みの徹底が他方の営みの徹底と背馳する二律背反・矛盾の内にある訳です。そしてこの二つの営み各々は，自らの抱えるこの二律背反・矛盾の解決のために他方の営みを必要とするのです。

　明快な結論的なことはとても言えませんが，中途半端に面倒なことに「蓋をするように」，この二つの営みの徹底の問題を扱うべきではなく，この二つの営みの二律背反・矛盾を凝視し，その解決を目指しうるよりヒューマスティックなことを考え抜き，二つの営みの徹底が二律背反・矛盾に陥らないキュアやケア，社会・文化の形成へとつなげ，そうしたキュア・ケア，社会・

文化が内在した生命のあり方を模索すべきではないでしょうか。容易に推測されるように，この模索はとても困難で膨大な営みとなりますが，本書の第6部，つまり第12章の「能力の共同性」論と最終第13章の社会・文化の〈水平的展開〉の議論は，そうした膨大な営みの一端に挑戦したものです。

第2章　「死ぬ権利」論

は じ め に

　「死ぬ権利」とは，簡略には当人の意思による死の選択，つまり自発的安楽
死──前章21–22頁の安楽死の区分 (5)–(a) ──を権利として正当化すること
を意味しますが，この選択を通じての死を考える上で，その翌年春に表面化し
た2018年8月の東京都公立病院での人工透析停止事件は省みられるべきです
(『毎日新聞』2019年3月7日)。

　これは，選択肢の提示が特定の選択への強要──この場合は死に至る治療停
止という選択肢の強要！──となりもする事件ですが，人工透析なしでは死に
至るが非終末期でまだ44歳の患者に，医師が透析するか否かの選択肢を提示
し，透析停止を選択した患者が死亡した事件です。同様にして死亡した患者が
過去20名以上とも報道されました。

　しかも深刻なのは，特別の困難によるやむをえずの透析停止の選択肢提示で
はなく，血管からの既設の導入口の利用に困難をきたし，透析に相当な苦痛が
伴っていた患者に，苦痛の少ない腹膜透析は選択肢とされず，苦痛の大きな頸
部からの透析のみが選択肢とされたことです。さらに，こんな透析停止か否か
の選択肢を示した医師は，透析をしないという治療停止，つまり死なせること
も倫理的な場合があって，そんな治療停止推進を全ての医療人は考えるはずだ，
と事実上の優生思想の推奨につながる発言をしているのです。

　この患者による死の選択の実際は，病院による自殺幇助で大問題だとのマス
コミ報道もありましたが，さらに考えるべきは，これが何か突発的事件ではな
いかもしれない点です。なぜなら，病院による入院患者への治療停止の選択肢
の提示は，2007年の厚労省「終末期医療の決定プロセスに関するガイドライ
ン」を受けた「終末期医療の指針」として，すでに同年11月7日付で，社団
法人全日本病院協会が行っていたからです──同種の提示は，以前から登録会
員10万人以上と言われる日本尊厳死協会も！──。この指針と上記事件との
直接の関連は不明ですが，事件がこの指針の傾向上にあるという推定は成り立

つでしょう*。本章では，こうした事態も考えながら，ここ30年ほど盛んに議論され，また正当化されてきた「死ぬ権利」論が，いかに問題含みであるかを検討します。

  * 前章で見た(3)の終末期と非終末期での安楽死の区分は一面重要ですが，終末期でも死の瞬間までの豊かな患者生活の保障という課題はあります。また一部安楽死肯定論には，安楽死の終末期への当初の限定を解除し，不治でも終末期でもない植物状態の人などへの滑り坂理論的な（第9章）安楽死拡大論がある上（長尾 2012），この拡大は「無益な治療」論を絡めた諸外国での安楽死の現実でもあるので（児玉 2013：74-140），終末期安楽死なら善いとは単純には言えません。

1　死ぬ権利 the right to death の背景

「死ぬ権利」の現状

　上記の指針は，確かに，治療効果が期待できず死への対応が必要な終末期への限定，患者本人の「生前の意思」や本人・家族と医者との話合いの重視を一応は謳っています。しかし，①輸液，②中心静脈栄養，③経管栄養（胃ろうを含む），④昇圧剤，⑤人工呼吸器，⑥蘇生術，⑦その他，という停止すれば確実に死に至る治療について，希望するか否かの二者択一を迫るものです。病で弱った患者や患者を抱えて不安な家族という医療の素人に，こんな選択を迫ること自体が，患者は死すべき存在ではないかという自覚を患者側に促し，自発的選択なる形式によりはしても，治療停止という死の選択を迫りはしないでしょうか。

　欧米では生命倫理学の黎明期から今に至るも，終末期医療や緩和医療の場で，前章で述べた重度障がい児・者に限らず，普通の患者による死の自己決定を前提に，患者を「死なせること letting die」を認めうるかが常に問われ，徐々に「認めうる」という肯定的回答が重ねられていき，ついには，この自発的安楽死は当人の権利であるとして，「死を選択する権利」（以下，「死ぬ権利」）がかなり確立されるに至っています。もっとも歴史を省みれば，すでに1906年に米国オハイオ州議会は，激痛を伴う不治の病者を死なせてよいとする安楽死法案を可決していました（連邦政府は未承認）。

　時を経て1976年にカリフォルニア州議会が，自然死法という名の消極的安

楽死法の下で「死ぬ権利」を承認して以来，2019年秋現在では，米国50州[*]，カナダ，デンマーク，オランダ，ベルギー，ハンガリー，スペイン，ドイツ，スイス，イタリア，フィンランド，オーストリア，イングランド及びウェールズ，シンガポール，台湾，タイ，韓国，インド，豪州の一部州では，自発的かつ消極的安楽死——前章21-22頁の安楽死の区分 (5)-(a) と (1) の組合せ——による「死ぬ権利」が，尊厳死法などとして確立し実施されています。

    * 　米国では今も，教育や医療などの法制度の多くは州ごとに違います。

　加えて，医師などの自殺幇助によるものを含む積極的安楽死を正当化する「死ぬ権利」法も，権利行使の手法や自殺幇助の扱いなどで異なりますが，少なくともオランダ，ベルギー，ルクセンブルク，カナダ，コロンビア，スイスの他，豪州ビクトリア州，米国オレゴン・カリフォルニア・コロラド・ワシントン・モンタナ・バーモントの各州及びコロンビア特別区にはあり，相当数の人が自発的安楽死を遂げているのです——これらの深層には，優生思想が絡んでいる問題もあると思います[*]。

    * 　コロンビアとカナダのケベック州で除外される自殺幇助が，カナダ他州とベネルクス三国と豪ビクトリア州では積極的に容認され，その他地域では自発幇助のみが容認されていますが，非終末期の筋萎縮性側索硬化症 ALS：amyotrophic lateral sclerosis の患者を含む人たちへの自殺幇助も認める特異なスイスには，「国内に1年以上在住した人を対象とするエグジットなどの自殺幇助機関の他に外国人も受入れる民間のディグニタス等があり，後者が『自殺ツーリズム』の名所となって」，「2012年の連邦政府統計局のデータによると，エグジットなどの自殺幇助機関を利用して自殺したスイス在住者は1998年には43人だったが，2009年では300人近く……に膨れ上がって」います（児玉 2013：34-37）。なお通常の権利論は義務論を伴うので，「死ぬ権利」と一体の自殺幇助義務を課せられる医師が，非常に深刻な葛藤に苛まれるという大問題もありますが，本書では「死ぬ権利」の正当化は，この大問題をもたらす義務も必然化すると言うに止めます。

「死ぬ権利」論への傾斜

　日本では「死ぬ権利」が確立・法制度化されてはいませんが——この確認は重要です——，一定の要件を満たせば，消極的安楽死のみならず積極的安楽死も不可罰になりうるとするのが，相当以前から刑法上の大半の学説・判例の立

場のようです（川口 1998：24）。この一定の要件は，(ア) 耐え難い激しい肉体的苦痛，(イ) 死の不可避性・切迫性，(ウ) 肉体的苦痛除去・緩和のために手段を尽くし，なお死の他に代替的手段がないこと，(エ) 患者の意思表示（これを推定しうる家族の意思表示を含む）の存在の 4 要件ですが，これを完全に充足して安楽死の実行者が無罪となった判決が日本ではないのです。

　また安楽死を刑法上不可罰にすることが，即座に「死ぬ権利」の正当化を意味しもしません。しかし刑法上での自発的安楽死不可罰論が，「死ぬ権利」の正当化傾向を助長することは確かでしょう。そしてこの傾向は，1995 年 3 月 28 日の横浜地裁の東海大安楽死事件判決——安楽死実行者の医師は，かの 4 要件未充足のため有罪とされた（判例時報 1995：39-40）——によっても確認されます。いわゆる「先進国」で「死ぬ権利」を正当化する傾向が強まっているのは，確かなことなのです。

　この傾向を促進したと推定されるのが，米国医師会（American Medical Association）の 1982 年の次の主張です——米国医師会の発言は，Rachels［1986：88-91／166-170］によります。つまり「家族ないし，患者を保護する責任のある人の希望や態度がどのようなものであるか」を重視して，「人道的な理由によって，十分情報を与えられた上での同意があれば，絶えがたい苦痛を軽減したり，末期の患者を死なせる目的で治療措置を停止したりするために，医療上必要とされることを医師は行なってよい」という主張です。この主張が，「死ぬ権利」に基づく死なせること，つまり自発的安楽死を推進したのは明らかでしょう。

　もっとも米国医師会も 1972 年には，「ある人間の生命を他人が意図的に終結させること——安楽死——は，医療の専門家がおよそ支持できない事柄」として，「死ぬ権利」に基づく死を第一義的には否定していました。確かにそこでも，「延命のための特別な手段の使用を止めるかどうかを決めるのは，患者かその肉親，あるいはその両者」と述べ，本人や家族の自己決定・自己選択による死の話も一部にありましたが，その際も，「生物学的な死が差し迫っていることが誰の目にも明らかな場合」という強い限定をつけることにむしろ重点がありました。このように 70 年代前半までは，否定ないし消極的にしか主張されなかった「死ぬ権利」とこれに基づく死の正当化は，80 年代にかけて大きく変化し，現在に至るまで社会的趨勢としては，「死ぬ権利」の積極的な正当化論が強くなっているのです。[*]

* 自己決定論的「死ぬ権利」論が，「脳死を個体死としなくても脳死状態になった者の生命の維持についての自己決定権（尊厳死を選びとる権利）及び自らの臓器の処置についての自己決定権を承認することによって，今日の問題に対応できる」（平野 1994：54f.）として拡張され，問題多き「脳死」・臓器移植（第7章）を推進する点も要注意です。

2 「死ぬ権利」論の難点（1）
——「悲惨な状態」，無意味な生を言いつのる

しかし，「死ぬ権利」論は正当化できないどころか，数多くの難点のある謬論なのです。まず第一の難点は，「死ぬ権利」論が「悲惨な状態」の生・無意味な生を過大に言いつのる点です。つまり「死ぬ権利」の正当化論者は，死が自己か二人称・三人称の他者かを問わず[*]，また安楽死が積極的か消極的かを問わず，しばしば次の点を正当化の根拠とします。

* 本書では割愛しますが，「死ぬ権利」について，ヤスパースやブーバーやジャンケレビッチの人称論的人間論に基づき，人称ごとに異なる死がありうるとして，一定の，特に一人称の「死ぬ権利」の正当化がより容易になされる場合があります。

すなわち，"医科学技術の発展で，無意味で「悲惨な状態」のたんなる生物的生の延長が可能になり，また激痛に苛まれる生が増え，死が不可逆かつ切迫した悲惨な生も出現した。そんな生は当人が決して望まない生で，これを示す事例は現実に多々ある。重症心身障がい嬰児などの生も生きる本人にとって無意味で意義はない"と（シンガー 1998：239）[*]。こんな事柄を根拠に，当該の生についての自己決定論的な「死ぬ権利」は正当だと主張する訳です。もちろん嬰児などについては，代理的な推定意志に基づく「自己」決定でしかなく，親などによる代理的権利という擬制は大問題をはらんでいますから，重症心身障がい嬰児などに関する「死ぬ権利」の正当化はそもそも難点含みです。

* 優生思想に基づきもするこのシンガーの議論とその後の同種の議論は，70年代半ばから80年代半ばにかけて，すでに Joseph フレッチャー（Fletcher 1973），J. グラバー（Glover 1977），H.T. エンゲルハート，Jr.（Engelhardt 1983），J. レイ

チェルズ（Rachels 1986）等々が形成していましたが，日本でも実質的には同種の議論が，植松正（植松 1963），太田典礼（太田 1982），宮野彬（宮野 1986）らに見られました——この傾向の基本的把握については，拙稿（竹内 1987：85-91）を参照してください。なお近年の『シリーズ生命倫理学』（全20巻，丸善出版，2013年）は，論者ごとの相違はありますが，米英豪由来で，当初は日本でも受容されがちだった生命倫理学の上記の傾向や「死ぬ権利」論，さらには優生思想自体への，ある程度の歯止めとなる方向性を示しています。

　にもかかわらず，「死ぬ権利」の正当化論者は，この擬制の問題をスキップするか他の論拠——「自己」決定よりも意義のない生の方の論拠が勝る！——で補ってかの正当化を主張します。こうして「悲惨な状態」の生とか，無意味な生，さらには激痛に苛まれるだけの生といった話を散々されれば，確かに自らの意思で死を選ぶことが「自然」に見え，「死ぬ権利」の正当化は日常意識的にも，いかにも「当然」のように思えるかもしれません。
　しかし第1章で示しましたが，「悲惨な状態」の生とか無意味な生は，また激痛に苛まれる生も，周囲のキュア・ケアや社会・文化の問題でもあって，これが当人にふさわしいキュア・ケアや社会・文化であれば，悲惨さや無意味さや激痛などは，完全にとは言えないにしても相当に解消され豊かで意味ある生になりえます。また，そうした意味ある生の現実が，たとえ普遍化していなくても一定程度は現に存在することも，ただし君や亜紀ちゃんに即して，また激痛制御の現実に即してみたところです。「死ぬ権利」の正当化論は，こうした論点を完全に看過した謬論である可能性が高いのです。第1章全体がすでに，「死ぬ権利」論の，この第一の難点を示しているので，今一度，振り返ってほしいところです。

3　「死ぬ権利」論の難点（2）——歴史上の死の称揚に頼る問題

現世からの逃避は美化できない
　第二の難点は「死ぬ権利」論が，しばしば歴史上の死の称揚発言に依拠する点です。この死の称揚は，例えば「中世においては死が，『汝，死を想え』として，また『死の芸術』として強調された。それより以前古代では，プラトンが哲学を『死への練習である』と規定して死の意義を唱えた。こうした思想が，現代の論者により称揚される……。曰く，死を生涯を賭けて磨き上げるべき対

象として捉えた，死に関する立派な主張だ，曰く，現世の制限多き生に対して，自己自身に対する完璧な統制力を発揮しうる死の瞬間を見事に把握した思想」（竹内 1993：123），といったものです。

　しかし「死ぬ権利」とはいえ，普遍妥当性を要する権利論に歴史上の死の称揚をあてがうのは，歴史的制約ゆえの「やむをえざる死」という歴史的制約に普遍妥当性を託すという，いかにもおかしなことであって，歴史的制約を無視した死の美化なのです。例えばプラトンの死の称揚は，身体性・肉体性一切からの脱却（死）に，イデア界での真の哲学・最高善のありかを求め，位階秩序的な独裁国家論に依拠して病者・障がい者の現世での生を忌避する彼特有の哲学観によります。プラトンの死の称揚は，優生思想的でもある彼の思想の歴史的制約に由来する死の肯定でしかありません（第3章）。

　セネカが死を生の完成に至る最後の自由とし，「肉体的に人手を煩わすようになったとき，自殺は宇宙の秩序，神の心との合致とし」たのも（サルダ 1988：335），「やむをえざる死」の称揚に留まります。そもそも死を肉体と魂との分離とみなしたスコラ哲学全般と同じくセネカも，肉体的に人手を煩わす状況と，肉体と魂との分離とを同一だとして人手を煩わす生を忌避します。そして現世の悲惨さゆえに，現世を蔑視し死を望み，人手を煩わす生を非難する問題多き現世への諦念から，現世からの脱出として死（自殺）を肯定したのです。こんな死は，歴史的に制約された中世的な「やむをえざる死」でしかありません。[*]

> ＊　ただしアウグスティヌス，ベルナルドゥス，ロタリウスらの，現世の悲惨さゆえに死を望む中世思想に，すでにルネサンスに至る強烈な現世の人間の尊厳・生の充実への渇望がある点は，否定（生の忌避）から肯定（生の称揚）への弁証法的転回として，現代の生命倫理にも多大な示唆を与えます。「中世の初めからすでに『世の蔑視』は『人間の尊厳』と盾の裏表のように密接に関連づけられて問題にされてきた……。ルネサンスにおける『人間の尊厳』の問題にしても，同時に『世の蔑視』あるいは『人間の悲惨』の問題と何らかの仕方で関連していた」（佐藤 1981：88）。

「やむをえざる死」は美化できない

　ユートピア Utopia という語の創出で有名な 16 世紀初期に活躍した T. モアは，安楽死唱導の先駆とされがちです。しかし彼は，不治の病者への死の瞬間

までの慰めを強調し，本人の意志に反する死の強要（反自発的安楽死）を厳禁するのみならず，不治と苦痛に苛まれる病ゆえに周囲が死を勧めても，本人が拒否すれば「看護のつとめをおろそかにすることもない」（モア 1969：448）と言います。つまり不治で苦痛に苛まれた「牢獄や拷問の責め」に等しい生についてのみ，「やむをえざる死」を容認するに留まっているのです。

> ＊　モアは不可抗力による奇形や不具の嘲笑を賤しいとし，障がい者差別禁止に通ずる発言をする一方で，老も克服の対象たる病と同一視し，他人の重荷になる人を忌避する優生思想的発言もしています（同：448-453）。なお私の知る限りでも，ゲーテ，ニーチェ，ダーウィン，カミュも自殺を含む死の選択を肯定しましたが，その場合の多くも，下記のベーコンと同じく，進歩しない医学への告発と一体です。

　このモアから約 90 年後に F. ベーコンも，確かに痛みと苦痛に苛まれる場合は，「あの安楽死こそはささやかな幸福である」（ベーコン 1969：104）とは言います。しかしこの主張の背後には，「医師たちが多くの疾患あるいは絶望的な疾患の研究をせずに，それらの疾患を不治のものと宣言することによっていわば怠慢を合法化し」，「痛みと苦しみを軽くすることも医師の職務である」（同上）のにこれも果たしていない，という断言があります。つまり，当時の医師・医学の怠慢・無力への強烈な告発と一体の死の容認論であり，苦痛除去への諦念を否定したうえで，「やむをえざること」としての「安楽死」を容認したにすぎません。

　上記の死の歴史上の称揚の根幹は端的には，現世での生の悲惨さへの諦念からの死への逃避なのです。つまり肉体の衰えにせよ，苦痛にせよ，種々の意味で現世の生があまりにも悲惨で耐え難いがゆえに，「やむをえざる死」を容認したにすぎず，生の尊重に比肩しうる真の意味で死を尊重してはいません。

　付言すれば，神に付与された生を全面肯定するキリスト教下では，「自殺者を今一度死なせる」ほどに，自殺した死体に鞭打つ慣習が長く続き自殺が忌避されていました。この点からも自ら死を選択することは，歴史的制約下での「やむをえざる死」以上ではなく，こんな歴史的制約に依拠する「死ぬ権利」に，普遍妥当性があるとは言えないのです。

> ＊　モンテスキューは 1721 年の『ペルシア人の手紙』で，「ヨーロッパでは，自殺

者に対して法律が激しい怒りをぶつける。死んだ者をいわば，もう一度死なせる。彼らは見苦しい姿で街中を引きまわされ，汚名を着せられ，財産を没収される」と述べています（サルダ 1988：202）。西欧 18 世紀における自殺へのこの強烈な忌避観は，さらに続き，1810 年の刑法典で，それまで激しい非難の的だった自殺者をようやく黙殺する程度にはなったフランスでは，20 世紀に至るまで「自殺者はカトリックによる埋葬を拒否され」（同上），自殺についての宗教的また道徳的恥辱感が存続し，「イギリスでは，1870 年，{自殺者の}財産没収が廃止され，1961 年になってようやく自殺を犯罪とする法が廃止された」（同：336）ほどです。

4 「死ぬ権利」論の難点（3）——権利論の形式の偏重

「死ぬ権利」論の第三の難点は，自己決定権論全般に共通する難点でもあり，権利論的にはきわめて大きな問題です。それは，自己決定・選択という権利の形式・枠組み自体の過大視によって，権利の内容が看過され不問に付され，そのため，権利行使がもたらす種々の結果——差別・抑圧すら！——が隠蔽しさえされる，という難点です。

じつは，以下で示す 1970 年代半ばから 1980 年代半ばにかけての，米国での嬰児殺しの可否をめぐる一連の事件とその事前裁判——障がい嬰児本人の自己決定ではなく，親などによる代理的「自己」決定による——の判決理由の大きな変化が，権利の形式・枠組み自体の過大視の行き着く先の問題をよく示しています。この時期が，本章第 1 節でみた米国医師会の「死ぬ権利」をめぐる発言の変化の時期と一致していることも，考えるべき点です。[*]

* さらにこの時期が，優生思想と一体化しやすい新自由主義が米国で跳梁しかけた時期であることにも（第 5 章），留意すべきです。なおここで，おもに，丸山 1986 に依拠して米国の裁判を取り上げるのは，米国追随の事大主義的発想からではなく，事柄の遂行——ここでは障がい嬰児殺し——以前に，その遂行が合法か否かの判決を下す米国の事前裁判制度が日本にはないからです。またそのため日本には，以下でみる米国の事前裁判の判例のような次元での検討資料が存在しないからです。

フール事件

① 1974 年のフール事件は，脳障がいと左眼・左耳道の欠損に加えて気管食道瘻による肺炎もあった障がい嬰児への，救命に必須の気管食道瘻手術を親が拒否したのに対して，病院側が手術実施を求めてメイン州上位裁判所に訴えた裁判です。判決は「生児出生の瞬間に，法の完全な保護を受ける権利を持つ人が存在する」と述べ，「問題は，維持される生命の将来の質ではなく，治療が差し控えられた場合のほぼ確実な死の危険と比較されるところの，提案されている治療の医的実行可能性であり……被告（両親）はそのような治療を差し控える権利を持たない」として，代理的「自己」決定権としてでも「死ぬ権利」を否定し，しかも障がい嬰児の「生命の質」（第 6 章参照）の判断も否定して救命手術を命じました。

シセロ事件

しかし同じく救命手術を命じた② 1979 年のシセロ事件判決では，判決理由が全く異なりました。つまり重度の二分脊椎の髄膜脊髄瘤（開口被裂部からの髄膜・脊髄物資の突出）のため，救命には開口部閉鎖手術が必要で，手術により踝以下と膀胱・肛門の調節不能が残るものの，脳障がいなどはなく通常の知能発達が期待された障がい嬰児について，ニューヨーク州上位裁判所は次の判決理由を示したのです。

「勧められている手術がなされなければ該児の身体状態が損なわれる切迫した危険状態にある反面，手術がなされれば，有用で満たされた生活を送る合理的可能性が子にある……場合には親は治療を拒否することはできない」。「有用で満たされた生活」が可能という生命の質の高さの判断を通じて，あえて言えばようやく，「自己」決定権としての「死ぬ権利」は否定されたのです。しかしこの判決理由は，事実上，生命の質が低ければ，親による代理的自己決定権としてではあれ，障がい嬰児の「自己」決定権として「死ぬ権利」も認めるという論理を示したことになる判決でもありました。つまりシセロ事件判決は，自己決定権が「生命の質」の高低に左右されるべきことを，判決理由としたのです。

ベビー・ドゥ事件

こうした判決理由は，③ 1982 年のベビー・ドゥ事件で，さらに大きく変わ

ります。この事件は，知的障がいが一番問題になる 21 番目の染色体異常（ダウン症候群）の合併症で，放置すれば絶命する気管食道瘻併発の食道閉鎖症を患った障がい嬰児に対して，産科医とその意見に賛成した親が気管食道瘻手術の不施行——水分・栄養も差し控える非同意的かつ消極的安楽死——を求めたのに対して，手術実施を求めた小児科医の意見を採用した病院側が裁判所の判断を求めたものです。

判決は，「両親は子のために医学的に勧められた治療方針の一つを選択する権利を持つ」として，親の指示する「治療」実施＝手術未実施を命じました。ここでは嬰児の治療選択が自己決定権とされていますが，何よりも問題なのは，治療拒否の本当の理由，つまり知的障がいという「生命の質」の低さが——知的障がいのない食道閉鎖症の手術に賛同しない親は，まずいない！——，障がい嬰児の治療についての親の自己決定権の名の下で隠蔽された点です。また，「生命の質」の判断を避けた体裁をとりながら，治療拒否すら自己決定に基づく治療方針に含めるという，権利論による擬制も問題です。

ジェイン・ドゥ事件

ベビー・ドゥ事件・判決は，自己決定権を冠した「死ぬ権利」をその内容を隠蔽する形で正当化しましたが，この傾向を徹底し自己決定内容が何であれ，その全ての容認を決定づけた事件・判決が 1983 年にありました。それは，④予後に重度の知的障がい，麻痺，寝たきりが予想されるジェイン・ドゥに対して，救命に必須の脊髄髄膜瘤・小頭症・水頭症の矯正手術を実施するか否かをめぐる事件・判決です。親による矯正手術の拒否——ただ髄膜瘤の被覆・抗生物質投与・充分な栄養は保障——と，ドゥやその家族と類縁関係のない弁護士による手術実施命令の要請を受けた裁判は三審の過程で二転三転しますが，最終的に州最高裁は，「患児や両親あるいはその医師等と無関係の者が……，子の医療についての両親の｛自己｝決定を争う訴訟をおこすことは容認されない」としたのです。

つまり子の治療に関する親の自己決定権自体が，決定内容や決定根拠等々は何であれ，それら一切に優先して正当化され，なおかつ自己決定権の行使以外の全ての排除も正当化された訳ですから，自己決定の中身にいかに問題があっても，その問題が問われることもなくなったのです。別角度から言えば手術の可否をめぐり，親以外の様々な人たちとの話し合いを含む共同の意志決定も否

定されたのですが，それは自己決定権の行使者（親）の意思のみが――しかも
この意思の根拠の提示抜きで――，当該案件の全てを決定してよいとされ，し
かもこのことが権利論的に正当化されたのです。

　以上の米国の裁判の経緯は，端的には，自己決定権（権利論）という形式・
枠組みが，その形式・枠組み自体の墨守を通じて権利の実態・内容を隠蔽し，
既存の社会・文化の下では生じやすいが問題多き内容――例えば，障がい嬰
児の安易な非自発的安楽死――を密かに導きいれるために，自己決定権が使
われることを示しています。「死ぬ権利」の正当化自体が，権利という形式・
枠組みの過大視によって，権利の内容・実態への問いすら放逐してしまうので
す。だから例えば，終末期安楽死の肯定に留まるはずの当初の「死ぬ権利」論
は，この形式・枠組みとしての権利論を通じて，非終末期安楽死を簡単に容認
することにもなってきたのです。

5　「死ぬ権利」論の難点（4）――自己責任問題の無視

　第四の難点として，「死ぬ権利」論という権利論には，自己責任に関わっ
て自己決定論の適用が厳密には不可能であり，自発的安楽死という行為結果
（死）への責任が無視される問題があります。通常のリベラリズム的な自己決
定権論では，行為に関する制御能力が当該者にあれば，[*]行為結果は行為前の予
想に反する時もあるにせよ，行為前にある程度は想定され，そうであるがゆ
えに結果の責任は当該の行為者になくてはなりません。いわゆる自己決定論
における自己責任論ですが，これは，「私に真実の責任があるのは，ただ眼前
にある現存在〔行為結果〕が私の知の中にあった限りのことだ」（Hegel 7：217
／319），と古典近代でも言われたことです。ともかく自己決定論である限りは，
事前に予測しうる自らの行為結果の責任は，当該行為者に帰されなければなら
ないのです。

　＊　自己決定に伴う個人の作為・不作為と個人責任とを単純に結合する常識的で，
　　　ヴェーバー的な責任倫理論における個人の自己責任論と，「当事者が制御でき
　　　る事柄に対してのみ当事者に責任を負わせる」（Ripstein 1994：5），という個
　　　人の制御能力を重視する自己責任論との違いがあり，ここから共同責任論も浮
　　　上します（竹内 1995a）。また本節は，たとえリベラリズム的な個人主義的自
　　　己決定論を認めても，自己決定論的「死ぬ権利」は成立し難いという話ですが，

そもそも第1章でみた貧困な社会・文化のあり方が「自己決定」を強いているため，生命倫理学の多数領域で本当の意味での自己決定論が成立し難い問題もあります（竹内 1996）。

　しかし，死に至る「死ぬ権利」の行使の責任はそうはいきません。そもそも行為結果の死という生の非存在——いくら利益だと喧伝されても——という範疇と，生き続けるという生の存在——いくら悲惨だとしても——という範疇とが比較できないのです。つまり「死ぬ権利」の行使以前に，生の存在と生の非存在とを比較しようとしても，生き続けねば生が存在しないので，「生命自体の非存在と現実の生命の悲惨さとの比較の基礎がない」のです（Clouser 1977：57）。さらに，サルトル的に死を不条理と捉えるか否かは別にしても，そもそも「死とは，なんらかの物質的現象に対して，われわれ ｛という死にゆく当該個人を越えたもの｝ が与える，いわば巨視的概念であり，総合的概念」（村上 1985：281）だから，死という生の非存在の次元と，生の中の行為の目的や結果の次元との間には深淵とも言えるほどの距離があるのです。
　したがって臨死状態からの帰還者も含めて，あらゆる生者は，自らの行為の結果たる死（生の非存在）を想定しえませんし，「死ぬ権利」を行使すれば，行為主体が存在しなくなるので，行為主体に行為の結果（死）の責任を帰することもできないのです。行為結果たる死を対象化する主体が存在しなくなれば，行為の結果としての死に関わる責任——「死なせる」ことを滑り坂的に拡大することへの責任など——の所在は雲散霧消しています。
　このように自己決定論的な「死ぬ権利」の行使は，その結果の責任の所在も不明な行為なので，自己決定による行為でも，結果の責任も曖昧な行為は正当化できないはずなのです。しかも自己決定論的色彩を強調しても，死を選ばされる状況も存在しているので，よけいにその責任の所在は曖昧化できません。自己決定論的な「死ぬ権利」論には，「死ぬ権利」の行使に伴う行為結果の責任に関して，致命的欠陥がある訳です。*

　＊　だから，基本的には自己決定論によって重症患者の治療放棄を推奨する論者でさえ，ある程度は思慮深い論者なら，「個人の選択になんらかの制限を設けるという対価を支払う必要」（カプラン 1999：156）などと付言せざるをえないのです。

6 「死ぬ権利」論の難点（5）──生命自体の自己保存傾向の無視

　以上のように「死ぬ権利」を徹底して否定すれば，それは度を越した生への固執論だと非難されるかもしれません。実際，すでにふれたシンポジウムで（第1章27頁），そんな非難の極限だとも言えそうな主旨の優生思想的発言が，会場のある哲学研究者から，シンポジストの私たちに浴びせられました。"それほどまでに「死ぬ権利」を否定するなら，「生きる義務」を証明せよ，これが証明できなければ「死ぬ権利」は正しいのだ！"，と。

> ＊　本節以下は，「生きようと欲する事実」の提示による，この非難への反論でもあります。生存自体を義務にして，事実上，「生きる義務」なるものが証明されない人間全ての死を唱導するかの非難は，じつは，ヒトラーなどの従来のあらゆる優生思想ですら，口にしなかったし，できなかった酷い優生思想です。なぜなら私の知る限り，従来の優生思想は，いかなる人間についても，当該時点でのその生存という事実は前提とした上で，この前提の否定のために様々な論拠をあげて「殺す・死なせる」主張を正当化していましたが（第2部），かの発言は，「生きる権利」のない人間が存在しうるとして，この前提自体の未成立から死を唱導しているからです。

　しかし考えるべきは，人間の「生命自体の自己保存・自己存続志向」が，これを阻害する社会的文化的諸要因がなければ，生物学的還元主義としてではなく社会・文化の中で生きる生命に即して，また〈生命自体の中の社会・文化〉に即して想定しうる点です。

> ＊　この阻害要因は，激痛制御ができない医療や重度障がい児・者の「悲惨な状態」の放置に留まらず，貧困，いじめ，パワハラ，DV 等々に至る差別・抑圧全般です。

生命の自己保存傾向の三つの証拠

　この想定が正鵠を射ていれば，生命体たる人間が死を欲したり自殺を望ましいとすることはないはずです。「死ぬ権利」論の第五の難点は，じつは，この「生命自体の自己保存・自己存続志向」を想定しないことですが，それはまた「死ぬ権利」論が，「たとえいかに悪い状態であっても，生を欲することは非合理ではないのであり，このことが合理性に関する我々の概念を変更するかもし

れない」(Clouser 1977 : 59)，といったかなり以前からある主張を一顧だにしないということでもあります*。

* この主張は，社会・文化の望ましいあり方（第13章の社会・文化の〈水平的展開〉など）と共に語られるべきであり，常識的には「悪い状態の生」を欲する「非合理」に見えること自体も，社会・文化のあり方次第で改善されることを通じて，「合理性概念」や「生を欲すること」の内容が変わりうるのです。

「死ぬ権利」論の正当化論者が，ほとんど真剣に考慮しないことですが，現実にはかの「生命自体の自己保存・自己存続志向」の想定が正鵠を射ていることの証拠として，少なくとも次の三点が確認されます。なおこれら三点とも，「生命体自体の自己保存・自己存続志向」とその把握自体が純粋に生物学的なものではなく，医療技術やコミュニケーション技法などを含む社会・文化に媒介されていることを踏まえて，はじめて言いうることです。

その第一は，いわゆる「脳死」者——もっとも重い障がい者！——における脳圧が高い状態でも，人は生命を保存しようとして，低代謝水準によって微小脳血流循環を維持しようとする，という厳然たる事実があります。だから例えば，「脳死」判定後の患者に臓器摘出のためのメスを入れると体が反応するなどの事態も生じ，これを抑えるために筋肉弛緩剤が投与されもするのです（第7章）。

次の二つは第1章の内容の復習でもありますが，第二に，臨死状態のみならず，植物状態の人においてさえ，したがって重度の心身障がいを持つ人ではなおさら，現在までの社会・文化のあり方からすれば，外からは把握しえないにもかかわらず，生を欲する内的意識が存在し続けている可能性が大いにある点です。

第三に，重度障がいを持つ人の眼振や筋緊張自体が，生きる欲求を示すコミュニケーション能力の開示として把握されうるという点です。「死ぬ権利」を正当化しようとするなら，こうした「生命体自体の自己保存・自己存続志向」という事実を覆すに足る証拠を示す必要があるはずですが，私の知る限り，この証拠を示した「死ぬ権利」論は存在しません。

時間的推移の問題

加えて「死ぬ権利」については，「生前の意思」などによる自発的安楽死の

意思表明時から，安楽死という「死ぬ権利」実施時までに至る時間的推移の問題があります。つまり，当初の安楽死への意思が安楽死実施時で撤回されても，この意思の変化が非自発的安楽死の場合と同じく周囲に伝わらない可能性があるのです。この意思の変化の基盤にも「生命体自体の自己保存・自己存続志向」があるでしょうが，非自発的安楽死の場合とは状況は異なり，意思変更を周囲に明確に伝えうる ALS（筋萎縮性側索硬化症）の人をめぐる，次のようなよく知られた事実から，上記のような意思の変化がありうることは，十二分に推定されるのです。

　ALS の人は，重症化した際の気管切開による呼吸確保が声帯喪失となるため，当初の病状が軽度の段階では気管切開手術を拒否すること——自発的安楽死の意思表明！——があるようですが，同時にこの当初の意思を当該手術間近で撤回する場合も多いからです。つまり，声帯を失って音声コミュニケーションが不可能になっても，トーキングエイドなどの諸機器や文字盤等々によるコミュニケーションが可能であり，そうした社会・文化の媒介に依拠した，当初の安楽死の意思の撤回があるのです。要は自発的安楽死論による「死ぬ権利」論も，当初の「生前の意思」の内容が存続してない場合がある問題——当該事態では非自発的安楽死と同じ状態になる問題を含む——を扱わねばならないのですが，「死ぬ権利」論を肯定する人たちは，この点を忘却しているか全く無視しているのです。[*]

　　* 認知症者が重症化する前に自己決定論的な「生前の意思」で，"重症化の際は死なせてほしい"という意思を示しても，当該状態でこの意思がどうなっているかは不明です。そもそも，重症認知症や死に近い状態は「いわば異文化の世界」（三好 2005：17）とでも言うべきであり，「死ぬ権利」論は，この「異文化」を看過しすぎなのです。こんな問題についての若干の見通しは，第 13 章で述べる社会・文化の〈水平的展開〉の重視を通じて得られるはずです。

「死ぬ権利」の正当化は無理

　自己決定論に基づく「死ぬ権利」は，少なくともまだ正当化されえないことは明らかではないでしょうか。そしてそもそも，世間一般でも推奨されるリベラリズム的な自己決定論自体が，種々の問題を抱えていることもあります。最大の問題は，例えば出生前診断について言われるように，「自己決定の結果の集積が優生学的効果をもたらしうることを，われわれが認識しておかなくては

ならない」（松原 2000：233），ということであり，自己決定が優生思想に至りかねないことです。だから，自己決定・自己選択論を取り込む新手の優生学（商業的優生学）の隆盛や，これを担保する新自由主義及び生権力の問題も（第4章），自己決定論自体を問う際には，あわせて考えねばならないのです。

　ここでは，本章冒頭で示した日本の厚労省「終末期医療の決定プロセスに関するガイドライン」やこれと同主旨の米国型の「死ぬ権利」論を批判してきたのですが，同じ「死ぬ権利」論でも，例えばドイツ連邦議会への現代医療の倫理と法審議会答申はかなり違います。この答申多数派は，「患者による事前指示」（自己決定）に基づく「死ぬ権利」を，ドイツ基本法という「憲法上の基礎」があるとして認めながらも（DB 2004:15／36），「事前指示の原則的拘束力を認めても，なお事前指示の具体的治療状況では適用可能性の制限も破棄もありうる」（a.a.O. 37／100）と言い，「死ぬ権利」の制限を重視するのです。しかもオランダ型の積極的安楽死論への批判的意識から，「認知症 Demenz と覚醒昏睡 Wachkoma 状態での生命維持装置の放棄への事前指示は……事前指示の可能性の埒外にある」（a.a.O. 39／103）とし，答申少数派意見に至っては，自己決定による「事前指示という道具は，高齢で病む人たちに自己無価値化 Selbstentwertung が忍び寄る危険とも常に結びつく」（a.a.O. 55／131）として事実上，自己決定を通じた優生思想の浸透も批判します。このドイツの公的議論も，自己決定に基づく「死ぬ権利」の正当化が非常に難しいことを告げているのは確かでしょう。

　本章の最後に，自己決定によるか否かを問わず，死について少しでもふれる際には常に肝に銘じて熟読玩味すべきだと私が考えている，モンテーニュの箴言とされる言葉があります。これは，本書の根幹を通底する言葉でもあります。

　「もしわれわれがいかに生きるかを心得ていないのであれば，われわれにどう死ぬべきかを教えても，事の終わりだけをつけ焼刃で不自然に飾りたてることになり，{生涯} 全体から死だけを切り離すという間違ったことにしかならない」（サルダ 1988：88）。

第 2 部

優生思想の根深さと能力による差別

第3章　優生思想の歴史

は じ め に

　これまでに述べた重症心身障がい児・者の安楽死論や「死ぬ権利」論の基盤を探り，また障がいを持つ胎児の中絶（第6章）や，「脳死」患者の死体視（第7章）を突き詰めて「殺す・死なせる」問題に迫っていくと，回答の一つとして，古代以来，現代「先進国」に至るまで連綿と続く，重い病者や障がい者を典型とする「弱者」を差別・抑圧しがちな人類史のある思想傾向に行き着きます。それは，これまでも時々言及した優生思想ですが，じつは優生思想自体は，人類史で相当な影響力をもちながらも隠蔽されがちでした。

　例えば歴史教科書で偉人とされる相当数の人も，彼らの思想の本質において優生思想による「弱者」排除を自明視しました——本章ではプラトンら数人の優生思想についてはやや詳しく論じます——。しかし彼らの優生思想は，歴史教育や通常の思想史ではまず扱われません。このこと自身がまた，現代社会を含む人間社会における優生思想の深刻さ，つまり相当な影響力をもつ優生思想が，それ自体としては隠蔽されがちだという問題を示しています。だから全ての人の生命を真に擁護するには，歴史把握全ての見直しすら必要となる，優生思想の正確な把握とその克服が必要なのですが，そのための膨大な課題の一端を，この第2部全体で扱います。

---

*　文科省は2022年度から高校歴史教育で，近現代の日本史と世界史とを統合した新設「歴史総合」を必修化しますが，そこでも優生思想は全く位置づいてないようです。

　ちなみに2016年7月26日未明，神奈川県相模原市の障がい者の入所施設，津久井やまゆり園でこの施設の元職員が，19人もの重度障がいを持つ人を殺し，職員を含む26人に重軽傷を負わせましたが，犯人の言動には明らかに優生思想がありました（相模原事件）。

　それは，犯人の文科大臣宛ての手紙に明白で，重度の障がい者，特に「コ

ミュニケーションがとれない人」*、「人間としてではなく動物として生活を過ごし」、「不幸をつくることしかできない」のだから、殺されて当然で、「障害者を殺すことは不幸を最大まで抑えることができる」等々です。しかも拘留中も、犯人は自らの言動を反省しないどころか、犯人に接見し続けている人が確認していますが、変わることなく優生思想の正当性を言い続けている上、最近では優生思想を公言したニーチェの超人思想（本章第3節）を勉強し、超人に近づくべく筋トレにも勤しんでいるのです。しかもこの事件直後から、ネット上には犯人の言動への賛意――特に「よくぞ『本音』を語ってくれた」とする賛意――も溢れましたから、優生思想は現代でも非常に根深いと言わねばなりません。

　＊　たんなる議論ではなく、私は「本音」として心底思うのですが、「コミュニケーションがとれない」のは、犯人に重度の障がいに即したコミュニケーション技法がなかったがゆえであり、工夫次第でコミュニケーションは可能になるし、万が一不可能でも、それは〈抽象的孤立的生命観〉に囚われずに、〈生命の中の社会・文化〉を捉えれば、重度の障がいを持つ人のことがわからない周囲の問題でもあるのは明白です（第1章）。総じて、相模原事件の犯人の言動に正当性は一切ありません。

　本章では、けっして充分だとは言えませんが、おもに過去の優生思想、特に著名思想家などの優生思想をみてみます。

1　広範な優生思想

優生思想の概要

　優生思想・優生学 eugenics という言葉自身は、もともとはギリシャ語由来で、善い eu ＋種・遺伝子 gene ＋学問 ics、あるいは、善い生まれ eugenes の学問ということを意味しており、進化論で有名なダーウィンの従兄 F. ゴールトンが、19世紀末に作った造語です――以下では、文脈次第で使い分けるほぼ同義の優生思想と優生学に、優生思想的差別主義 eugenicism を含意させもします。

　ゴールトンは1908年の『回想記』で、「優生学の第一の目的は、不適合者が生まれるのを許さず、その出生率を抑制することである。彼らの大部分が若く

して死んでいく運命にあることは別の問題だ。第二の目的は，適応者を早く結婚させて子供たちを健康に育てさせることで，彼らの生殖率を向上させて人類を改善すること」と述べると同時，後者の積極的優生学以上に前者の「消極的優生学の方が，二つのうちではより火急の問題であるのは間違いない」，として「不適合者」の排除をあからさまに主張しました（トロンブレイ 2000：32f.）──積極的優生学と消極的優生学の区分は今も使われます（鈴木 1983：47ff.）。

　しかも優生学は，「適合者」や「不適合者」の出生や死とその周辺問題には留まりません。なぜなら，上記のゴールトンの定義が示す，能力（資質）の「生物的決定論」とこの能力把握に基づく「優勝劣敗論」の二つからなる優生思想──この二つが優生思想の根幹──は，人間社会の大半の領域に悪影響を与え続けてきたからです。

　ちなみに優生思想は，しばしば遺伝決定論だとされますが，現代では遺伝子工学により一部にせよ，優生思想唱導者も推奨する遺伝子改変が可能で，生得的な遺伝決定は必ずしも妥当しないので，「生物的決定論」とすべきです。また既存の優生学・優生思想史研究は，しばしば見落としがちですが，「優勝劣敗論」の劣敗も，直接の「殺す・死なせる」ことに留まらず，劣生とされる人々への種々の差別・抑圧を含み，これらがまたそうした人々の殺害を容易にする悪循環も意味する，と捉えねばなりません[*]。

*　もう少し詳しく言えば優生思想は，〈社会・文化と切断された個人還元主義的人間・抽象的孤立的生命の把握に依拠し，人間の能力の根幹を生物的次元にのみ求め，これに基づいて優秀なものを称揚し劣等なものを排除する思想〉です（竹内 1993：46f.）。

　だから優生思想は，(a)遺伝子工学などにも浸透し，(b)出生や生殖以外の領域での排除・差別論でもあり（隔離施設収容や貧困なケアなど），(c)淘汰や断種と並んで安楽死の単純な肯定にも至り，(d)排除志向を経済的論点や社会防衛論にも及ぼし，(e)偏見も伴って人種差別にも連動します。さらに，(f)生命力から始まる一切の能力＝資質に関与し，したがって「優」とその称揚は健康・健常に関わる全ての能力に及び，「劣」とその排除も病・障がいに関わる全ての能力に及びます。

　しかもこうした広範な優生思想には，長い歴史もあるのです。一般に西洋哲学の開祖とされる古代のプラトンが，「生まれつき病身で放縦なものは……，

生きていて為になることはない……，治療してもならない」（プラトン　1973：
173）と言い，その弟子アリストテレスが，「不具者は育ててはならないという
法律が定められねばならない」（アリストテレス　1969：320）などと主張して以
来，優生思想は連綿と続いてきました。優生思想は古代日本にもあり，例えば
古代天皇制の正当性の記述に偏りすぎだとはいえ，最初の歴史書である『日本
書紀』やその民衆版の『古事記』は，蛭子と呼ばれた脳性麻痺嬰児と思われる
障がい嬰児を川に流して捨てた，と当然のように記しています。

　時代が下ってかのダーウィンも，研究史的に確認されるように，その著『人
間の由来と性淘汰』の後半では，人間社会における優勝劣敗に至る優生学的生
存競争を自明視していますが（山脇　1991：202f.），進化論提唱の著名人である
ダーウィンが，優生思想の持ち主でもあったことが，それとして伝えられるこ
とはほとんどないのではありませんか。

　＊　ダーウィンが，ガラパゴス島等々での調査に基づく進化論を提唱する以前に，
　　優生思想的優勝劣敗を人間社会のあるべき姿とする，後に社会ダーウィニズム
　　と総称された差別思想を，その唱導者スペンサーからすでに得ていた可能性も
　　大いにありえます。

歴史の片隅の問題ではない優生思想

　20世紀後半に至っても，例えばDNA螺旋モデルの発見者として著名なワ
トソンが，出産後3日間の検査で異常が発見された嬰児は「産まなかったこと
にすればいい」（国際シンポ　1982：105），と優生思想に基づく病弱嬰児殺しを
主張しながら——これも知られてない！——，全く非難されなかったように，
優生思想は現代にもはびこっています。だからまた，多くの人がいまだにそう
しそうなのですが，優生思想をユダヤ人大虐殺（ホロコースト）などのナチス
の人種差別的犯罪やT4とのみ結びつけるのは，全くの錯誤です。

　＊　アウシュビッツやダッハウでのユダヤ人らの大虐殺——殺害数は600万人とも
　　700万人とも——に先だち，ナチスは1940年初頭から重度の障がい者20万人
　　以上を，かの地と同様のガス室で「予行演習的に」殺害しましたが，これはこ
　　の政策の実施本部が動物園 Tiergarten 4 番街にあったことから，T4と通称され
　　ています。しかもこのT4は，たんなるナチスの「独走」ではなかった点にも
　　留意すべきです。少なくとも，ナチス政権成立の相当前から，重度障がい者を
　　生きる価値なき生命として，その抹殺を主張していた往時ドイツの著名な法学

者と精神医学者との共著（ビンディング・ホッヘ 2001）の，T4 への直接の影響がヒトラーの侍医モレルを通じてあったからです（同［評注 1］：118ff.）。彼らは「精神的に死せる者が位置する知的水準は動物界でもかなり下等なほうであり，感情にしても動物の生存に直結した原始的な段階を超えるものではない」（同：83），と直截に優生思想を語っています。

　優生思想は，絶対に，一部の巨悪や歴史の片隅の問題ではありません。以下で若干見ますが優生思想は，通常の歴史把握では評価の高い相当数の思想家の本質にあったことに加えて，20 世紀前半の米英等々での障がい者に対する強制断種政策——福祉国家として知られるスウェーデンでも——や戦後日本の優生保護法（1996 年以来母体保護法）による障がい者の断種推進等々としても，大きな現実の出来事となってきたのです。

　のみならず優生思想は，出生前診断などの現代の医療や隔離収容といった福祉のあり方にも見られ，現代の日常生活万般や私たち自身の内面にも浸透しかねないと言わねばなりません。その象徴的な現われが既述の相模原事件ですが，日本での同種の事件がより深刻な形で 1990 年代にも頻発したことや，これら事件が大きく報道されなかったことも（第 4 章 76-77 頁），優生思想の強力さと深刻さの表われです。こんな優生思想の影響は，また既存の学問全体のあり方，特に生物学と人文社会科学との関連にも及んでいます（第 5 章）。

2　あまりにも隠蔽・看過されてきた優生思想（1）：プラトン

　優生思想の政策化や優生思想が能力主義と同根であることなどは，次章以降でふれますが，本節以下では思想史上の優生思想を少し振り返ります。ここで扱う優生思想も，非常に数少なく簡単なものですが，それでも著名思想家の優生思想塗れの姿に通常の思想史に慣れた人は驚くかもしれません。

　既述の古代プラトンの優生思想は，また「日常生活を営むことのできない者は，彼自身にとっても，国にとっても為にならない者として，治療をしてやるには及ばない」（プラトン 1973：172）なる発言にも見られ，病者や障がい者を治療せずに死なせることを自明視していますが，もっとも留意すべきは，プラトンの優生思想は，病者・障がい者に関わって言われるだけではなく，彼の中期後半の主著『国家』の本質的論点と一体だという点です。

　彼は，奴隷制によりようやく維持されていたアテナイのギリシャ民主制す

ら攻撃対象とし，『国家』では哲人王——プラトン自らを想定した可能性大！——を頂点に国の守護者（軍人），農民，職人等々がピラミッド的位階秩序をなして分業体制を形づくる独裁国家を構想しました。もともと『国家』による独裁国家の青写真は，小アジアの国家シュラクサイの独裁者への献呈用に書かれたものですが，かの位階秩序の階層それぞれにふさわしい能力が遺伝決定されているとしています。つまり人は，それぞれ優れたものから順に，金，銀，銅，鉄——遺伝子の別名！——を持って生まれ，金や銀が多い者ほど上層の守護者等々にふさわしい理性・精神［魂］を多く持つ優れた人で，銅や鉄が多い者ほど下層の農民等々の感性・情緒に支配される劣る人だとしたのです。

　誰しも気づく理性と感性との単純な二分論のおかしさには，当時もゴルギアスなどのソフィスト（知の技術者）が反論しましたし，「ギリシャ民主制」も民衆に無視されたプラトンではなくソフィストたちが支えたのですが（関 1982），そんなプラトンを開祖に奉り続ける通常の西洋哲学史にも問題があります。

　かのおかしな理性と感性の単純な二分論に，最高善（イデア界における至高の善）を得る「哲学とは死への練習である」としたプラトンの哲学観も関係します（中村 1998：23-25）。つまり，感性・肉体を可能な限り滅却して，死に至るほどの理性・精神だけの存在に可能な限り近くなってこそ——荒唐無稽ですがこれがプラトン的哲学の営み——，最高善に至り，物事の正しい把握ができる位階秩序の上位者になりうるとされたのです。

　そして，病の治療が拒否され「生きていても為になることはない」とされた人は，銅や鉄以下しかもたずに生まれて，位階秩序的分業体制にとって「為にならない」下の下に位置づけられたのです。つまり，かの位階秩序の中でもっとも「役立たない」と目された人がまた，「日常生活を営むことのできない」人であった訳です。そうした人の排除の自明視の上に構想された『国家』が，優生思想塗れなのは明白です。[*]

> ＊　ただプラトンの遺伝決定論的優生思想には，当時の身分制や性差別を否定する面もある点は別途考慮すべきです。例えば『国家』には，女はでき損ないの男だとする根深い女性差別観がありながらも，本性上（遺伝上）男より優秀な女がありえ，そんな女を守護者等々に就けるべしと言われもするからです（プラトン 1973：257-269）。がこの点は，優生思想が能力主義と同根だとして，まずは理解すべきです。

中世の著名なストア派の哲学者セネカも,「狂った犬を殺す」ことと並べて,「われわれは……,異様なものが生まれれば絶滅もする。人の子どもでも,虚弱で異常に生まれれば水に浸ける*。それも怒りではなく,健全なものから無用なものを引離す理性のすることである」(セネカ 1989：137),と冷静に「理性」に基づく優生思想を公言しています。が,より真剣かつ深刻に考えるべきなのは,自然権論・自然法論により,封建的で身分制的な中世・前近代社会を否定し,現代に伝わる人間平等の人権思想の礎を築いたとされる人たちの優生思想です。つまりホッブズやルソーなどにおける,いわば「平等」思想と一体の優生思想という矛盾した表現をせざるをえない深刻な問題があるのです。

　＊　言わずもがなでしょうが,この「水に浸ける」は,溺死させることを意味します。

3　あまりにも隠蔽・看過されてきた優生思想 (2)：
ホッブズ,ルソー,ニーチェ

「契約能力」がなければ獣：ホッブズ

　ホッブズは主著『リヴァイアサン』で,確かに「〈自然〉は人間を心身の諸能力において平等につくった……。ときには他の人間よりも明らかに肉体的に強く精神的に機敏な人が見いだされはするが……個人差はわずかであり……,この能力の平等から,目的達成にさいしての希望の平等が生じる」(ホッブズ 1971：154f.) と述べ,身分制の支配する前近代を否定し人間平等に基づく近代社会の端緒を開きました。しかし同時に,「先天性の白痴,子ども,狂人には法｛権利｝がないのは獣についてと同様で……彼らには,正・不正を主張しうる資格もない。なぜなら彼らは,契約を結んだり,契約の帰結を理解する能力をもったことがなく」(同：282f.),とホッブズは人間の不平等を自明視する優生思想を公言してもいたのです。

　特に留意すべきは,正・不正を主張する資格の根拠が「契約」する能力に求められた点です。なぜならこの「契約」は,現代の商取引の際のたんなる契約ではなく,ホッブズ思想の根幹にある社会契約論の本質に属する「契約」だからです。この「契約」は,"全ての人は自然権をもつ平等な存在だが,力任せに自らの欲求を実現すれば社会は戦争状態に陥る。だから社会の安定には,万

人の万人に対する闘争を終わらせる強力な国家が必要で，万人の欲求や平等を重視しつつ社会を安定させる解決策は，仮構としてではあれ万人が対等に社会契約を結び国家を成立させることだ”，とされる，その社会契約なのです。

　社会契約を結べる能力を大前提とする「平等」な人間存在が，ホッブズ思想の基盤にあり，ここからホッブズは，社会契約を結ぶ能力を欠く存在を排除する優生思想に陥ったのです[*]。白痴等々を獣と同一視して差別する彼の優生思想は，彼の思想の本質に根づいている，とみなければなりません。

> ＊　なお「契約」には，資本主義市場などの市場秩序における契約を含め様々な意
> 　　味がありますが，ホッブズも含む自由主義者について，後にホブハウスが指摘
> 　　したように，「自由な契約と個人責任は，自由主義運動全体の核心」（ホブハウ
> 　　ス 2010：27）です。本書では立ち入れませんが，自由契約及び個人責任とそ
> 　　の基盤にある私的所有に，つまりは自由主義全般の本質に即して優生思想を捉
> 　　える大課題もあります。

障がい児は邪魔者：ルソー

　ホッブズ以上にルソーは，世に「平等」主義者として知られ，『人間不平等起源論』などでは私的所有による不平等どころか，文明一般に介在しかねない不平等にも敏感で，そうした不平等を力を込めて告発しました。そして主著『社会契約論』では，明確に「自然的不平等を破壊するのではなく，自然的に人間の間にありうる肉体的不平等のようなもののかわりに，道徳上および法律上の平等をおきかえる」，「人間は，約束によって，また権利によって平等になる」（ルソー 1954：41）と述べました。こうした発言のみからすると，ルソーは差別・抑圧を旨とする優生思想とは無縁の平等主義者であるかのようです。

　つまりルソーは，自然的（生物的）不平等——正確には生物的差異！——によっても毀損されえない道徳的・法律的（政治的・社会的）平等——ルソー社会契約論が成就！——を捉えたのだから，この限りでは彼は，むしろ優生思想克服に連なる平等思想の騎手であるかのようです。

　しかし彼は同時に，時に児童書・教育書のバイブルと持ち上げられる『エミール』の中で病弱障がい児に言及し，「なんの役にもたたず，自分の体をまもることばかり考えて，体が魂の教育をさまたげる……，そういう生徒にむだな心づかいをそそいだところでどうにもならない。社会の損失を二倍にし，一人ですむところを，二人の人間をうばいさるだけ」（ルソー 1962：55），などと

事実上，障がい児差別を公言して優生思想の旗も振ったのです。しかもより深刻に考えるべきなのは，障がい者を差別するこの優生思想が部分的なものではなく，ルソー思想の白眉たる社会契約論的な「平等」思想としっかり結合していることです。

　なぜならルソーは『人間不平等起源論』で，すでに，社会契約に基づくありうべき社会での政治的・社会的不平等たる「人為的不平等は，それが自然的不平等と同じ釣合いを保って一致しないときはいつでも自然法に反する」（ルソー　1957：131），と言っていたからです。ここでの自然的不平等は，諸個人の能力（資質）の差異を意味しますが，ルソーは，"諸個人の能力に釣り合って（比例して），能力の高い者を高いなりに低い者を低いなりに扱えば，それは正・不正判定の最終審級たる自然法に適う正義である"，と主張しているのです。フランス革命時の「有能は有能なように，無能は無能なように」（高柳1968：109）という，能力に基づく分相応の人為的不平等・差別思想，つまりは優生思想がルソー思想の本質にあるのです[*]。

* 　加えて近年少しは知られてきましたが，『エミール』後半では，「一方（男性）は能動的で力強く，他方（女性）は受動的で弱くなくてはならない」（ルソー　1964：7），「女性は一生のあいだ，けっして解放されることのない，このうえなく厳しい束縛に，つまり礼節という束縛をうける……。女の子はあまり自由をもたない，あるいはもつべきではない」（同：30ff.）等々の女性差別発言が頻発しています。

優生思想は人類愛：ニーチェ

　ニーチェは，19世紀後半の西洋キリスト教国家の行き詰まりという時代閉塞の打開のために，ツァラトゥストラのような超人に仮託した独裁国家を求めましたが，超人思想によって大衆を蔑視したニーチェが優生思想を唱えていたとしても，不思議ではないかもしれません。しかし，ホッブズやルソーらとは比較にならない激しい口調で不平等を主張した彼の優生思想が，次のように「人間愛」として公言されたことは知られているでしょうか。

　「人間愛のいま一つの命令。――子どもを産むことが一つの犯罪になりかねない……強度の慢性疾患や神経衰弱症にかかっている者の場合である。そのときにはどうしたらよいのか？……社会は，生の大受託者として，生自身に対して生のあらゆる失敗の責任を負うべきであり……，それを防止すべきである。

しかもそのうえ，血統，地位，教育程度を顧慮することなく，最も冷酷な強制処置，自由の剥奪……，去勢をも，用意しておくことが許されている……。生自身は，有機体の健康な部分と変質した部分との間のいかなる連帯性をも，いかなる『平等権』をも，みとめることはない。変質した部分は切断されなければならない……。不出来な者どもにもみとめられた平等権——これは，最も深い非道徳性であり，道徳としての反自然そのものである！」（ニーチェ 1993：253f.）。

　相模原事件の犯人と瓜二つのニーチェのこの優生思想に，ことさらの解題は必要ないでしょう。かの犯人は現代社会でかなりの非難を浴びますが，耳触りのよいニーチェの箴言集をベストセラーにまでして彼を非難しない現代の私たちは，優生思想を許容していないでしょうか。第8章でふれますが，生命の質論やパーソン論を通じて，事実上ニーチェなみの優生思想を喧伝する欧米系論者は現代でも多数存在します。

　ナチスの障がい者抹殺が戦後ドイツの健康度を高めたと言って一時「評判」だったカレルは，ナチス政権成立初期の1935年に，すでに「その{無産労働者の}肉体と精神の遺伝的脆弱さ」，「優生学を自発的にとりいれる」（カレル 1980：312f.）などと言っていましたが，訳者の優生思想も手伝い，1980年になってわざわざ三度目の翻訳が行われて，カレルは日本に紹介されました。苦痛を感じる動物の権利の主張につなげて，重度の知的障がい者はイルカ等々にも劣るとして，その殺害を肯定する際のシンガーにも，上記のニーチェなみの優生思想があるでしょう（シンガー 1998[*]）。

*　さすがにシンガーに対しては，1989年にドイツで彼への抗議活動（招待講演阻止）が相当規模で起こりましたし（市野川 2012：114ff.），障がい者団体を中心に強い反発運動が日本を含む各国でありました。

4　あまりにも隠蔽・看過されてきた優生思想 (3)：
福沢諭吉，平塚らいてう

　優生思想が確認されるのは西洋思想史上だけではなく，日本もその例にもれません。以下では，おもに一般には明治初期の日本の近代化に尽くしたとされる福沢諭吉と，『青鞜』誌上などで有力な女性解放論を説いたとされる平塚ら

いてうの優生思想をみます。

出産を家畜改良と同じに：福沢諭吉

　一般には福沢諭吉は，有名な『学問のすゝめ』（1872〜76年）で四民平等を唱えたとされます。確かに米国独立宣言冒頭の一文を多分意訳して[*]，「天は人の上に人を造らず人の下に人を造らずと云へり……，万人は万人皆同じ位にして，生まれながらの貴賤上下の差別なく」，と書きはします。しかし「云へり」は伝聞表現であり，福沢は本当には平等思想を主張してはいません。なぜなら上記に続けて，「其むずかしき仕事をする者を身分重き人と名づけ，やすき仕事をする者を身分軽き人と云ふ……。唯学問を勤めて物事をよく知る者は賢人となり富人となり，無学なる者は貧人となり下人となる」（福沢全集3：29f.），と学問・能力次第での貴賤上下という能力主義差別を唱導するからです。この主張が直截な優生思想だと言うのは言いすぎだとしても，無学者を下人とする初期の福沢に，すでに優生思想の萌芽があったことは確かです。

* 　冒頭で「全ての人間は平等に創られ」，と人間平等を唱えた米国独立宣言も，中盤で「無慈悲なインディアンの野蛮人」と書き，ネイティヴ・アメリカンを人間扱いせず，風土的・生物的決定論による不平等・差別思想を公言しました。一般に人間平等を唱えたとされる近代に潜む優生思想的差別主義に，もっと目を向けるべきです。

　それが証拠に「国権可分の節」（1875年）では，「『ニウトン』は亜非利加の内地に誕生す可らず。蝦夷の土人は『アダムスミス』を生むこと能はず。人間の智力は其体力に等しく世々に伝えざれば進む可きものに非ず，性理に於て明白なり」（福沢全集19：531），と「世々に伝える」教育を無視した，いわば風土的決定論と生物的決定論とをない交ぜにした優生思想を公言しています。

　「教育なる力」（1875〜76年）ではより明確に，遺伝決定（生物的決定）に基づく優生思想を，「教育の要は人生の本来になきものを造りて之を授くるにあらず，唯有るものを悉皆発生せしめて遣る所からしむるにあるのみ……。人の能力には天賦遺伝の際限ありて，決して其の以上に上るべからず」（福沢全集20：154f.），と明言します。朝鮮・中国について「征服後」に「文明注入」の余地を残すため，「福沢は朝鮮人・中国人についてその愚民・卑屈ぶりをあげつらっても，『遺伝』は口にしない」（杉田2015：268）とはいえ，福沢のア

ジア諸国民蔑視に優生思想的差別主義があることは，確かだと思われます。

さらにゴールトンの『能力遺伝論』を積極的に紹介した『時事小言』(1881 年) (福沢全集 5：221ff.) に続き，「人種改良」(1896 年) で福沢は，戯画的な優生学的政策（積極的優生学的政策）提言に至っています。「近年家畜類の養法次第に進歩して就中その体格性質を改良すること甚だ難しからず……，人畜生同一様にして……其病質も，其智能の種類も亦遺伝の約束に漏れず……，ここに，家畜改良法に則り，良父母を選択して良児を産ましむるの新工夫あるべし」(福沢全集 6：343f.)。このように優生思想の旗を振った福沢は，他方ではコッホの元から帰国した北里柴三郎を高く評価して，彼の最初の私立伝染病研究所設立に莫大な私財を提供するほどに，徹底した健康重視志向の持ち主でもあった点にも留意すべきです。[*]

[*] そもそも，学校教育が教える福沢像やその基盤にある丸山真男の福沢論の大半が誤りであることは，優れた福沢論（杉田 2015，安川 2003 など）によって，もっと知られるべきです。「報国致死」を自ら終生の「大本願」とし，建学した慶應義塾大学の教育目的ともした福沢は，近代化論者や市民社会論者ではなく，昭和の日本の侵略戦争に至る絶対主義的天皇制と帝国主義イデオロギーの先駆的体現者であり，この点と優生思想的差別主義の唱導とは福沢の中で太く結びついている，と考えるべきです。プラトンの独裁国家論がその優生思想的差別主義と一体であるように（本章58-59頁）。

障がい児の出産は罪悪：平塚らいてう

平塚らいてうは，一般には『青鞜』での次の発言で女性解放に尽くしたと評価されます。「元始，女性は実に太陽であった。真正の人であった。いま，女性は月である。他によって生き，他の光によって輝く病人のような蒼白い顔の光である……。隠れたる我が太陽を，潜める天才を発現せよ」(平塚著作集 1：18)。これは一見，女性の近代的自我の覚醒と個としての自律を促した女性解放論のようですが，続く一文からすれば，この女性解放論も疑義にさらされます。なぜなら彼女は，「ただ外界の圧迫や，拘束から脱せしめ，いわゆる高等教育を授け，広く一般の職業につかせ，参政権をも与え，家庭という小天地から，親といい，夫という保護者の手から離れていわゆる独立の生活をさせたからとてそれが何で私ども女性の自由解放であろう……。とうてい方便である。手段である。目的ではない。理想ではない」(同：22f.)，と反語的に近代的な

男女平等主義を方便に貶めるからです。

　しかも平塚は，この非難に続けて「女性よ，芥の山に心を築かんよりも空虚に充実することによって自然のいかに全きかを知れ」（同：24），と社会（芥の山）での女性の生き方を軽視して女性にとっての「自然」を強調し，ここから次の「自然」としての母性の重視を通じて優生思想賛美に至ることになるのです。

　「元来，母は生命の源泉であって，婦人は母たることによって個人的存在の域を脱して社会的な国家的な，人類的な存在になるのでありますから，母を保護することは婦人一個の幸福のために必要なばかりでなく，全人類の将来のために必要なことなのであります」（平塚著作集2：353）。ここでは母性以外の女性のあり方をほとんど無視した，偏狭な母性主義的女性論を追及することはしませんが，平塚の「自然性」に依拠した母性主義は，「健全な」生殖論や健康至上主義的子産み子育て論と表裏一体であり，ここから以下のように優生思想が唱導されることになったのです。

　「わたくしたちは生殖のいとなみが，人類の成長に，国家・社会の発展に実に重大な意義をもつものであることを悟り，子供をもっと尊重し，その数の多きよりも質のよさを願い，普通人としての生活をするだけの能力のないような子供を産むことは，人類に対し，社会に対し，大きな罪悪であることを知らねばなりません。それには最近文明国といわれる国々でさかんに唱道されている人種改良学，あるいは優生学などと言われる新しい知識や，優生学者や，医者や，社会改革者や，新道徳の主張者たちによって是認され，宣伝されている産児制限運動も早く学ばねばならないでしょう」（同：337）。

　病や障がいを持つ子を産むことを，罪悪視までする平塚の優生思想は明らかです。しかもこの論文は，「なお優生学的立場から，法律によってある種の個人に対して結婚を禁止したり，断種法の施行を命じたりすることは我国でも今すぐにも望ましいことです」（同：340），と結ばれていて，彼女の優生思想は政策次元での即座の実現をも展望するほど，非常に強烈だったのです。[*]

　　＊　だから平塚の母性主義には，これが依頼主義的で近代的な女性の自立を阻害するといった与謝野晶子の批判や，資本主義的搾取を問題にしない母性尊重は資本主義賛美となるという山川菊栄の批判ではすまない深刻な優生思想の問題があるのです。

掃いて捨てるほどの著名人の優生思想

　明治から大正期・昭和初期にかけて著名日本人の優生思想は，じつは掃いて捨てるほどに多くみられます，例えば福沢の高弟の高橋義雄，優生学者として名を馳せた丘浅次郎や元老院議官加藤弘之，日本社会福祉論の父とも称されもする海野幸徳等々の当時の著名人の優生思想は，中途半端なものではありませんでした。東京帝国大学医科大学生理学教室主任だった永井潜などは，強固な遺伝決定論に基づいて障がい者に「如何に磨けばとて瓦は到底瓦」などと罵詈雑言を浴びせると同時に，「悪質者をして生殖不能に陥らしむる様な思ひ切った手段の必要」（永井 1916：13）を説く強制断種の唱導者でもありました。

　戦前の凶暴な絶対主義的天皇制と果敢に闘った民衆政治家で，民主主義の発展に大いに寄与した山本宣治も優生思想に傾倒していました。性科学・性教育の発展を終生の課題ともした彼は，その性教育論を優生学的人間改良を前提に構想し，そうした構想・学問について，「（世界）同胞に奉仕し得るの余力を養ふを旨となす。即ち来世の人類の改善を目的とする優生学 Eugenics の前提とすべき現世改善学 Euthenics の一部を構成し，応用生物学の一部門に他ならず」（山本全集 2：511）と述べ＊，当時，優生学者として有名だった上述の丘浅次郎にこの構想への支持を依頼してもいます。

　＊　山本が優生学と重ねた「応用生物学」なる名前は，現在では農学部に代わる大
　　　学の多くの学部名にされてきていますが，ナチス副総統のヘスが，「国家社会
　　　主義（ナチズム）とは，応用生物学だ」（トロンブレイ 2000：165），と主張し
　　　た点を知っての学部名でしょうか。

　この山本宣治が主幹を務めた『産児調節評論』の同人で，キリスト教社会主義者として有名な安部磯雄は，「優種学｛優生学の別名｝の主旨によって，産児調節ということを念としなければならない」と主張するのみならず，優生学に基づくこの出産計画ぬきには「社会改造も思ふ様にできない」（藤野 2001：117），と断言してもいます。

　労組・生協・農協の設立に多大の貢献をした他，貧民・ハンセン病者の救済に尽くし，現在も続くセツルメント運動の基盤も構築した，同じくキリスト者の賀川豊彦は，「よき淘汰法」を唱えて，当のハンセン病者を含む「悪質者」の淘汰を説くなど，消極的優生学を地で行っていました（同：118-124）。「社会的に活動するキリスト者は優生学にも熱心であった」（同：118）事実も看過さ

れてはならないのです。

　以上見てきたことだけからも，通常の哲学史・思想史，さらに極論すれば人間の歴史自体が優生思想と一体であることに即して，またこの点を看過しがちな現代のあらゆる人間の営為のあり方に即して，優生思想を問う必要があることは明らかでしょう。

第 4 章　現代社会にはびこる優生思想

は じ め に

　優生思想は，過去の歴史上や思想史上での一齣などではないどころか，現代
の私たちの内面や日常生活にも浸透しかねません。なぜならそもそも優生思想
の優勝劣敗は，相模原事件などにみられる重度障がい者などの殺傷には留まら
ず，これを起点に一方での，例えば重度障がいや重い認知症ゆえの，人里離れ
た施設への隔離収容やこれの自明視という差別・抑圧（劣敗）と他方での，健
常・健康の至上視や能力主義的に優秀とされる人たちのみの優遇とこれの自明
視（優勝），及びこの双方の一体化——これがかの殺傷に通じる悪循環も——
も優生思想の深刻さを示しているからです。

　こうなるのは優生思想が，「脳死」・臓器移植や出生前診断に基づく中絶に典
型的に見られるように，私たちの身近な医療制度や社会福祉制度などの一部で，
また成果別賃金などでの能力主義とも一体となって，政策・法制度として具体
化されて現代社会に浸透しているからでもあります。もちろん，国際障害者年
（1981 年）を契機とした種々の取り組みや障害者差別解消法（障害を理由とする
差別の解消の推進に関する法律，2016 年 4 月施行）などが一定程度，優生思想の
克服に向けた動向を生みだしてはいますが，それは優生思想の強力さに比べれ
ば，はるかに脆弱だと言わざるをえません。[*]

> ＊　この脆弱さは，障害者差別解消法が禁止法とはならず，基本的に罰則規定も
> なければ，その未実施を差別だとこの法自身がみなした「合理的配慮」すら，
> 「過度の負担」が伴うなら実施しなくてよいとした法の根本的なあり方の問題
> 点にもみられます。

　そうした事情には，一見ナチスが政策化した優生思想とは違って，現代の優
生思想の浸透が日常生活の「自然な」過程であるかのように見える場合もある
——しかし，ナチスの優生思想の政策化は現代に通じてもいる（本章 81-84 頁）
——，という非常に深刻な問題も含まれています。この第 4 章では，おもに法

制度化された優生思想のあり方をみてみます。

1　英米での優生思想の政策・法制度化

　先端医療やバイオテクノロジーが優生思想につながりがちだということは，従来の優生学研究もしばしば指摘してきたところですが，「脳死」・臓器移植が当たり前のように実施される現在は，そんな状況を超えて優生思想は政策化されています。なぜなら例えば，「脳死」状態の人を簡単に死体とし，臓器提供者（ドナー）と臓器被提供者（レシピエント）に人を分断するという「脳死」・臓器移植の法制度化は，同じはずの人間の間に楔を打ち込む優生思想の実質的政策化だからです。とりわけ，優れた「脳死」・臓器移植批判論が指摘するとおり，2009年成立の「『改定臓器移植法』は，優生法そのものであり，それを基盤に据えた脳死・臓器移植は，ナチスや七三一部隊の蛮行に比肩する」（小松 2012：105），と言わねばなりません（第7章）。

20世紀初頭の英国及び米国の優生政策
　しかも優生思想の政策化・法制度化は，「脳死」・臓器移植などに留まっている訳ではなく，今になってのことでもなく，様々な領域でずっと以前からもありました。若干の紹介に留まりますが，世界的には，例えば1907年にはすでに英国で優生学協会が設立され，1908年には27万人以上の知的障がい者などを隔離し断種した，王立精神薄弱者保護・管理委員会が設立されていました。1934年からの断種問題検討委員会による英国での断種推進運動は，治安判事連合会の支持の下で，市議会連合会や王立内科医学会や保健省保健所長会など23の有力団体の同調も得て推進されました。[*]

　　*　以下の米国の話も含め本章での海外の話の多くは，トロンブレイ［2000：82ff.］によります。なおこんな優生思想の政策化も，たんなる為政者の問題には帰せられません。なぜなら，1935年3月の英国『モーニングポスト』紙の意識調査が示すように，当時も，英国民78.6％が精神欠陥者の断種に賛成していたからです。

　米国で1893年にカンザス州立精神薄弱児施設に収容された57名を，医師ピルチャーが独断で去勢したのは論外としても，1896年には，コネチカッ

ト州で優生学的に不適な人間との結婚や性的関係を禁じる法律が成立しました。1905年にペンシルヴァニア州議会が断種法を可決して以降（知事は否認），1907年インディアナ州，1909年ワシントン州，カリフォルニア州等々と，1917年までに米国の16州で断種法が成立してもいました。

　1910年からは，カーネギー財団やロックフェラー財団の援助で優生記録局が活動し始め，遺伝決定論による「精神薄弱者」の断種を嚆矢として，国家的優生政策の実現が目指されました。しかも1937年の『フォーチュン』誌の意識調査によれば，米国民の66％が精神障がい者の強制断種を支持していました。なおこの優生記録局の初代理事の一人が，電話の発明者で有名なアメリカンドリームの体現者G.ベルであり，彼は既述の福沢と同じように，「家畜の品種を変更して改善するために遺伝の法則を適用する……，そうやって蓄積された知識と経験を人間に適用して，人間という種を改善できないだろうか」（リフキン 1999：171）と述べており，積極的優生学の熱心な推奨者でもありました。＊

　　＊　加えて『タイムマシーン』で有名な作家の「H.G.ウェルズが，フランシス・ゴールトンの穏健主義的な論文に対して嫌悪感丸出しの口調で……『人間の血統の改良を実現するのは，正しい血統を持つ者の選択ではなく，欠陥者の断種である』」（トロンブレイ 2000：41），と消極的優生学を強調したことも銘記すべきです。また『すばらしい新世界』の作者ハクスリーや遺伝学者コンクリンや大統領クーリッジの優生思想も徹底していますが，著名劇作家バーナード・ショーも，「これまでに存在した文明が辿った運命からわれわれの文明を救うことができるのは，ただ優生主義のみ」，とやはり消極的優生学の推進を断言しました（同：56）。

　独自の計画経済論に基づく国家論を示すと共に英国労働党左派の領袖として1945年には党首となり，今も政治学研究の対象となるハロルド・ラスキは，「優生学の展望」を表わして優生学的出生資格論（不適合者の生殖を国家が干渉して制限）に強く賛同しました。またそもそも，「ワイマール期の運動では，優生学なる用語はしばしば左翼的傾向と結合した」（Weiss 1987：156）と指摘されていますし，19世紀末ドイツ社会主義運動で一時はエンゲルスの後継者と目されたカウツキーも，「プロレタリアート……を病や変質に追い込んでいるすべての生活条件は（社会主義によって）消えてなくなる……。それでも，病気の子どもが生まれるとすれば，その子どもたちの虚弱さは社会的条件

によるのではなく，単にその両親の個人的な罪となる」と発言しています（市野川 2000：43）。だから優生思想的差別主義は，既存の社会主義・コミュニズム思想にも確実に浸透していたのです。

優生政策に関する英米とナチスとの協力

　また英米などの第二次大戦の戦勝国は，民主主義国家で善だといった単純な話が流通したことに加えて，英米が自国史の恥部として隠蔽し続けたこともあってあまり知られていませんが，じつは 20 世紀初頭からの上記の英米の断種などの優生政策と 1933 年の政権奪取直後からのナチスの優生政策（後述）については，「英米とナチの協力」（トロンブレイ 2000：165）もあったのです。端的には，ナチスは，上記の英米の断種政策実施要綱を自らの優生政策の手本にしたのであり，この点では英米がナチスの優生思想の「先輩」だったのです。だから不思議ではありませんが，現在の「アメリカ史の書物からほとんど削除されているイデオロギー運動にのめりこんでいた何百万人ものアメリカ人の『啓発された』考え方を代表して」（リフキン 1999：167），米国第 26 代大統領セオドア・ルーズベルトは，1913 年に次のような優生思想的な公式発言をしているのです。

　「悪いタイプの市民がはびこるのを認める筋合いはないのだ。文明の大きな問題は，あまり価値がない者や有害な者と比較して，価値ある者が住民のなかに比較的増えていくようにすることである……。その問題に対処するには，遺伝のおよぼすきわめて大きな影響を充分に考えなくてはならない」（同上）。これは 1929 年のヒトラーの，「一年に百万人の子どもが生まれるとして，そのうち八十万人の最も弱く『無価値』な子どもを殺せば，ドイツ国民の強化が実現される」（トロンブレイ 2000：165）なる発言と根本においては同種のものですが，少なくとも優生思想をナチスのものに限定する意見が，いかに誤まっているかは明らかです。

　ちなみにヒトラーは，後に以上の発言をさらに一般化し，「人間の人道主義は単に虚弱者に尽くすばかりで，それとともに実際には人間の存在を破滅させる恐るべきものとなり果ててしまう……。スパルタでは病気を患っていたり，虚弱体質であったり，障害があったりした子供を破棄……してしまっていたわけだが，この手法は現在われわれが抱いているどうしようもない妄想に比べると……，何千倍もヒューマンである」（ヒトラー 2004：41f.）と主張しまし

た。ここには，ヒトラーが傾倒していたニーチェの優生思想（第3章62-63頁）の影響も看取できるでしょう。[*]

> [*] 本書では，英米独の優生思想やその政策化の一部を取り上げているだけですが，優生思想は20世紀半ばには，フランス，ロシア・ソ連，ブラジル，さらには北欧でも蔓延していた事実（アダムズ 1998，中村 2004）も，もっと知られるべきでしょう。

2 戦後日本の優生思想の政策・法制度化

戦前以上の戦後日本の優生政策

第二次大戦後の日本も例外ではなく，米英独の優生政策を取り入れた戦前の刑法学者らによる安楽死容認論とその優生思想が，戦後も継続されたことなどは推定できます。また，大日本優生会（1917年設立）や「精神薄弱者」の愛護協会（1934年設立）に浸透していた優生思想や，障がい者のための滝乃川学園の設立で著名な石井亮一が，優生思想の旗も振っていたことなども看過できません（中村 2004：632-649）。

しかし何といっても，日本では計画出産論の紹介者として肯定的にのみ紹介されがちなマーガレット・サンガーの，戦前からの大きな影響力は見逃せません。彼女がじつは，筋金入りの優生思想の持ち主だったことは明白で[*]，実際，彼女の信奉者とも言える山口シズエや太田典礼の奔走が大きな力となって，1948年には「優生」保護法が制定されたのです。

> [*] 評価されるサンガーの計画出産論自体は，通常の平穏な家庭生活のためのものではなく，「適合者の出自の子供が増え，不適合者の出自の子供が減ること，これが出産管理の主要な論点である」（Sanger 1919：10-11），と彼女が断言するように優生政策論でした。「現代のフェミニストが知ったらさぞくやしがるだろうが，産児制限運動の指導者マーガレット・サンガーは，生物学的に優れた人種グループと劣るグループがあると心の底から信じていた」（リフキン 1999：172）と言われるように，彼女は順調な生殖を社会進歩の根幹と見るに留まる当時の左派の優生思想（Gordon 1978：178）をはるかに超える優生思想家だったのです。

この優生保護法は，その1条に「優生上の見地から不良な子孫の出生を防止

する」ことを目的として掲げ，この法律も認めてなかった胎児適応的中絶（胎児条項）すらも実際には推進しました。しかも優生保護法は，国民主権すらなかった明治憲法下での国民優生法（1940年）——民族劣化防止のための優生手術を主眼としつつも優生上の理由での中絶は推奨してない——も認めてなかった，らい疾患（ハンセン病）や非遺伝性の精神病・「精神薄弱者」への優生手術適用も追加していたのです。だから優生保護法は，戦前の国民優生法以上の優生政策推進法だったのですが*，何よりも深刻な問題は，この優生保護法が日本国憲法制定（1946年11月3日公布，47年5月3日施行）直後に，その下位法として何ら問題視されることなく成立したことです。

 * なお優生保護法は，1996年にかの目的を示す1条の文言を削除した母体保護法に改正されましたが，この削除自身についても，不良な子孫云々は法に明示する必要もないほどに当然のこととなっているがゆえのことだという，優生思想の自明視があっての改正だ，と指摘する解釈も考えておく必要があります。

70年代までの優生政策的事件

 つまり戦後日本では何よりもまず，国民主権と「全ての国民」の生存権保障を謳う25条を有する日本国憲法の下で，この25条と完全に齟齬する“「不良な子孫」の排除”を規定した優生保護法が成立した点に注意せねばなりません。優生思想が私たちの人権思想の根幹にも浸透しかねないことを象徴するこの事態に即して，優生思想の深刻さ・根深さに本当に留意すべきなのです。加えて太田典礼が主導した1976年の日本安楽死協会設立（1983年に日本尊厳死協会に改名）に至る中での優生思想も大問題ですが，政策化・法制度化という点では，上記の優生保護法に続けて1960年代に入って，厚生省人口問題審議会の「人口資質向上体制に関する決議」が，「欠陥者の比率を減らし，優秀者の比率を増やすように配慮する」，「劣悪遺伝子が子孫に伝わるのを排除する」，と明記したことには，特に留意する必要があります。

 1960年代にはまた，社会開発懇談会（首相の諮問機関）の全国コロニー構想が事実上，社会防衛論的観点から重度障がい者のコロニーへの大量隔離収容論を唱え，これが各地で実施されました。1970年代に入るとすぐに，経済条項削除と胎児条項導入を求める優生保護法改正［改悪］案が，衆議院を通過する事態も生まれました。加えて，心身障害者対策基本法が心身障がい者の発生予防を強調し，緊急施設整備五ヵ年計画による各種の障がい児・者の隔離収容の

ための施設の増設，母親学級指導者必携での優生結婚称揚もありました。

　さらには，兵庫県や神奈川県が「不幸な子供を産まない」対策室——障がい者は不幸だと決めつけた点では相模原事件の犯人と全く同じ——を設けて障がいの発生予防施策を具体化し，「人類遺伝学将来計画」や「先天異常モニタリングに関する研究」が政府主導で進められ，「好ましい資質の向上と好ましくない資質の排除」を『厚生白書』が堂々と謳いました。大病院で親の見舞いもなくなった重度障がい嬰児への生体実験が，密かにかつ長らく実施されながらも，長らく問題視されなかったのも，1970 年代半ばのこの頃です（清水 1979）。こうしたことは現在も本当になくなったのでしょうか。

　この時期，高校の保健体育の教科書も，「子孫に不良な遺伝子を残さないようにすることを優生という。国でも優生の問題を重視し……，国民全体の遺伝素質を改善し，向上させるために，国民の優生に力を注いでいる」（保健体育 1979：152）などと，20 世紀初頭からの遺伝学の常識すら無視した荒唐無稽な知識を振りまいて優生思想を普及する有様でした——さすがに 2016 年にもなると，教科書にはこんな記述はありませんが，優生思想批判どころか，さわらぬ神に祟りなし，とばかりに優生思想の記述は高校の教科書では皆無です（最新高等保健体育 2016）——。高校の教科書ですらこのように優生思想を吹聴する風潮もあり，1980 年に入ると，作家で血友病者大西巨人・赤人父子を，優生思想を唱導してきた渡部昇一が全国雑誌で「劣悪遺伝子の子を産むな」，と公然と攻撃することもありました。[2]

＊1　ごく一部の多因子遺伝性を除けば，「遺伝子の一つが変異しており，他の一つは生存に対して有利でも不利でもない場合，少数の同型接合体患者を断種しても，普通の結婚相手を任意に選べる大きな集団のなかでは，変異遺伝子の頻度はほとんど変化しないので，その集団全体の遺伝的改良には役立たない」（木田 1982：102），というのが遺伝学の常識のようです。

＊2　これは『週刊文春』誌上でのことですが，大西氏側からの反論も掲載した記事には，「劣性遺伝の子生むな　渡部氏，名指しで随筆」（『朝日新聞』1980年 10 月 15 日）とあります。なお血友病は，筋ジストロフィーの多くと同じく，性染色体が XY 遺伝子の男性のみに発症し，XX 遺伝子の女性では，遺伝要因となる X 遺伝子を持つ場合でもその効力を他方の X 遺伝子が打ち消すので，女性は保因者にはなっても血友病の発症者にはなりません。

80年代以降の優生政策的事件

　1980年代には，再浮上した優生保護法改正［改悪］問題で，生長の家など
が優生思想的な経済条項削除と胎児条項導入を再び主張しましたが（第6章），
優生思想に囚われた劣悪な福祉行政も人を殺す生活保護法の実施実態として
表面化しました（寺久保 1988）。こうした福祉行政が進む中では，宇都宮病院
や各地特養（特別養護老人ホーム）での長年にわたる精神障がい者や認知症高
齢者への酷い虐待も発覚していました（大熊 1981）。脳性麻痺児を殺した親に
対する減刑嘆願運動——殺害は貧困な福祉行政ゆえのことだという理由——は，
障がい児殺害を仕方ないとする優生思想の顕現だとして，この減刑嘆願への大
きな反対運動も，青い芝の会を中心とする障がい者団体から起こりました（横
塚 1983）。

* 　深刻なのはこの傾向が高じて，良心的で熱心だと社会的に評価されるケース
　　ワーカーの自主的研究会が，「ケース｛被保護者｝の死　笑い飛ばして　後始
　　末」，「やなケース　居ると知りつつ　連絡表」（公的扶助 1993：34）等々の川
　　柳を自らの本音として機関誌で公表するほどに，生活保護の福祉現場が差別・
　　優生思想塗れだったことですが，はたして現在，こんな問題は本当に解決され
　　ているでしょうか。

　21世紀に入って健康増進法は，その2条で，「国民は，健康な生活習慣の重
要性に対する関心と理解を深め，生涯にわたって，自らの健康状態を自覚する
とともに，健康の増進に努めなければならない」と規定しました。これは健康
を権利から義務・責務とし，健康の強要とその自己責任論を通じて不健康な人
を排除する優生思想に貫かれています（御輿 2002）。しかもこの傾向は，さら
に加齢に伴う老いすら不健康とみなすジェロントホッビア（老人忌避症）も動
員して，「21世紀における国民健康づくり運動（「健康日本21」）」政策によって，
健康至上主義に介在する優生思想をより強化しました。加えて法制度的抜け道
もあり，70年から徐々に普及した出生前診断とこれによる中絶が，2013年以
降，その新型化で爆発的に増加しましたが（第6章），そのなかの優生思想も
看過できません。

サン・グループ事件の深刻さ

　前後しますが1990年代半ばには，障がい者虐待・殺傷という差別・排除事

件が，茨城県の水戸アカス事件や福島県白河育成園事件や鹿児島県みひかり園事件等々として多数発覚しましたが（毎日新聞 1998），この動向はたんに施設等内には留まらず，「親や兄弟が知的障害者を食い物にしているケースは多い。障害基礎年金や預金が遊興費などに使われる被害は後を絶たない」（同：165）状況にもなっていました。

　そんななかでも特に滋賀県のサン・グループ事件は（高谷 1999），「加害」側が特定された既述の相模原事件ほどには報道されませんでしたが——この報道の弱さにも優生思想の深刻さがあります——，ある意味では，相模原事件以上に酷い優生思想的差別事件でした。このある意味とは，端的には優生思想が「加害」と「被害」との単純な二分を許さず，優生思想的な社会・文化の中では「加害」が地続き的に連続するということです。

　サン・グループ事件は，障がい者雇用に熱心だと評判の中小企業主が，この雇用を隠れ蓑に，障害者年金詐取や年金担保の信用金庫からの不正借入れや給料未払いといった犯罪を犯したことに留まらず，日常的暴行（器物での殴打や炎天下の作業強要など）や強要した寮生活での酷い処遇（凍傷，腐った食事，排泄物塗れのトイレなど）によって，4名が行方不明，4名が死亡した大事件でした。こうした事件は，上記の優生思想的差別すら容認してしまうような障がい者雇用が，政策的・法制度的に許容・推進されていたからこそ起こったとも言えます

　事件の裁判——生存被害者・親族と支援者による訴訟でかの企業主は処罰され，被害者側の一審勝訴は確定——を通じて一定明確にはなりましたが，深刻なのは，かの企業主の蛮行とその優生思想だけではすまない点です。年金詐取などの不正な経緯を知りつつ企業主に融資した信用金庫，酷い職場だとわかりつつ障がい者の就職斡旋をした障害者更生施設，そんな実態を放置した福祉事務所や県障害福祉課，かの企業を優良企業と宣伝した県広報課，企業査察もしなかった労働基準監督局等々の福祉や労働の充実を図るべき側にも優生思想的「加害」の面があり，そこには直接の「加害」と「被害」との単純な二分を越えた優生思想が存在するからです（サン・グループ 2004）。"障がい者雇用に熱心だから多少の問題はあっても……"，といった日常意識にも潜みかねない優生思想は，ある意味では相模原事件以上に深刻ですが，さらに大きな問題は，既存の社会保障や社会福祉の法制度自体が，優生思想とは無縁どころか優生思想塗れな場合があることです。

3　社会保障制度の中の優生思想

優生思想的「福祉」

　第二次大戦直後の英国の「揺り籠から墓場まで from the cradle to the grave」
と呼ばれた，当時としては世界最先端の社会保障の基礎を築いた『ベバレッ
ジ報告』で著名なベバレッジは，1906年に「一般的な欠陥によってそのよう
な"完全な"地位を占める〔最低平均収入が保障されるほどには役に立つ〕こ
とができない人間は……，産業社会から取り除かれ，公的施設できちんと保護
されねばならない。と同時に市民権はすべて永久に完全に奪われねばならな
い。選挙権だけではなく，市民としての自由と生殖の権利もだ」（トロンブレ
イ 2000：43），と社会保障政策と一体の優生思想を公言していました。かつて
の世界に冠たる社会保障政策も，優生思想に貫かれていた訳です。

　またそれより以前，充分な社会保障を実現しうる社会主義を斬新的に目指し
た，フェビアン協会の主要メンバーのウェッブ夫妻も優生思想塗れでした。夫
の S. ウェッブはロンドン市会議員時代に教育に優生思想推進を盛り込むこと
を提案し，妻の B. ウェッブはゴールトン及び社会ダーウィニスト H. スペン
サーに師事していましたが，夫妻の斬新的社会主義論は，非熟練労働者を役立
たずの消耗品と見なし優生学的に捉えた熟練労働者のみを相手にするものでし
た。彼ら夫妻は，救貧法ですら不適合者の生殖を助長するから望ましくないと
し，「われわれが最も高等とみなす種だけが残るように，故意に環境を作りか
えるべきで……，そのために，優生学者は干渉の手を緩めてはならない」とし，
この内容を『タイムズ』にも寄稿しました（同：60-66）。

　福祉国家経済論の先駆者として今も再評価されるスウェーデンのノーベル経
済学賞受賞者 G. ミュルダールも，1934年の妻との共著『人口問題の危機』で，
福祉国家は「『価値のない人間』というお荷物を背負わないように，不妊手術
により根本的選別を行う」（二文字・椎木 2000：69），と言明しています。そし
て彼らの研究は，1970年代後半以降，福祉国家の実を挙げてきたスウェーデ
ンの「社会民主労働党プロジェクトの一つ」たる「『価値の低い人』の排斥」
として法制度化の現実と結びついてもいました。

　この法制度化により，1934年から1976年の間に6万人以上の，多くは女性
の知的障がい者に強制不妊手術［断種］が行われました。しかもこの事実は，

1997年まではスウェーデン人自身によって，自らの公的な歴史から抹殺されていました。なお断種数は，ノルウェー人4万人以上，デンマーク人6,000人以上であり，現在福祉国家として有名な「北欧の強制不妊法の内容は，1933年のナチスドイツのそれと大同小異」だったのです（同：11-24）。

精神障がいの伝染病扱い

　社会保障制度という，その相当部分で，優生思想により虐げられ排除される人々の「受容」を旨とするはずの領域において「すら」──「だから」かもしれない点がより深刻！──，優生思想がはびこっている点に留意すべきなのですが，それは既述の優生保護法と「両立してきた」戦後日本の社会保障制度にも見られることなのです。例えば精神障がい者に関する法制度には次の問題がありました。日本の社会保障制度の基本的区分は，20世紀末からの新自由主義政策による社会保障制度改悪に伴ってかなり崩れていますが（以下の区分は以前の総理府社会保障統計年報による），大きくは今も社会保険，公的扶助（生活保護），社会福祉，公衆衛生を四大領域とし，原子爆弾被害を含む戦争犠牲者援護を加えて五領域から成っています。

　そしていわゆる身体障がい者と知的障がい者──以前は精神薄弱者なる酷い呼称！（第13章252頁）──に関わる法は当初から，1948年以来の身体障害者福祉法及び1960年以来の精神薄弱者福祉法（1998年以降は知的障がい者福祉法）で，それらは当然ながら社会福祉領域の中に位置づけられていました。しかし精神障がい者に関わる法は，精神衛生法とされ，この法は1950年の成立以来，長らく伝染病予防法や廃棄物の処理及び清掃に関する法と一緒に，何ら疑問視されることなく公衆衛生に区分されてきたのです。つまりは，精神障がいの問題は伝染病・廃棄物問題と同一視されていた訳であり，ここに優生思想の政策的現れがあるのは明白だと思います。[*]

　　＊　精神衛生法は，1987年に精神保健法に改正され，1995年にようやく，福祉受給費用の1割を新たに障がいを持つ人に自己負担として強いるなど非常に問題の多い障害者自立支援法の成立と共に，精神保健福祉法（精神保健及び精神障害者福祉に関する法律）として社会福祉領域に分類されましたが，これら改正は国際障害者年などの外圧による遅まきながらのものです。しかも後者の改正も，障がいの発生予防が核だった1970年成立の心身障害者対策基本法の根幹が維持された1993年成立の障害者基本法を受けたものに留まり，これら改正

に，優生思想克服への志向を汲み取ることはとてもできないでしょう。

　なぜなら，精神障がい者に関する法が公衆衛生の中にあるということは，伝染病予防法が伝染病の病因の除去を，廃棄物処理法が破棄物の排除を主たる目的とするように，精神障がいを除去・排除されるべきものとしてのみ位置づけ，社会での精神障がい者の真の受容を全く無視した優生思想的法制度を意味するからです。確かに精神衛生法にも精神障がい者の施設収容論がありましたが，それは精神障がい者の強制隔離収容という社会防衛論的観点が濃厚で真の社会福祉を意味せず，精神障がい者を本来的に排除すべき存在とし，極論すれば彼らを仕方なく生かす程度のものだったのです。だから，精神障がい者用の鉄格子付きの閉鎖病棟が，日本では今も自明視されがちなうえ，そんな病棟への本人の同意抜きの強制的な措置入院も頻繁な現実となっているのです。また日本では，身体障がいや知的障がいを持つ人以上に，精神障がいを持つ人が生きづらく日常生活で種々の困難に見舞われるなど，精神障がいを持つ人への優生思想的差別はひどく深刻です。社会福祉受給に必須の障がい者手帳の取得すら，精神障がい者という認定が伴い，福祉受給のプラスより精神障がい者という認定に伴うマイナスの方が大きいので，この手帳取得が回避されるというしばしばある現実にも，精神障がいを持つ人への優生思想的差別の深刻さが現われています。

障がい者支援の中の優生思想
　次の話は，優生思想よりも能力主義と言う方が適切かもしれませんが，[*] 2005年には障害者自立支援法に，さらに 2012 年には障害者総合支援法に吸収された，2004 年度から実施された障害者支援費制度（知的障害者福祉法の改正による）——個別分断的な障がい者支援のはしり，という問題点はここでは問いません（竹内 2019a）——のような福祉制度にも，障がい者を分断しもする優生思想的差別主義が浸透していると言わざるをえません。

　＊　能力主義は歴史的に根深い優生思想を，近代社会以降，特に重視される経済・
　　　生産に資する労働や能力の面から規定し直したものとも言えます（第 5 章）。

　なぜなら障害者支援費制度では，福祉施設などに通う障がい者のうち，3 年以内で企業などへの一般就労可能な障がい者には，一日につき 7,360 円の「就

労移行支援」費が支給されましたが，一般就労不可能な障がい者への「就労継続支援」費は 4,600 円に留まったからです（金額はこの制度開始時。この傾向はその後も継続）。こんなところにも優生思想があるというのは，一般就労不可能な「劣生」の障がい者は，3 年で一般就労可能な「優生」な障がい者に比べて粗略に処遇されても構わないという優勝劣敗論が，上記の支援費の格差に現われているからです。

　各障がい者に国から支払われる支援費が，障がい者施設運営の基本財源になる上，障がい者福祉では支援費制度以来，支援費に応じたケアという個別分断化されたケアが基本になっているので，支援費の少ない「劣生」の人には丁寧なケアが蔑ろにされかねず，こうした点には優勝劣敗論である優生思想があると言わざるをえないのです。

　文脈が異なりますが――障がい者内部への優生思想の浸透という点では共通――極論すれば例えば，身体障がい者による "手足がなくても普通の人間だから差別するな！" という発言ですら，優生思想に加担しかねません。障がい者全体への差別・抑圧が存続している現代社会においては，この発言のある種の必然性と正当性をまずは認めるべきです。しかしこの発言は，障がい者雇用にしても障がい者教育にしても，知的障がい者や精神障がい者よりも身体障がい者の方が受容されやすい現代社会とその法制度にマッチして，知的障がい者や精神障がい者を身体障がい者以上に排除する優生思想につながる点があるのです。こうした点では優生思想は，これにより差別・抑圧されている障がい者自身にも，したがってまた健常者を規範化する健常者至上主義の下では全ての人にも浸透しかねないのです。

4　健康政策の中の優生思想

ナチス健康政策に似てくる！

　このように政策化され大衆化して存続している――2019 年現在も，特養や障がい者施設等々での虐待・抑圧はワイドショー番組の格好のネタ――優生思想を捉える上で，ぜひとも考えなくてはならないのが，すでにふれたナチスによる障がい者殺戮のための T4 や遺伝病子孫防止法や国民血統保護法などの優生思想の政策化が，たんに「弱者」排除としてのみ実施された訳ではなく，そこにはより深刻に考えるべき優生思想の問題がある点です。

それは 1980 年代半ばには，すでに日本でもかなりきちんと明らかにされな
がら多くの人には知られてないことですが，ナチスの「優生政策は，ナチスが
推し進めようとしていた包括的な政策の内の“遺伝的健康”を担う一部にす
ぎ」ず，しかも「医療の現代化が完了した社会はすべて，好むと好まざるとに
かかわらず制度的にナチズムに似てきてしまう」（米本 1986：186f.）ことです。
ナチスドイツの国民の健康増進政策，つまり医療・健康政策全般は，健康至上
主義を通じてその優生政策と一体化していたのであり，この点が現代社会の医
療体制全般にも該当してしまう大問題があるのです。*

　＊　以下も含めてこの箇所は，上記米本論文にほぼ依拠しますが，彼が「現代社会
　　とナチズムとの親近性は，その優生政策よりは，超医療管理体制の方」（同：
　　187）だとする点については，この把握では超医療管理体制の把握と優生思
　　想・優生政策の把握とが分断され，超医療管理体制と優生思想との一体化が看
　　過されかねませんので，私は下線部のように規定したいと思います。

　つまり，ナチスは政権奪取直後の 1933 年 7 月に，遺伝病子孫防止法（強制
断種法）を制定して遺伝病・精神病者の大量断種を開始し，35 年には国民血統
保護法によりドイツ人とユダヤ人との結婚を禁止し，*40 年からは T4 によって
障がい者を大虐殺しましたが，これらの優生政策と一体で，ナチスは同時に，
ドイツ国民の健康を目指す「世界に冠たる保健事業」を実施したのです。それ
は，当時のドイツ国民の 70％に支持されたナチス政権によるフォルクスワー
ゲン（国民車）・アウトバーン（高速道路）事業（軍事目的の道路でもあった）と
並んで好評判を得たものでしたが，次のような健康政策でした。

　＊　なお，ホロコーストに至った人種差別の差別理由に，ユダヤ人を下等人間
　　Untermensch，劣等者 Minderwertiges とする優生思想があったように，優生思
　　想は人種差別とも結びつきます。また 19 世紀末からの植民地獲得戦争を唱導
　　した帝国主義全般の根底にあった人種差別も優生思想と一体でした。この点で
　　例えば現代統計学の創始者の英国人ピアソンが──統計学を優生思想のために
　　悪用！──，優生思想家かつ人種差別主義者かつ帝国主義的戦争賛美者だった
　　のは偶然ではありません。彼はボーア戦争中に，「戦争が終われば，劣った血
　　統の生殖を食い止めるものがなくなる。自然選択では，無慈悲な遺伝法則を管
　　理することも導くこともできない」（トロンブレイ 2000：70）と言っているか
　　らです。なお，帝国主義国本国の国民全般に総動員的に支持された帝国主義が

社会帝国主義ですが，社会帝国主義自体における優生思想の役割にも大きなものがあります（センメル 1982）。

　それは，妊婦や嬰児を大切に保護する母子保健事業や保健奉仕員制度，性病対策，結核対策から始まり，青少年の健全育成のためのワンダーフォーゲル運動の活性化や旅行リクリエーション普及対策にも及びますが，「先進国」でもまだ死亡順位１位が結核だった時代に，英米仏各国が全くやってなかった世界初の癌対策も，特に早期発見と食生活改善を強調して行ったのです。また現代日本の母子健康手帳も，もともとは当時の厚生技官がナチスの保健所充実政策と一体の母親証制度（ムッターパス）に注目して日本に導入したものです。さらには，文明化の進展に伴う高齢化社会対策すら，将来を見越して行おうとしていました（米本 1986：186f.）。こうした，さしあたりは誰しも望ましいと思う健康政策をナチスは優生政策と一体化して推進しており――当時ドイツの医学者多数が自ら望んで，また自らの理想の実現者としてナチスの政策を推進した重い事実もあります――，これが現代の医療制度全般にも及びかねない訳です。

現代医療も優生思想と無縁ではない
　すでに述べましたが，日本では，その 25 条で全ての国民の生存権を保障したはずの日本国憲法の下で，長らく「不良な子孫の出生の防止」を目的とする優生保護法が許容されてきた上に，障がいの発生予防を核として，色濃く優生思想を体現していた心身障害者対策基本法も大きな影響力を持ち続けてきました。そうしたなかでの日本の医療・保健体制は，原理的には，上記の優生思想と一体化したナチスの医療・保健体制により似通ったものにならざるをえないということは，さほど的外れではないどころか正解かもしれないのです。
　また出生前診断に基づく中絶が医療として実施されることに，消極的優生学の面があるのは確かですし，[*] 医療全般が病・障がいの治療・軽減に向かい，病者・障がい者であることを忌避し健常・健康な人になる・近づくことを求めることに加えて（第 1 章），予防医療を重視するなど，医療が従来以上に精緻化しまた広範に機能するようになっている以上，現代の医療・保健体制全般が，ナチスと同様に優生政策と一体化しないとは単純には言えないのです。

　[*]　他方，今はまだ部分的に実現しているに留まる遺伝子改変により，子どもの眼

の色や髪の毛等々を親の望む通りに変えることが，より進んで子どもの資質
全般の遺伝子的改変——パーフェクトベビー症候群などと揶揄されもしますが
——にまで至る医療体制が実現するなら，これは積極的優生学そのものという
ことになります。

第5章　近代社会における能力による
差別の位置と優生思想

は じ め に

　優生思想は近現代社会においては，能力によって人を差別・抑圧する点では，能力主義の別名とも言えます。だから例えば，フランス革命時の男の人及び男の市民の諸権利宣言の6条後半のみならず，日本国憲法14条の差別禁止規定という近代人権思想の橋頭堡ですら，優生思想に対しては脆弱だと言わざるをえません。なぜなら，後述するように，これら近代人権思想の橋頭堡も，能力による差別を禁止するには至ってないからです。

　他方でまた能力主義は，能力に応じる仕事・給与等々と理解される点では近現代社会では肯定されることも多く，また時に民主主義的だとされもします。だから，能力主義なる言葉の多様さにもよりますが，近現代社会の大半が，能力主義的差別主義の別名としての優生思想の存続を許してきたことも——例えば身分差別を許さないことと比べて——，ある意味では当然かもしれません。[*]

　＊　日本国憲法26条の「能力に応じる平等な教育 an equal education correspondent to their ability」における「能力に応じる」も解釈次第で理解が異なりますが，総じて「能力に応じる」には，当人に「ふさわしい」と「分相応」の二つの意味があり，後者の「分相応」は能力による差別・抑圧を指し，前者の「ふさわしい」には，逆に能力主義的差別の克服に通じる意味があります（竹内 2012b：134-139）。なお本書では，通常の Meritocracy の訳語としての能力主義というよりも，上記の「分相応」が意味する能力による差別・抑圧，つまり能力主義的差別主義とでも訳すべき Ableism をおもに念頭において能力主義を捉えています。

　これらから考えると，優生思想に真に対抗しその真の克服に至るには，非常に大きな困難があることにもなります。つまり優生思想を真に克服するためには，したがってまた能力主義的差別主義を克服するためには，相模原事件等々の個別の障がい者殺傷問題の解決を超えて，人権や生存権の再構築や社会保障

の真の充実，健康・健常志向と病者や障がい者の受容との真の両立等々，病や障がい，さらには能力に関わる近現代社会の営み全てを問い直し，それらを変革するという非常に膨大な課題があることになります。

　本章では，この膨大な課題の一端を考えつつ優生思想克服への契機を探ります。

1　近現代社会における人権論の弱点と優生思想

　日本では無名に近いですが，サルトルやカミュが高く評価した作家で精神医学にも詳しかったアルベール・メンミは，ユダヤ人かつ植民地人としての自らの被差別体験を核にして差別主義を捉えて次のように言います。「差別主義はこの世で最も公平に配分されている態度の一つ……，一つの社会現象なのである。このことがすでに差別主義のもつ重要性，多様性，発展性，深遠性，一般性を広く説明している。つまり差別主義は個人以前に存在し……，個人の内に座を占める前に，制度，イデオロギー，教育，文化の中に座を占める」（メンミ　1971：240f.）。

近代人権思想は能力主義に弱い

　こうした差別や差別主義の普遍性の指摘は，優生思想の把握においても非常に重要で，特に制度，イデオロギー，教育，文化の中である意味，普遍的になっている優生思想を問うことは大切です。しかし同時に上記のメンミの発言には，差別主義が何所でも過去も現在もそして将来も存在し続けるといった諦念が漂っていて，差別主義の克服に向かう志向の脆弱さがないでしょうか。時に優生思想や能力主義についてもみられるそんな諦念には，近現代社会の人権思想の，あえて言えば脆弱さが深く関わっているように思うのです。

　近代人権思想を明示した公的文書である，フランス革命時の男の人及び男の市民の諸権利宣言（1789年[*]）は，優生思想や能力主義を考えると大きな問題を抱えていました。なぜならその6条後半が，「全ての市民はこの法律の目からみると平等であるから，各々の能力に従って，徳と才能における差異以外の何らの差別もなく，あらゆる高位，地位，公職に就くことが等しく許される」となっているからです。確かにこの条文は，身分や家系といった生まれによる差別・抑圧を禁止しましたが，そしていわば最後の差別としてでしょうが，「徳

と才能における差異による差別」，つまりは能力による差別は肯定していることになるのです。

> * 通常の人権宣言という訳語は，宣言が人 l'homme と市民 le citoyen とを厳密に区別し，後者を一定以上の財産や労働能力保持者に限定して，前者を排除して後者だけに多くの権利を認めた点からしてすでに大誤訳ですが，人も市民も男だけで──人 l'homme は字句通り男の人 the man ──，全ての女性がこの権利宣言からは排除されている点が明示されない点では，近年少し普及してきた，人及び市民の諸権利宣言という訳語でもまだまだ不十分です（竹内 2011：55-59）。

　こうした点で，特に戦力不保持と交戦権否定の9条を嚆矢として，世界最高の国法と言える日本国憲法ですら，残念ながら問題があることになります。なぜなら，差別禁止規定としてとても重要な14条が，「すべて日本国民は法の下に平等であって，人種 race，信条 creed，性 sex，社会的身分 social status 又は家系 family origin により，政治的，経済的又は社会的関係において差別されない」に留まるからです（竹内 1998）。

　「留まる」というのは，能力 ability/talent/capacity による差別への言及が全くなく，能力主義的差別，したがってまた優生思想的差別・抑圧・排除を禁止するには至ってないからです。このことが，戦後日本で，全ての人の生存を保障するはずの憲法25条が，本当はそうではなく優生思想的差別の存続を許し，端的にはその1条で「不良な子孫の出生を防止する」目的を掲げる優生保護法を，1948年から1996年まで長らく存続させてきたことにつながっていた可能性も，思想問題としては十二分に考えられます。[*]

> * 25条については，その即座の実現を命じる具体的義務規定という解釈ではなく，実現への計画があればよいとする，たんなるプログラム規定という解釈が最高裁判決を典型に多数派であることも，能力主義的差別と一体の優生思想的差別と無関係ではありません。また，人種差別が絡んだ優生思想と無縁ではないこととして，国籍条項を問わない日本人民 Japanese people を日本国民と訳し，この訳も憲法の正文とするのが憲法学の多数派であることが，例えば外国籍の子どもの義務教育を否定し続けている差別という現状につながっている問題も，日本国憲法にはあります。

市民権偏重，社会権軽視

　加えて歴史的射程の長い権利の理解，特に人権の理解が市民権的理解に偏って，人権の社会権的理解がなおざりになりがちなことが，優生思想の存続とつながってきた点もあります。市民権（自由権）は居住や移動の自由の権利や言論の自由等々の権利ですが，これは根幹では，自らの私的所有［物］を何らの妨害もなく自由に，ただし公共の福祉に反しない限り行使できることを意味します。例えば居住の自由の市民権は，居住を可能にする資産・労働能力を自由に行使して実現する権利なので，この権利保障だけでは居住に必要な資産などの私的所有［物］を所持しない人は，行使不可能な画餅に留まる権利なのです。

　言論の自由の権利も，例えば，私的所有［物］としての言論内容を自由に表現・表出する権利だから，貧困な教育などのためにこの私的所有［物］の所持が少ない人には画餅になりかねません。市民権的にのみ理解された人権は，私的所有［物］の少ない人を無視するため，そうした人の排除思想でもある優生思想に抵抗しにくいのです。

　今少し言えば，市民権に偏った――権利理解全般が今もそうなりがち！――権利・人権は，個人の私的所有［物］としての能力次第の権利でしかない場合が多いのです。端的には，「問われる権利の主張は，能力の肯定のことで」（Taylor 1992：377f.），「ある存在が A，B，C に対する権利を持つという確信の背後にある直観とは，この存在が尊重に値する能力を示すという直観である」（*op.cit.*：342）のです。

　つまり，社会権に担保されない市民権自体は事実上，一定の能力の私的所有者のみの権利・人権でしかないので，重度の障がい者などの普通には私的所有［物］としての能力が少ないとされる人の人権は蔑ろにされがちとなり，そこに優生思想が突け込むのです。上記の発言者テイラーも，昏睡状態の人は「人間的生というものの余地を感じさせない」（*op.cit.*：346）と言い，そうした人の安楽死を安易に肯定する優生思想を同時に主張してもいます。市民権的にのみ理解された人権は優生思想と親和性が高い，とすら言えるかもしれません。

　真の人権は，おもに生存保障権と労働保障権からなる社会権と一体であるべきもの，むしろ社会権を基盤に市民権と統一されるべきものです。しかしこの社会権を重視した人権の理解は，これまでだけでなく，現在では新自由主義の悪影響（後述）もあって，非常に脆弱なので，既存の社会権における生存権

保障の弱点を突いて優生思想がはびこってきた面もあります。ちなみに真の社会権は少なくとも，「社会権［法］的秩序では……，唯一，生命体であるという事実に基づいてのみ権利主体となり」（Ewald 1993:29），「社会権の内容は，それを要求する個人の経済的価値によっては決まらない」（マーシャル 1993：55f.）ことから理解すべきです。

　だから本来社会権は，能力も含めていかなる意味でも私的所有［物］の多寡とは無関係に，文字通り全ての人の生存を真に平等に保障するもの，したがってまた，優生思想とは真逆の，優生思想の克服に資する権利であるはずです。しかしこの社会権の理解に担保された人権の現実は，例えば，これまで「福祉が人を殺す時」という書名（寺久保 1988）が象徴する社会保障のあり方が示すようにあまりにも脆弱であり，そのために優生思想がはびこってきたとも言えるのです。*

> ＊　本書では省かざるをえない，既存の私的所有［物］に基づく市民権の不十分さや社会権理解の市民権理解への還元，新たに〈富とリスク〉相互の普遍的共同性・集団性により根拠づけられるべき社会権などについては，竹内 2014 と竹内・吉崎 2017 を参照してください。なお生存権も，市民権的な理解だと，例えば米国独立宣言の生存権論のようにネイティヴ・アメリカンを排除するのみならず，治安の維持などが生存権保障の全てとされて真の社会保障の権利には至らないので，生存権自体も市民権と社会権双方から捉えねば，生存権擁護のつもりでも優生思想には対抗できません（竹内 2015）。

2　優生思想を存続させる学問のあり方の問題

　もちろん，近現代社会における優生思想の存続は——たんなる存続ではなく，ある意味では優生思想の強化すら——，上記の憲法や権利・人権の把握の脆弱さによるだけではありません。既存の優生思想・優生学研究ではほとんど指摘されませんが，簡単に言えば，既存の学問のあり方全般が優生思想の跋扈と深く関わってきた問題もあるからです。その典型は，すでに述べたプラトン以来の哲学・倫理学自身が，優生思想塗れだったことですが（第3章），それ以外にも優生思想が刻印されていた学問があったことに加えて，既存の学問の多くが，少なくとも優生思想に対抗しうるものではなかったことがあります。

ドイツ民族衛生学の問題

象徴的な事例ですが，ナチス・ドイツ登場のはるか以前，19世紀中葉以降のドイツ医学界では，優生思想を基盤とする民族衛生学 Rassenhygiene が大きな潮流となっていました。その代表者の一人でもあり後年，自発的にナチ党員になった医師プレッツやシャルマイアーは，偏見に陥りがちな人種差別の克服すら目指し，人種差別に反対する優生学的混血すら推進する優生学を唱えていました。例えば，「シャルマイアーの著作に顕著に見られる純粋に能力 ｛業績｝主義的で階級を基盤とする優生学の促進にこそ，最初は圧倒的な関心が寄せられ」，「プレッツもシャルマイアーと同じく，｛優生学的な｝適合者を社会的文化的生産性なるタームで捉えようとした」のです（Weiss 1987：149ff.）[*]。

＊　この民族衛生学が既述の健康政策と一体化したナチスの優生政策を容易にした面も，優生学の長くて強力な歴史の問題として留意されるべきでしょう。

特にプレッツは，1910年10月のドイツ社会学会第1回大会での講演で，優生施策として「第一は……，自然淘汰を性的淘汰へと変化させること……。そうすることにより，劣悪な遺伝子を持つ個人の劣悪な遺伝子を継承させることもなくなる。第二は……，淘汰一般を人間の組織体の段階から細胞の段階，特に生殖細胞の段階へと変化させること」を，つまり優生思想を近代民主主義の実現として強調したのです——この第二は，現在の出生前診断の中にある優生思想を先取りし，さらに進化させる提案（第6章）——。この優生思想的発言が第1回ドイツ社会学会大会での講演だという点にも，学問のあり方に食い込んだ優生思想の根深さの一端を看取すべきです[*]。

＊　以下も含め社会学創設期に関する話は，トロンブレイ［2000：53ff.］によります。

成立期社会学の中の優生学

付言すれば，現代では何の疑問もなく中立的学問名だとされる社会学——すでに上記プレッツの社会学会での発言はそうではないことを明示——につき，社会学確立期の F. エイブラムズ『英国社会学の起源　1834〜1914年』には，「現代のイギリス社会学に特有の主題とスタイルの大部分は，優生学者の研究とそれに対する反響によって生み出された」と記されているそうです。

しかも，最初の世界社会学会の設立（1903年，英国）を主導した社会学の三

グループの一つも優生学派が占めていました。このグループは，ゴールトンの後継者の K. ピアソンや C. サリービーを代表とする「人種派と呼ばれる優生学的な研究者グループ」であり，"遺伝が全てで，社会の発展は遺伝物質の純度に左右される" として，積極的優生学は無論のこと，劣等遺伝子の保持者排除が中心の消極的優生学も堂々と主張していました。

　もちろんこの優生学派に反対した，革新的思想家の L.T. ホブハウスを代表者とするもう一つのグループ，「倫理派，あるいは社会事業推進グループ」は，「生物学的条件は，超えられないほどの障壁で人類の発展を阻むようなものであるわけではない……。人類の発展を実現できるとすれば，それは人間の改良によってではなく社会の改良によってである」と主張しました。さらには，両グループの中間派として，"遺伝要因と共に環境要因を重視して生まれと育ちの問題を解決しようとした"，P. ゲッデスが代表の「都市計画派グループ」も存在しました。それはともかく，最初の世界社会学会を三分するほどに優生学派に大きな力があったのですが，その悪影響は今の社会学にはないと断言できるでしょうか。[*]

* 憲法 25 条を生かす現代福祉国家思想の源泉の一つが，この優生学派に反対したホブハウスらにより自由主義の軋轢の中から提供された事実は（詳しくはホブハウス 2010 参照），優生思想の克服にも大きな示唆を与えます。なお人類学の初発の目的が，米国の「発展途上国」支配・統治の容易化・効率化だったり，政治経済学の支配者の道具立てとしての面等々，学問自体の政治性は常に自覚すべきです。またほぼ十数年周期で社会学的観点からなされ，強力さをましている IQ の遺伝決定論とこれをめぐる論争（カミン 1977，グールド 1989）も銘記すべきです。

　学問についてはさらにより大きな，つまり既存の社会科学（人文科学も含む）全般のあり方と自然科学（特に医学を含む生物科学）全般のあり方も，優生思想の存続につながっていました。これが言いすぎなら，少なくとも既存の学問全般は，優生思想に対抗し得る基盤を形成しなかったのです。以下は，英国経験論研究で著名だった故内田義彦さんが，豊富な研究成果と重病による自らの ICU での経験とを融合させて，ずいぶん前に語ったことですが，優生思想に関与している学問全般のあり方の克服を示唆しています。少し長いですが，非常に重要な提起ですしわかりやすい話でもあるので，該当箇所を引用します。

内田義彦の学問論

　「複雑な社会をつくって，しかも社会の中で生きているということは，人間という生物だけですね……。いままでそういう特殊な生物である人間を，科学的にとりあつかう場合，一方では社会という巨視的なところに着目する，いわゆる『社会科学』ですね。ところが，その社会の構成員であるところの個々の人間をとりあげて，これを科学的に見る場合には，人間という特殊な生物という面を棚上げして，生物であるかぎりの人間に還元する傾向が強かった。それで『社会』の学問である社会科学と，直接には個体を取り扱う生物の学問とが切れていた気がするんです。たしかに，一般の生物と人間との間にある無限の距離をそのまま認めて，人間を別格あつかいをするようなことをすれば，人間の蔵する問題は科学的には解けない。人間を一般の生物なみに取りあつかうという面を自覚的に保持しなければ，今後の学問はないということは認めなければならないでしょう。が，同時に，人間と他の一般の生物との間にある無限の隔たりの問題ですね。ちょうど，無生物と，器官をもち自己回復力という特殊なはたらきをもつ生物との間にあるのと同じ無限の隔たりの間隔——断絶，きれた面——といっていい……。物理学帝国主義という言葉が，そうした『切れた面』の存在，人の問題性を物語るわけですね。人間という特殊な生物のもつ問題性を，『社会』という巨視的な点でだけではなくて個体のレベルでも認めて，それを科学的に追求しないと，社会も，生物である人間も本当にはとけない……。私の療養体験でいうと，まったくの生物レベルでの回復力というか治癒力にも，生きようとする努力が決定的にからんでいて，その『生きようとする努力』は，単に個人的なものではない。一人で ICU 病棟にいても，私の孤独な戦いをはげましてくれたのは，家族や友人たちの『思い』……。『社会』は私の外に存在して私を規制しているだけでなくて，生きようとする力の形で私の中に入り，私を支え，私の生理的機能を調節している。食事をうけつけるかどうか，食欲や消化にも，そういう形で社会が入りこんでいる……。社会科学的に考察を要するようなさまざまな局面，さまざまな深さで，そういったことを，医学も社会科学も取りあげていかなければいけない」（内田 1982：21-22）。

人文・社会の学問と生物の学問との切断

　上記の話の最後の方の，「『社会』は私の外に存在して私を規制しているだけ

でなくて，生きようとする力の形で私の中に入り……」という箇所は，第1章で重度心身障がい者に関わって，人間が社会・文化の中で生きる点だけでなく，〈生命の中の社会・文化〉を捉えるべきだと述べたことと同趣旨です――また，後述の「能力の共同性」論（第12章）ともつながる――。この点とも深く関わるのですが，優生思想との関連で特に留意すべきは，傍線箇所最初の「個々の人間をとりあげて，これを科学的に見る場合には，人間という特殊な生物という面を棚上げして，生物であるかぎりの人間に還元する傾向が強かった。それで『社会』の学問である社会科学と，直接には個体を取り扱う生物の学問とが切れていた」という，人文社会科学と医学を含む生物科学との切断の指摘です。

　内田さんの話を援用すると，この切断のため人文社会科学の多くは，人間の自然的同一性を大前提に社会・文化の問題を扱うにすぎず，典型的には重症心身障がい者などのように，自然的非同一性が著しい生命に関わる社会的・文化的諸関係はせいぜい付加的に扱われるだけで，〈生命の中の社会・文化〉の把握はなおざりがちとなって，社会的・文化的諸関係を捨象した〈孤立的抽象的生命観〉が跳梁しがちだったのです。ここにかの切断が，生物科学自体を人文社会科学的に把握することの脆弱さを生んだ問題も加わります。

　重度障がい者などの殺害・排除を志向する消極的優生学にせよ，最近ではエンハンスメント[*]にまで至る遺伝的また生物的「優秀さ」の増長を志向する積極的優生学にせよ，自然的非同一性が著しい生命こそ，生物学還元主義に基づく優生学の焦点なので，学問全体のあり方に関する上記の切断状況は，優生学にとっては非常に好都合だった訳です。第4章で述べた思想史上連綿と続く優生思想の話も学問の話でもあるので，かの切断からすれば，人類史における優生思想の跳梁もある種，当然だったのかもしれません。

* 増進的介入と訳されるエンハンスメント enhancement は，遺伝子組換え・編集や再生医療の他，各種覚醒剤・向精神薬・抗酸化剤等々も用いて，「治療を徹底的に超え」つつも，医療の中で欲望自然主義的に人間の生物性を強化することですが，これを利用しやすいか否かで社会を二分化するほどの，社会階層化・社会的格差の拡大に加えて，「エンハンスメントが引き起こす非人間化」，「エンハンスメントの普及が社会的連帯の破綻に至る」と指摘される大問題があります（カス 2005 の訳者あとがき）。エンハンスメントは，優生学史上の積極的優生学そのものでしょう。

もう少し言えば，既存の人文社会科学の多くは，かの切断に何らの痛痒も感じない程度の，人間の自然的同一性に依拠したものでしかなかったのです。だからこの切断の只中で，たとえ臨床的場面等々で重度障がい害の治療・軽減への営みが推進されても，自然的非同一性の著しい重度障がい者が，現存の自然性のままで差別・抑圧されずに生きうる社会・文化を創出しようという営みは看過されがちで，そこにも優生思想が介在しやすかった訳です。つまり生物科学とは切断された人文社会科学が，人文社会科学から切断された生物科学を安易に前提にして人間の生命や自然性に関するもっとも深刻な問題を等閑視し，それでいながら社会・文化全体の問題，また人間的諸問題全てを扱ってきたかのような錯誤に陥っており，この大問題の間隙をぬって優生思想がはびこってきたとも言えるのです。[*]

　　＊　この点と関連して，社会的・文化的諸関係から切断して把握された個人の能力次元を特化して，相当以前から，「社会の病を個人的なレベルで解決しようとする新しい動きが普遍化して」（ボウルズ・ギンタス 1986：11）います。また米英豪系の生命倫理学からは，子育て・教育と遺伝子操作とは，「よりよい」価値にむけての人間性の変更志向では同一で，違いは技術・程度でしかないという理由から，人間の生物性を操作する遺伝子工学の単純な唱導論も相当前から出てきています（Glover 1984：13-58）。

3　現代著名人の優生思想

　こんな学問全般のあり様の問題が底流にあることも手伝い，フランス革命論等々で著名だった人文学者の桑原武夫は，「胎児組織の穿刺による診断は精密度を高めてきておるようですが，その診断結果を聞かせられた妊婦は，どれだけの自由を持ちうるのか。ダウン症の胎児の出産をあきらめるべきだという医師の勧告を拒否することは，個人的自由の濫用といえるでしょう」（戸田 1998：39），と優生思想の浸透阻止につながる可能性のある，積極的な障がい児出産を簡単に否定しても恬として恥じていません。[*]

　　＊　ただし 1984 年中曽根臨調内閣の肝いりで開催された「生命科学と人間の会議」の基調講演でのこの桑原発言の下線部は，"非難されますよ"という記者の忠

告により正式発表では，「重篤な遺伝病を持つ胎児の出産は慎重にすべきだという医師の勧告を拒否することは，個人的自由といえるでしょうか」（国際シンポ 1982：16），とより温和な表現になりましたが，桑原がこのように変更したこと自体が示唆する優生思想のあり方にも，ここでは扱えませんがじっくり考えるべきことがあります。

　また，ノーベル物理学賞受賞者で教育改革国民会議議長も務めた江崎玲於奈は，「遺伝情報が解析され，持って生まれた能力がわかる時代になって……ある種の能力の備わっていない者がいくらやってもねえ。いずれは就学時に遺伝子検査を行い，それぞれの子供の遺伝情報に見合った教育をしていく形に……，個人一人一人の違いを認める教育とは……，そういうことだ」（斎藤 2000：13f.），と語って遺伝子還元主義を自明視しました。桑原・江崎いずれの発言も，優生思想を地でいくものです。

　加えて前章で高く評価したように，以前はナチス優生思想とその健康政策との一体性が現代医療の優生思想化に及ぶと警告を発し（米本 1986），「われわれの社会とわれわれ自身が本性として隠し持っている弱さと残酷さ」（米本 1984：133）として優生思想を批判した論者も，後には「優生学が反面教師として圧倒的な位置にあったのは 20 世紀後半においてであり，現在ではその地位から後退してしまった……。ナチス＝反面教師モデルの機能はリアリティを失った」（米本 2006：246f.），と優生思想を軽視しだしました。

　またベトナム戦争時の枯葉剤被害の告発に尽力すると共に，人類必然の遺伝病の早期発見・排除を無効とし，遺伝病者などの「弱者」排除の優生思想を批判していた論者も（木田 1982：60，193），出生前診断を親の知る権利・自己決定論を重視する立場から容認し，出生前診断を通じた胎児適応的中絶にある優生思想を看過するに至ってしまいました（木田 1994）。

　さらに自由主義（リベラリズム）を擁護して，「近代のリベラルな文化と政治的・経済的諸制度を前提にしつつ，その枠内でリベラル優生主義にいかなる正当化と倫理的制約とを与えることが可能か」として，その制約を付言しつつもリベラル優生主義を掲げる，いわば学問至上主義的優生思想論も登場しています（桜井 2007：IV）。優生思想の深刻さが真に感得されているならば，自由主義擁護の旗の下ではあれ，優生思想の正当化を含む学問論はありえないはずです。

　相模原事件から半年もたたない時期に，しかも相模原事件に言及しながら優生思想の「ゆ」の字にも触れずに，優生思想の代表者の一人プラトン（第3章）

を，尊厳観念の始祖とすることを大前提に人間尊厳論を論じる，日本哲学会会長による著名雑誌の巻頭言も登場しました（加藤 2017）。脳神経倫理学なるものの提唱を通じた優生思想が，ガザニガによって次のように主張されもします。

彼は，「病気，正常，死，生活習慣，生活哲学といった，人々の健康や幸福にかかわる問題を，土台となる脳メカニズムについての知識に基づいて考察する分野」である「脳神経倫理学は，脳から得られた知見に基づく人生哲学を模索する研究分野」（ガザニガ 2006：16）とします。そのうえでガザニガは，倫理の生得性を強調し──倫理の生物学還元主義で，〈抽象的孤立的生命観〉に基づいて社会・文化の問題・意義を隠蔽──，「脳神経科学の視点から倫理の問題を考えれば，胚や胎児を人とみなせるか否かを判断できる」，と断言するのです。そして事実上，そうした存在を人間範疇から排除する脳神経倫理学なるものに基づいて，「アルツハイマー病は，最後に患者を生きる屍にする……。人間であるための条件が，基本的な知的能力テストに合格することだとしたら……，彼らはもはや私たちの一員ですらない」（同：35，46-56），と優生思想を公言するのです。

4　商業的優生学と新自由主義，生権力

商業的優生学の深刻さ

以上の優生思想の存続に輪をかけているのが，リフキンが命名し批判する商業的優生学 commercialized eugenics の前世紀後半からの登場であり，商業的優生学については，後述の新自由主義との結合のしやすさを含め本当に深刻に考えねばなりませんし，今の優生思想を捉えるにはこの商業的優生学が起点になるのですが──もちろんふれてきた優生思想の長い歴史も大きい──，その理由はリフキンの次の発言から明らかです。

出生前診断などの「新しい遺伝子テクノロジーはふたたび優生学をわれわれの生命に導入しようとしているとして怒る……人たちは，優生学を 50 年あまり前のナチの経験と同一視したがっている」。だが「新しい優生学運動は，大虐殺で頂点に達したあの恐怖政治とはあまり似ていない」。「商業的優生学は，人類浄化を叫ぶ優生学者の甲高い叫び声のかわりに……，経済効果の上昇やよりすぐれた性能水準，生活の質の向上といったことをうたい……，市場の努力と消費者の欲望によって拍車をかけられている」。「より健康な赤ん坊を望むの

はいけないことだろうか」といって進む商業的優生学である「新優生学は陰険な計画としてではなく，社会・経済的な恩恵としてわれわれに近づいてくる……。生命の青写真を設計しなおすという，まだ未熟な商業努力は，新しい優生学の世紀へわれわれを連れていこうとしている」（リフキン 1999：180f.）。

　解題は不要でしょうが，端的には権力的抑圧として強要された優生学ではなく，市場経済に沿う私たちの欲望に根ざし，私たち自身が自己決定・自己選択を通じて推進してしまう優生思想，つまりは商業的優生学の現実とその深刻さがわかると思います。付言すれば，普通に経済効果や性能水準や生活の質や消費者ニーズ等々，さらには社会・経済的な恩恵についても，それらが市場に関わり市場に根ざしたところに優生思想が介在するほどに優生思想は浸透しており深刻なので，第2章でその問題点を指摘した自己決定・自己選択最優先論にも，市場での選択を通じた商業的優生学の介入は充分ありうるのです。

優生思想を強化する新自由主義

　加えて，商業的優生学を根底で支える市場至上主義自体——強大な国家権力が内在！——，つまり新自由主義もしくは自由至上主義自体が，優生思想と一体化しやすい大問題もあります。欧米では1970年代以降，日本でも90年代以降に支配的になった思想＝支配者の思想（マルクス）である新自由主義は，たんなる経済・財政次元には留まらず，私的所有とこれに基づく市場の絶対化を権利論や人間観や知識・認識論にも及ぼし，私的所有と市場構造の無限拡大を意図しているので，商業的優生学の跋扈には非常に好都合なのです。

　　＊　新自由主義がたんなる市場至上主義ではなく，〈財政的には小さい場合もあるが強力な国家権力を内在させた市場至上主義〉である点など，ここでは割愛せざるをえない新自由主義の把握とその批判全般は，竹内 2009，竹内 2010，竹内 2011 を参照してください。

　新自由主義の領袖ハイエクは，根本では私的所有に基づく市場にとって社会保障を不効率な邪魔者と見ます。だから社会保障の源たる「強制的所得移転を一つの法的権利 ｛社会権｝ としても……，それが慈善に留まる事実を変えはせず」（Hayek 1960：292／56），「社会保障」は「現代の条件に適応したたんなる古き救貧法」（同：285／47）と言い，生存保障を核とする社会権［法］を無視し貶めますが，この発想が生存と真逆の殺傷を事とする優生思想と一体化し

やすいのは明らかです。特に市場不適合者――典型が優生思想のいう「劣生」
――を念頭に、「健康と生命を保護するために為しうることが……絶対的優先
性を持つのも正しくない」(同：298／64) として、人の生命の否定を正当化す
る優生思想を公言しもします[*]。

> [*]　ハイエクの追随者ともなると、遺伝自体をも私的所有範疇とし、遺伝病のリス
> ク補塡ですら公的対処の対象ではなく自己責任とするので (Narveson 1984：
> 40)、遺伝病者が遺伝ゆえに排除されることも自明で当然のこととされます。

　権利に関しては、比較的近年の新自由主義者はハイエク以上に直截に、「福
祉の権利と呼ばれるものは、各人の自由を犠牲にした時だけ尊重されるものだ
から、これを認めることはできない」(スミス 1997：326) とまで言って、福祉
の権利＝社会保障権自体を否定します。つまり社会保障は、累進課税などの際
の私的所有とこれに基づく自由の一定の制限によってのみ可能ですが、新自由
主義は、この点を非難して社会権 [法] を否定し、市民権 [法] と私的所有／
市場秩序の万古不易性を強調するので、商業的優生学は非常に跳梁しやすくな
ります。ここにまた、既述の人権の市民権的理解が優生思想と親近性がある点
も加わります。

生権力による優生思想の強化

　こうした商業的優生学や優生思想の新自由主義との一体化は、別角度からは
フーコーやアガンベンのいう生権力・生政治の問題として、つまり優生思想が
近現代社会の生権力に担保される問題として捉えられもします。フーコーは
生権力が微細権力として、日常生活や私たちの身体をも支配しているとし、古
典近代以前の権力から、それ以降の近現代にまで至る生をも支配する権力への
変遷を次のように言います。「死なせるか生きるままにしておくという古い権
利 ｛王の権利＝権力｝ に代わって、生きさせるか死の中に廃棄するという権力
｛生権力＝微細権力｝ が現われた」(フーコー 1986：175)。

　敷衍すれば、かつての庶民の生殺与奪を決定した王の絶対的権力に代わり、
古典近代以降の権力は、有用な生、特に市場秩序に有用な生を生きさせ配慮を
する (優生思想の「優勝」に通じる) と同時に、有用性なき生にはより積極的に
死や死が背景の抑圧を与える (「劣敗」に通じる) という訳です。しかもその生
権力は、諸個人の身体にまで入り込んで支配するがゆえに、諸個人自身が自ら

選択して推進する権力として，諸個人に支配への服従を感じさせないほどの自明性（自然性）すら帯びるのです。そのため，生権力によって優生思想も自明視（自然視）されるまでに至るので（優生思想の自覚抜きの優生思想の浸透！），それだけに生権力に担保された優生思想はより深刻なのです。*

> * こんなフーコーが，「医療体制として非難するのは……，〈死への権利〉というものを一方的に医学の内において拒否していること自体に対する拒否なのだ」（フーコー 1978：165）として，個人還元主義的で自己決定論的な「死ぬ権利」論を主張することになり，自らの病の深刻さもあったにせよ自死したことには，別途考えるべきことがあります。

　上記フーコーの言う「死の中への廃棄」とその自明視（自然視）を，よりいっそう直截に描いたのが，第8章でもふれるアガンベンです。彼は，生権力・生政治が「脳死」患者を典型とするホモ・サケル（聖なる人）という，「殺害可能かつ擬制化不可能な生」を造りだし，彼らの殺害は従来以上に正当化されやすくなったとしたのです。なぜなら，通常の社会状況では例外状態である，ホモ・サケルの「殺害可能かつ犠牲化不可能な生」は，その殺害が罪に問われずに正当化され（殺害可能！），なおかつ社会の利益のため等々の犠牲といった理由も必要なく，いわば殺害の真の理由を完全に隠蔽した理由なき殺害としても正当化される（犠牲化不可能！）ことを意味するからです（アガンベン 2003：103, 225）。
　つまりアガンベンは，「死の中への廃棄」＝殺害という優生学的事態が廃棄なる否定的形容すら必要ないほどになって，殺害が殺人罪にならず何かの犠牲死にもならなくなり──善くも悪しくも社会的意味が剥奪された死！──，その意味で優生学的殺害が普通で自然で自明な事態となっていることの問題性・危険性を，非常に鋭く告発したのです。しかも，かの例外状態としての「殺害可能かつ擬制化不可能な生」は，「徐々にひろがっていく社会的な生の地帯の中で位置を変え」（同：170），滑り坂を転げるように拡大して通常状態にかなり表出しているので，ホモ・サケルの殺害という優生学的事態は，例外状態でないどころかますます自明視（自然視）される訳です。ここに，現代の優生思想の非常な深刻さがあります。*

> * ホモ・サケル（聖なる人）は，古代ローマで人民が邪と判定して生贄にもでき

ないが，同時に殺害しても殺人罪に問われない人を指した言葉が起点ですが，「脳死」患者を典型に，近現代国家で拡大したとされます（アガンベン 2003：103f., 169f.）。なおホモ・サケル論を参照点に，治療放棄による死と正義との関係も論じられますが（竹内 2012a），ホモ・サケル論は，その例外状態論からすれば，歴史上，時に障がい者が神と人とをつなぐ稀人として敬われたり，水頭症者がモデルの七福神の恵比寿様や福助として奉られながら，同時に優生思想的差別に晒されてきた現実に即しても理解されます。

　優生思想や優生学的事態の自明視（自然視）は，例えば「脳死」判定自体及び「脳死」をめぐるドナーとレシピエントとの分断や出生前診断に基づく中絶等々といった優生学的事態が，優生思想といった言葉抜きに，また優生学的事態ともされずに，着々と進むことに通じますが，今はそのようになっていないでしょうか。

　また例えば，福祉推進者が同時に優生政策を支持したり，民主主義の標榜者に優生思想が介在するといったことは，今はないと言い切れるでしょうか。優生思想をめぐっては階級差別をもたらす階級の存在との関連いかんなど，さらに多くを問わねばなりませんが，優生思想に関わってここで提起したいのは，様々な思想的また政治的な立場・潮流の相違に基づく既存の対立軸を，いわば横断する次元で優生思想・優生学派対反優生思想・反優生学派という「新たな対立軸」が存在する，ということです。それだけに優生思想・優生学の克服に向けての営みには，多大の労苦が伴うと言わざるをえません。*

　＊　「新たな対立軸」の着想は，唯物論研究協会第 41 回シンポジウム「新しいソーシャリズムへの回路」（2018 年 10 月 20 日，駒沢大学）で，共にシンポジストを務めた市野川容孝さんが，シンポ後の懇親会や帰途で私に話してくれたことに負うところが大きい，「能力の共同性」（第 12 章）によるものです。

───── 第 3 部 ─────

身近に迫る生死の決定

第6章　出生前診断をめぐる諸問題

は じ め に

　出産を表す言葉は，歴史が進むと共に，子どもを「授かる」から子どもが「生まれる」へ，さらには子どもを「産む」へ，もっと先では子どもを「つくる」という具合に変化してきました。出産は，もっとも広い意味での「教育」という営みの発端であり，かの出産を表す言葉の変化は，既存の社会・文化の下で生きる人間の様々な主体性の高まりが，「教育」の発端にも見られることを意味しています。

> ＊　この「教育」は「世代交代という，文明社会にたいする自然界の内側からのゆさぶりにたいして，人間がつくりあげてきた防塞——この自然の力を生かしながらこれを文明社会むけにつくりかえるフィルター装置のひとつ」です（中内 1987：15）。またこの意味で「教育」は，出産計画などにおいて出産以前に始まっています。

　出生前診断は，こうした出産における主体性が，頂点に近い位置へと高まった事態を示してもいます。しかしこの主体性の高まりは，手放しで喜べはしませんでした。そもそも，もっとも広い意味での「教育」における主体性の高まりには，教育的マルサス主義とも「より善く主義」とも言われる解決困難な問題があるからです（竹内 1990）。それは，「善さ」の追求が「善くなさ＝悪さ」の排除と必然的に一体化するという問題であり，出生前診断は，これに伴う人工妊娠中絶や受精卵の廃棄によって，健康・健常という「善さ」の追求と一体の病・障がいという「悪さ」の排除を，「教育」の最初期に顕現させたのです。

　そのため，出生前診断によって高まった出産における主体性は，出生前診断が存在しなかった時期には，自然過程の出来事として受容される面もあった出産に，つまりは「教育」に新たな解決困難な難題を持ち込んだのです。だからかもしれませんが，開始からほぼ50年も経て現代社会でかなり普及した出生前診断が，高校までの「教育」の主戦場ではほとんど扱われません。

かなり以前のことですが，私の生命倫理学の授業で，"先生，出生前診断なんて，教えてくれない方がよかったョ。知ったおかげで，考えなくてもよかったことで悩まなくてはいけなくなったんだから"，という抗議とも困惑ともとれることを話してくれた女子学生もいました。

　しかし，後述のように，出生前診断が急速に拡大している現実があり，どのような結果に至るにせよ，出生前診断を受けない選択を選択することを含めて，なんらかの決断が必要で，そのためには出生前診断をきちんと考える必要があるのは確かではないでしょうか。

1　出生前診断問題への入り口

出生前診断数の多さ

　妊婦が受診する「出生前診断 10 年で 2.4 倍　推計で 7 万件」(『岐阜新聞』2018年 12 月 29 日) と伝えられます。この 7 万件は日本の 2016 年度の数であり，「2006年は 29300 件」なので，胎児の「異常」――「異常」は陽性，なしは陰性――の検査とこれに伴う人工妊娠中絶 Abortion (以下，中絶と略) は，日本でも急速に拡大しています。*

　　＊　これら数値は，本章 110 頁で示す法的拘束力のない学会指針に則った施設での
　　　　数なので，「無認可施設」での実施も含む出生前診断の数は，実際にははるか
　　　　に多い可能性が大いにあります。

　確かに日本のこの出生前診断数は，出生前診断がマス・スクリーニング――当該集団 (この場合は妊婦) 全体を検査対象にし，その中の「異常」の可能性を振るい分ける手法――になっていて，診断率が 90％を超える欧州諸国，例えば 1997 年以降のフランス――全妊婦への説明が医師の義務とされた出生前診断に社会保険 (健康保険) が適用――や，2004 年以降の英国――国営保健制度により希望する全妊婦の無料での出生前診断が可能――，といった「先行例」に比べれば，まだ少ないのかもしれません。*

　　＊　米国は州により医療法制度が異なるので一概には言えませんが，少なくともカ
　　　　リフォルニア州は 1986 年以来，公費で出生前診断を保障しています。しかし
　　　　米国では，出生前診断に伴うものも含む中絶一切を禁止ないし従来以上にや

りにくくする州法が，2019年に入って17州で成立した，と報道されています（『しんぶん赤旗』2019年5月23日）。

　しかし，社会保険の適用がなく一件20万円程度も要する出生前診断も含めての，上記の日本の出生前診断数も相当な数です。なお，おもに国立成育医療センターが調査した上記の出生前診断は，正確には出生前診断のうちの胎児検査であり，胎児検査にも，この調査が対象とした羊水検査，絨毛検査，母体血清マーカー検査（トリプルマーカー検査及びクワトロ検査），新型出生前検査（非侵襲的出生前遺伝学的検査 Non-Invasive Prenatal Genetic Testing ＝ NIPT：この費用が20万円程度）の四つ——この四つは本章第2節でやや詳論します——の他に臍帯採血検査が，また，より普及している超音波検査もあります。*

　　*　臍帯から採取した胎児血を分析する臍帯採血検査でのみ可能な胎児血小板測定もありますが，胎児死亡率が約1％になるこの検査は，あまり普及していません。超音波検査のうち NT と呼ぶ方法は，胎児のうなじの特定部位の厚さで染色体異常や心疾患の可能性を推定しますが，母体血清マーカー検査と組み合わせるのが一般的で，米英仏の大半の出生前診断はこれです。心エコーを含む超音波検査は，出生前診断ともされずに妊婦の定期診断として行われ，胎児の一般的健康や子宮・卵巣の状態などを明らかにする通常医療になっていると言えます（第1章21–22頁，本章111–112頁）。

　しかも出生前診断には，体外受精——出産に至るのはわずか20％程度！——が前提で，胎児以前でなされる受精卵検査（着床前検査）や卵子検査もあります。そのうち，子宮に戻す前の受精卵の遺伝子や染色体の「異常」を検査する受精卵検査も，日本産科婦人科学会（日産婦）理事会が2014年12月13日に「着床前スクリーニング」の臨床実験——まずは300人の被験者と300人の非被験者とを比較——を承認して以来，着実に増えています。*

　　*　日産婦は20世紀末に，一例ずつ受精卵診断を審査・実施する臨床研究のみを認めましたが，これには法的拘束力がなく日産婦の審査を経ない受精卵診断が相当数あった現実を追認する形で，上記の2014年の承認があり，受精卵診断が拡大しました。

大問題をはらむ出生前診断

　出生前診断全般も陽性つまり病や障がい――障がいのうち，正確には損傷impairment（第 11 章）――の早期発見として，早期治療が伴えば一般的には非常に望ましいことでしょう。しかし出生前診断が発見する「異常」の多くは，染色体や遺伝子についてで，そのほとんどは治療できません――ましてや受精卵の治療は及びもつきません！[*]。だから「異常」を回避しようとすれば，中絶による胎児の生命剥奪や受精卵の破壊が出生前診断の増加と共に増えます。この点で出生前診断は，そもそも優生思想的問題をはらんでいます（第 2 部）。なぜなら，出生前診断で陽性と判断された胎児の中絶などを領導する「弱者」排除志向は，陽性の当該胎児などの排除に留まらず，この胎児や受精卵と同じ病・障がいを持って現に生活する障がい者の排除志向にも通じているからです。

> [*]　ただ以前から胎児検査により，一部心臓疾患では胎児治療が実現し，Rh 血液型不適合の新生児が分娩時の血液交換で，また α 地中海貧血症や複合型免疫不全症の新生児が胎児骨髄移植で治療されるので（ローゼンバーグ 1996：64, 196），治療に結びつく出生前診断も少しはありますが，これは圧倒的多数の中絶に比べればわずかです。

　なお上記の日産婦理事会の受精卵診断の承認は，先行した羊水検査以来のダウン症候群などの胎児検査が当然のように行われ，これに伴う中絶も自明視されてきた現実に受精卵診断が足並みを揃えたとも言えます[*]。こうして胎児診断に追いついた受精卵診断が，また胎児診断を促進するようにして，出生前診断全般とこれに伴う中絶も増えたのです。

> [*]　胎児診断と受精卵診断とのこの関係は，欧州人権裁判所の判決が，私生活や家庭生活尊重の権利（欧州人権条約 8 条）に基づいて，胎児診断に伴う中絶を認めながら受精卵診断を禁止したイタリア国内法を批判し，受精卵診断ができなかったがゆえに，上記の家庭生活尊重の権利が侵されたとして訴訟に至ったイタリア人夫婦に損害賠償を命じたことにも見られます（坂井 2013：86f.）。

　しかし，何といっても 2013 年春以降，日本で本格実施に至っている新型出生前検査 NIPT が，本節冒頭の数値が示す胎児検査の拡大に「貢献」している事実には大きなものがあります。導入以来 2018 年 9 月までの約 5 年半で，新型出生前検査の受診者は，調査されただけでも 6 万 5,000 人を超えており，そ

のうち胎児の染色体異常が確定した妊婦886人中9割強は中絶に至っているからです（『朝日新聞』2019年1月10日）——なおこの9割強という中絶の割合は，出生前診断が日本以上に普及した英国でも同じようです（坂井 2013：31）。

出生前診断をいかに捉えるか

　新型出生前検査の爆発的拡大は検査の技術的進歩による点が大きく，この検査は既存の羊水検査や絨毛検査に比べて非侵襲的つまり安全であり，また母体血清マーカー検査に比べて精度が高いのです。これらは次節で詳論しますが，優生思想的問題もはらむ出生前診断についての大きな論点の一つは，この技術的進歩による出生前診断のあり様の変化と，技術的進歩があっても不変であり続けもする出生前診断という事態とをいかに捉えるかということです。

　出生前診断の今一つの大きな論点は，陽性の場合の中絶や受精卵の廃棄による胎児等々の生命の侵害という，それ自体としては優生思想的ですらある否定的事態が，同時に出産や中絶に関する女性の自由の実現としては，ある種の肯定的な事態でもある，ということです。つまり，胎児などの生命権・生命の重視（プロライフ）と，フェミニズムが求め日本では今も実現されていない女性のプライバシー権としての中絶権・中絶の自由（プロチョイス）とが原理的に対立・相克し二律背反・矛盾するのですが，これをいかに考えるかです。以下，最初の論点を続く第2，3節で，二つ目の論点を第4，5節で検討することになります。

2　出生前診断の技術的進歩とこれに伴う問題

羊水検査から絨毛検査へ

　胎児診断とその技術的進歩にごく簡単にふれますが，従来の羊水検査のように子宮に注射針を刺して羊水中の胎児細胞を採取したり，絨毛検査のように膣からの鉗子挿入によって胎盤の絨毛（胎児由来の細胞）を採取すると，羊水検査で1％程度，絨毛検査で4％弱の流産の可能性があります。また，針挿入部分での羊膜と子宮との癒着で後産が長引くことなども含めて，これらの検査には，胎児と母体双方へのかなりの侵襲性があります。

　これに対して後発の母体血清マーカー検査や新型出生前検査では，通常の血液検査と同じ妊婦の血液採取とこの血液の分析だけで検査結果が出るので，妊

婦にも胎児にもほとんど侵襲性がありません。この侵襲性の低さに出生前診断の技術的進歩がありますが，ここにだけ目を奪われると出生前診断のいわば本質の看過になる上，確定診断か否かという出生前診断の正確さの問題が忘却されかねません。

　陽性の場合に中絶に直結する胎児検査の最初のもので，「先進国」では 1970 年代初期から普及し始めた羊水検査には——日本でも 1969 年に東京大学の，1971 年には名古屋市立大学の医学部で開始——，上記の侵襲性の問題がありましたが，胎児細胞の遺伝子が詰まった袋である染色体を直接調べるので，原因遺伝子が明確な遺伝性疾患や染色体異常の確定診断ができます。しかし羊水採取が妊娠 15 週目以降になる羊水検査は，往時は細胞の培養に時間を要して診断結果までに 3 週間程度かかり，陽性の場合の中絶が妊娠中期以降になって母体への侵襲性が高くなる難点がありました。遅い時期の中絶は，妊婦を心身共により傷つけるからです。

　これに対して日本でも 1980 年代半ばに一時は普及しかけた絨毛診断では，妊娠 9〜12 週目に胎盤から採取した絨毛中の胎児の遺伝子，つまりは DNA をすぐに分析でき，確定診断が羊水検査以上の精度で 1 週間程度で可能なので，陽性の際の中絶も妊娠早期にできます。この点では絨毛検査は，羊水検査よりも母体への侵襲性が低く精度も高いのです。

　＊　少し別の話ですが，受精卵自体を人間の生命と捉えて一切の受精卵の廃棄に反対するカソリック原理主義の主張は，受精卵の一部が子宮上で形成する胎盤が後産で廃棄される現実とは整合しません。この話はしかし，中絶の可能時期（人とは認めてない時期）を行政的に決めていて，人間の生命の開始が生物的状態では決まってない現実（本章第 4 節）と併せて考えるべきことです。

母体血清マーカー検査

　このように，絨毛検査も羊水検査から技術的進歩を遂げていたのですが，1990 年代半ばに日本でも普及し始めた母体血清マーカー検査は，既述のように健康診断と全く同じ妊婦からの採取血液のみによる検査なので，妊婦・胎児双方への非侵襲性という点では羊水検査や絨毛検査からさらに技術的に進んでいます。しかも羊水検査や絨毛検査に比べて，はるかに安価な一件 2 万円程度なのも手伝い，母体血清マーカー検査については一時期の日本でも，多くの産婦人科がこの検査を取り入れ，またマタニティ雑誌の多くがこの検査を勧

める記事を掲載しました。この検査のマス・スクリーニング化にいたった欧州各国や米国の一部の州に倣おうとする社会的雰囲気が，日本にもあったのです（NHK TV「共に生きる明日：生命を選べますか？──新たな胎児診断システムの波紋」1996年4月27日[*]）。

> [*] このマス・スクリーニング化推進は，最初は1994年に米国系検査企業が，1996年には日本の検査企業が，母体血清マーカー検査を商品化・市場化し，さらに医師会を通じて産婦人科に売り込むという資本の論理──日本では70億円市場が目標でした（坂井 1999：60ff.）──によるところが大きく，そこには出生前診断における商業的優生学（第5章96–97頁）の直截な姿も見られます。なお，商業的優生学と一体のこの資本の論理（出生前診断の商品化・市場化）は，やはり70億円市場が目指された絨毛検査導入時にも（NHK TV「プライム・テン：あなたは生命を選べますか？──ここまできた胎児診断」1991年1月17日），また2010年の国際学会で検査企業のシーケノム社が新型出生前検査の商業ベース化を宣伝したことにも見られるので（『岐阜新聞』2013年8月20日），本書では立ち入れませんが，出生前診断とこれに伴う中絶の拡大と資本の論理との関連を追及する大課題もあります。

　しかし母体血清マーカー検査は，胎児のDNAを直接分析するのではなく，妊婦の血液中に胎盤を通じて流入する胎児性蛋白質AFP（αフェトプロテイン），hCG（ヒト胎盤性生殖腺刺激ホルモン），エストリオール（エストロゲンの一種）の三つが──だからトリプルマーカー検査，インヒビンA（胎児性ホルモン）の分析を加えるとクワトロ検査──陽性だと量的に増える点を捉えるだけです。だから，高年齢出産の際の陽性確率の高度化も勘案しますが，無脳症や染色体異常や二分脊椎症などの可能性を推定する確率診断にしかならず，確定診断には至らないという重大な難点がありました。

　つまりこの検査は，染色体やDNAに比べると，いわば大雑把なホルモンや蛋白による推定に頼るため，精度が70％程度という人間生命に直結した領域としては精度の低い確率診断しかもたらしません。そのため特に陰性（「異常」なし）とされた妊婦からも，一定数の染色体異常などの新生児が誕生することになり，米国では医師から出生前診断の存在を知らされずにダウン症候群の嬰児などを産んだ親からの訴訟と並んで，母体血清マーカー検査で陰性判断でありながら障がい児を産んだ親による医師の告訴が相次ぎました。

　こうした現実に加え日本では，1999年6月の厚生省通達が[*]，母体血清マー

カー検査につき，おもに遺伝カウンセリングの不備と上記の精度の低さの二点から，「医師は妊婦に積極的に知らせる必要はない」としたこともあって，一時マス・スクリーニング化の動きさえあった母体血清マーカー検査も，日本ではさほどは増えませんでした。出生前診断数全体は，1998 年の約 2 万 1,000 件が一時は 1 万 5,000 件台と減少し，2012 年には 2 万 2,000 件ほどになりますが（『岐阜新聞』2013 年 8 月 22 日），それでも本章第 1 節冒頭で示した新型出生前検査を加えた 2016 年度の約 7 万件に比べれば，まだ少なかったのです。

　　＊　省庁による通達や通知は，本来は行政組織内で効力を持つだけで，一般国民に対する法的拘束力はないのですが，内容的にも形態的にも法的拘束力に準ずる権力性を持つという理解を国家権力側が広め，この理解が一般化してしまっています。

新型出生前検査 NIPT

　母体血清マーカー検査の精度の低さを克服したのが，2013 年から日本でも実施され始めた新型出生前検査ですが，これは妊婦の血液中に存在する胎児のものも含む DNA 量を解析するので，ホルモンや蛋白質の分析に頼る場合よりはるかに精度が高いのです。この検査では，血液中の妊婦由来と胎児由来の DNA 総量と，解析した DNA が常染色体 22 対と性染色体 1 対からなる全染色体の何番目のものかがわかります。さらに，通常は 1 対 2 本の各染色体が胎児で 3 本（トリソミー）等々になる異常があれば，妊婦と胎児の各染色体が共に 1 対 2 本の通常時よりも DNA 総量がわずかですが増えることもわかり，この DNA のわずかな量的違いを各染色体ごとに比較して，胎児に何番目の染色体異常があるかの確率を推定します。

　特に出産数の多いダウン症候群を意味する，21 番目の染色体異常のみが注目されがちですが，出産に至る 13 番目や 18 番目の染色体異常も，この検査で発見されます。生物的生命の根源とも言える DNA を直接分析する新型出生前検査は，母体血清マーカー検査よりもはるかに精度の高い検査なので，流通しやすく爆発的な拡大が現在進行中なのです。

　　＊　染色体番号はほぼ染色体の大きさ順であり，通常の早期の自然流産の大半は 1 番などの大きな染色体異常によるとされています。逆にダウン症児が誕生可能なのは，生体への影響が少ない小さな 21 番目の染色体異常だからです。こ

の事態は，小さな染色体異常だから「生まれることができる」と肯定的にも，「生まれてしまう」と否定的にも言えますが，この言い方の相違は，染色体異常に関わって，生物的自然と社会・文化のあり方との関連や誰にも浸透しうる優生思想の問題を考えさせます。

　しかし，新型出生前検査もやはり確率診断に留まり，例えば一般の 30 歳までの人がダウン症候群の子どもを妊娠する割合である 1,000 人に 1 人の母集団 1,000 人のうち，確定診断が可能な羊水検査で調べると本当の陽性は 1 人（0.1 ％）ですが，*当初の新型出生前検査では，陽性が確率的にほぼ 2 人になるという確率診断ゆえの不正確さがあります。だから新型出生前検査は，侵襲性の高い確定診断である羊水検査の受診者厳選のためのスクリーニング（振るい分け）技術に留まります。もっとも DNA を直接分析する新型出生前検査は，上記母集団で当初から陰性と判断される 998 人にとっては正確な診断結果を示すので，母体血清マーカー検査とは比較にならないほど精度が高いことになる訳です。

　　＊　40 歳以上の妊娠では，この確率はほぼ 100 人に 1 人程度となり，この高率化は遅滞受精によるとされますが，受精時に生じる染色体異常はすべての妊婦におこりうることです。

　こうした新型出生前検査について日産婦理事会は，2013 年春の導入当初は，常勤の産科医及び小児科に加えカウンセリングのための遺伝専門外来のある 92 認可施設でのみ認めるとしました。しかし 2019 年 3 月には，法的拘束力のない学会指針を無視した多数の「無認可施設」でのこの検査実施を減らすという名目で，上記の認可施設を基幹施設とし，これと連携していて常勤は産科医だけでもこの検査ができる連携施設——全ての産婦人科医となる可能性あり！——なる区分を設け，事実上，新型出生前検査を規制緩和する学会指針を出しました。*加えて 2019 年秋段階では，厚労省が既述の母体血清マーカーの場合のような学会規則よりは拘束力のあるとされている通達を出してないこともあって，新型出生前検査数は爆発的に拡大しつつあるのです（本章第 1 節）。

　　＊　ただし，日産婦理事会によるこの規制緩和に対して，日本小児科学会や日本人類遺伝学会の個別学会に加え日本医学会もがカウンセリング不足などの懸念を表明したため，厚労省は 2019 年 6 月に検討会設置を決め，日産婦に検討会で

の議論を待つようにと異例の要請をし，日産婦理事会もかの規制緩和方針は決定したものの，その運用は凍結しました。

3　技術的進展に伴う優生思想的問題

問い直されるべき出生前診断：それは「治療」か？

　やや長く出生前診断の技術的進歩を述べてきましたが，留意すべきは，日産婦によるものを典型に，新型出生前検査の議論の大半が進歩を遂げた医療技術に囚われすぎなことであり，その医療技術がどうであれ，出生前診断とこれに伴う中絶や受精卵の廃棄がはらんでいる，不変で射程が長く幅も広い優生思想的問題が，かの技術的進歩の中で被る変容がほとんど議論されないことです。

　確かに，遺伝カウンセリングという技術——ダウン症児・者の現実の豊かな暮らしの周知などを含むべきカウンセリングもある種技術的なこと——の不備への批判やこの検査のマス・スクリーニング化への批判だけでなく，出生前診断に伴う優生思想——障がい者差別の助長！——の指摘とその批判もかなりあります[*]。しかし，これらの羊水検査開始時以来もある出生前診断批判は，現在の新型出生前検査 NIPT の出現にふさわしくヴァージョンアップされるべきではないでしょうか。

[*]　羊水検査開始時の優生思想への先鋭な批判として，次節でみる 1970 年代初期の優生保護法改正［改悪］にも関わる，青い芝の会による次の主張があります。「胎児チェックがある限り，遺伝相談が堂々と行われる限り，私たち｛脳性麻痺者等の障がい者｝は生きて行けないのである」（横田 1979：88）。なお日産婦による NIPT 指針の規制緩和時に改めて確認された，ダウン症者のより善き生活のために相当な貢献をしてきた日本ダウン症協会による慎重ながらも——技術的進歩や個人の選択の自由に配慮しつつ——事実上，出生前診断における優生思想的問題にも批判的に言及した次の表明も注目されます。「①検査技術の進化や検査の実施について否定するものではなく，その検査を受ける／受けないに関する妊婦（あるいはカップル）の個別的な判断に対して是非の表明は行いません。②特定の疾患や身体的特徴のある方やその家族への否定的圧力を招く事象に対して，常に懸念を抱いています。そのことは検査の運用に対しても同じです」（日本ダウン症協会 2019：4）。

以下で考えるこうした点は，多分，「技術的に問題ない検査が登場し，カウンセリング体制が整えば，妊婦全員に｛新型出生前検査を｝『知らせるべき』，すなわち｛マス｝スクリーニングを行うのか？」（坂井 2013：216），という重要な問題提起も，別角度から考え直さなければならない，ということを示すことになると思います。

　結論的には，優生思想という人類史全般にまた人間社会全体に関わる大問題すらはらんだ出生前診断が，医療技術とその周辺問題に還元・限定されがちで，そのため出生前診断に関わる優生思想が，メインの医療技術的論点に対して周縁化・特殊化される問題があるのです。この技術的問題への還元・限定とそのための優生思想的問題の周縁化・特殊化は，新型出生前検査とその普及によってピークに至ったようですが，出生前診断とこれに伴う中絶が「治療」や「予防」などとされる形で，相当以前から徐々には進んでいました。

　例えば日本で最初の羊水検査を実施した東京大学の医療集団は，「染色体異常児の治療的流産」なる言葉を使いましたが（坂井 2013：202），医療者による中絶の「治療的流産」へのこの屁理屈的換言自体がかなり問題な点——中絶は何も治療しない！——には，あえてこれ以上は言及はしません。しかし直接引用・参照されるか否かは別にして，事実上，この「治療的流産」における「治療」という言葉とこの言葉を受容してきた社会的雰囲気が，本来の意味での治療にはほとんど結びつかない出生前診断を，治療がその枢軸である医療として正当化し，治療という医療技術とその周辺問題に出生前診断を還元・限定することに，さらには通常医療化することに大きく「貢献」してきたと思われるのです。

　治療とこれに基づく通常医療は，一般に望ましいとされるので，出生前診断も治療や通常医療だということになれば，まずはこの望ましさという土俵上のことになり，たとえ優生思想的問題をはらむ点への批判や非難があっても，それらは全社会的には周縁化・特殊化され，たいしたことのない問題にされかねません。こうしたことは，優生思想がその本当の姿においては問われない，という点では優生思想の隠蔽にもつながります。また，出生前診断を問う私たち自身が，優生思想的でもあるこの問題に正面から向き合ってないにもかかわらず，優生思想を理解した気持ちになってしまうことにもつながります。

それは「予防」か？：社会・文化への問いの忘却

　出生前診断問題の医療技術への還元・限定は，また事実上，「予防」なる点でも浸透してきたと思われます。象徴的には 1990 年代に入って，世界保健機関 WHO の「遺伝医学の倫理的諸問題及び遺伝サービスの提供に関するガイドライン」が，出生前診断とこれに伴う中絶を「予防」と言い，種々議論はあったにせよ，結論的に「予防は優生学ではない Prevention is not eugenics」と断言したことがあります（玉井 1998）。これは詭弁に等しい言い方であり，出生前診断を優生学から切断したいという，出生前診断推進論者の単純なある種の主観的願望の根拠のない強弁にすぎません。*

> ＊　出生前診断による胎児の陽性の発見や中絶を，「予防」と言うのは全くの詭弁であり，完全な誤りです。なぜなら出生前診断が発見する陽性は，現に胎児において存在するので，ウイルスや細菌の排除による感染源の予防や免疫機構を強化する予防接種による予防は，出生前診断には何ら該当しないからです。かの「予防」は，胎児以外の親を含めた社会にとって障がい児・者を「予防」することであり，優生学的排除でもある悪名高き「社会防衛」の別名でしかありません。出生前診断とこれに基づく中絶を「予防」だとしてこれを推進することは，優生学的排除をその名を使わずに推進することであり，優生思想の隠蔽にも一役買うことになるのです。

　しかし予防医学も存在するように，予防自体は正当な医療手法であり，また通常医療なので，出生前診断に「予防」なる名称が与えられると，やはり出生前診断問題が医療技術に還元・限定され，出生前診断自体は通常医療としての正当性さえもってしまいます。そうしたなかで「予防は優生学ではない」とされるのだから，たとえ出生前診断がはらむ優生思想が指摘されても，それは周縁的で特殊な問題でしかないことになってしまいます。これらを通じてまた，出生前診断技術を生み出すと同時に，優生思想を許容しこれを亢進してもいる社会・文化のあり方全体への問いも看過されがちとなります。

先端医療自体を規定する社会・文化：優生思想の存続

　こうした議論は，ごく当然のように言われがちな「先端医療と人間社会はいかにして調和しうるか」（加藤・加茂 1998：帯），といった問いが大問題だという点とも直結します。この問いが大問題なのは，先端医療自体も特定の人間社会・文化に強く規定されるにもかかわらず，この問いでは最初に先端医療の登

場自体を人間社会・文化のあり方と無関係であるかのごとく捉えた上で，その後にようやく先端医療と人間社会との関係を問うに過ぎないからです。こんな問い方に留まっていると，いかなる内容であれ出生前診断は，特定の社会・文化のあり方——優生思想を許容する社会・文化のあり方——に規定されているにもかかわらず，まずはこの社会・文化のあり方とは無関係に存在する当然な（自然な）ものにされてしまい，出生前診断を社会・文化のあり方に即して把握する観点は非常に脆弱になります。

　例えば，出生前診断の技術的深化を示す受精卵検査は，中絶による妊婦と胎児双方への侵襲性の高さを回避しているので，中絶が伴う胎児検査とは違います。しかし，受精卵廃棄の中にある染色体異常などの人の排除志向は中絶の場合と何ら変わりません。つまりは技術的進歩があっても残念ながら，「弱者」排除という優生思想的問題は相変わらず厳然と存在し続けるのですが，この点がかの「先端医療と人間社会はいかにして調和しうるか」といった問い方では，受精卵検査自体においては不問とされる可能性があるのです。

　ちなみに20世紀初頭には，すでにこの受精卵診断を先取りする構想がありました。ドイツ民族衛生学の領袖，プレッツが，民主主義実現と齟齬をきたさないために，"淘汰一般を人間の組織体から生殖細胞の段階へと変化させる"点を構想していたからです。つまり，組織体としての人間の排除は殺害として民主主義に反するが，生殖細胞段階での排除は民主主義に反しないという訳です（第5章90頁）。とすれば，受精卵診断にまで及ぶ出生前診断自体が，すでに20世紀初頭からの射程の長い社会・文化の問題でもあるのです。

　だから出生前診断という先端医療の登場自体が，社会・文化の問題として問われなくてはなりません。優生思想的でもある受精卵診断を含む出生前診断の登場自体を，社会・文化のあり方と無関係にしてしまい，たんなる先端医療技術問題に還元・限定して，優生思想を周縁化・特殊化することはできないはずなのです。

＊　出生前診断が先端医療技術問題に還元される点に関わっては，さらに，その日常化，妊娠中の生活，様々な当事者へのケア，利潤動機と商品化，社会保障の削減などの側面からも，多くを問う必要があります（竹内 2005：215-224）。

こうした出生前診断に関わる問題の医療技術への還元・限定と優生思想的問題の周縁化・特殊化は同時に，先に第5章でも指摘した優生思想のよりいっそ

うの深化・浸透という現実を意味してもいます。つまり優生思想が正面から問われることなく周縁化・特殊化されると，優生思想は本当の意味での大きな社会・文化全体の問題とはならず，ましてや優生思想の克服に向けての営みなどは脆弱なまま，さらには，ほとんど語られなくとも，事実上優生思想が浸透していくのです。現在はそうなっていないでしょうか。

　ちなみに，出生前診断数が日本とは比較にならないほど多い英国では，「胎児の命をめぐる倫理的な議論はほとんどみられ」ず，出生前診断を「『受けない』という選択肢については深く考えない」のが当たり前になっています（『岐阜新聞』2013 年 8 月 27 日）。これに比べると日本では，優生思想的問題が周縁化・特殊化されかけてはいても，出生前診断が対象とする胎児の命に関わって，一方で，悩み葛藤しながら出生前診断とこれによる中絶を選択した人たちへのケアも大切にしながら（NHK TV ハートネット TV「出生前診断(2)　それぞれの選択を支えるために」2019 年 7 月 9 日），他方で「子どもを選ばないことを選ぶ」（大野 2003）ことをも含む議論にまで及んで，まだまだ出生前診断が本格的に問える状況にあると言えるかもしれません。[*]

*　これまで出生前診断に基づく中絶という優生思想的問題のみを指摘してきましたが，出生前診断は病・障がいを持って生まれる新生児に充分なキュア・ケアをするための準備としても位置づけられ，ごく少数でしょうがこの位置づけによる出生前診断もなされてきました（NHK TV「共に生きる明日：生命を選べますか？――新たな胎児診断システムの波紋」1996 年 4 月 27 日）。この出生前診断のあり方は，優生思想の克服に向かう営為として位置づけられる可能性があると言えますが，このあり方の本格化には，多種多様な難題があります。

4　中絶が犯罪にならない理由

相当な中絶数

　羊水検査から絨毛検査への移行時の 1988 年に日産婦は，羊水検査開始時からの慣行を追認する形で両親のいずれかが，①染色体異常保因者，②染色体異常児をすでに出産，③妊婦が 35 歳以上，の三条件のどれかに該当しかつ希望者に，出生前診断を制限する学会指針を定めました[*1]。しかし学会指針には法的拘束力はなく，すでに見たように，出生前診断に関わる優生思想的問題の周縁

化・特殊化が進む中で，出生前診断全般とこれによる中絶が拡大しました。[*2]こうした優生思想的問題をはらんだ現実に関わっては，同時に，日本での種々の理由による中絶自体の「多さ」という現実も看過できません。

* 1　日本での出生前診断の通常医療化への動きは，今までは，出生前診断を制限する学会指針に加え，出生前診断の公費負担論の弱さで阻まれていた面がありましたが，新型出生前検査の普及は，今後この公費負担論を活性化させる可能性があります。
* 2　青い芝の会などの少数ながら障がい者団体による，出生前診断やこれに伴う優生思想への批判はありましたが，それは優生保護法の改正［改悪］（本章第5節）や兵庫県の「不幸な子供の生まれない運動」などの突出した優生思想的政治・行政に対しては強力でしたが，残念ながら全社会的なものではなかったと思います。なお日本でも，中絶胎児の実験的使用――向精神薬を使用した妊婦の胎児を中絶し，中絶胎児への薬の影響を調べるなど――や資源的利用――中絶胎児から臓器・細胞・化学物質を取り出し治療に使用するなど――が行われたことは知られています。

　この現実については，確かに中絶数全体は，2010年21万2,984件，2011年20万2,106件，2012年19万6,639件，2014年18万1,905件と漸減していますし，以前の1955年の約118万件や1985年の約58万件や1994年の約36万件などの中絶数からは，激減しているように見えます。しかし出生数が1955年の約173万人，1985年の約143万人，1994年の約123万人という点からすれば，中絶数もそれほど減った訳ではありません。

　近年では，2016年の出生数97万6,978人に対して中絶数16万8,015件，2017年の出生数94万6,065人に対して中絶数16万4,621件なので，今も6人の赤ちゃん誕生の裏でほぼ1件の中絶があるのです[*]。なお中絶問題全体は，日本国内に限っても，不十分な社会保障や教育費の高騰等々を含む子育て環境の不備をはじめとして，非常に広範な諸要因を扱わねば論じられません。これらに踏み込んでいない本書は，中絶論としてはそもそも欠陥があり，以下の議論も，基本的に出生前診断に関わる中絶に留まった非常に限定されたものです。

* これら中絶数は全て厚労省届出数値で，その他に相当数の無届中絶（届出書類に記載必須事項が書けない中絶）があります。また1997年の母体保護法成立後は母体保護統計報告，2002年以降は衛生行政報告に記載された中絶数が，

以前は優生保護統計という優生政策的観点からのものでした。なお歴史も長い中絶問題全体については，「中絶と避妊は建設的な関係」（ポッツ 1985：410）といった論点の他に，世界的には二人に一人の女性が一生に一度は中絶せざるをえない現実や，「すさまじい人口成長率を抑え，母子の健康を迅速に改善しようとする世界では，中絶は解決すべき中心課題になる」（同：428）現実も踏まえねばなりません。

中絶が犯罪にならないカラクリ

ちなみに中絶は，日本の刑法上はその29章（212〜216条）の「堕胎ノ罪」が規定するように，殺人や窃盗などと同じく犯罪であり，当人であろうと医師などであろうと中絶の実施者は，前者が1年以下の懲役刑，後者が3カ月以上5年以下の懲役刑となっています。しかし，中絶による逮捕・服役など聞いたことはないでしょう。そこには優生保護法（現母体保護法）の14条により，しかもその拡大解釈的「操作」により，かろうじて上記の刑法上の罪の「違法性が訴却」されるカラクリがあるのですが――だから日本では中絶は今も女性の権利ではない！――，この「操作」は以下のような具合です。

* この「違法性の訴却」により中絶が殺人ではなくなり，中絶可能期間中の胎児は人とは「見なされ」ませんが，他方で，民法上は胎児は遺産相続人として人と「見なされ」もします。また例えばカソリック原理主義においては，全ての胎児はもちろん受精卵も人です。つまり人の命の開始は，生物的には決定されえず，社会・文化的にのみ決定される「見なし」規定です。この点は，新生児医療技術の発達による胎児の母体外での生存可能時期の早期化にもよる，中絶可能時期の変動――厚生省通知による以前の28週から現在の23週未満への変動――からも言えます。なお「脳死」論などからして，人の命の終焉も同じく「見なし」規定です（第7章 134–136頁）。

まず母体保護法14条が，「『指定医師』は次の各号の一に該当する者に対して，本人及び配偶者の同意を得て，人工妊娠中絶を行うことができる。一，妊娠の継続又は分娩が身体的又は経済的理由により母体の健康を著しく害するおそれのあるもの。二，暴行若しくは脅迫によって又は抵抗若しくは拒絶することができない間に姦淫されて妊娠したもの*」としています。そして優生保護法から継続された「母体の健康を著しく害するおそれ」となる上記第一項の「経済的理由」は――正確には49年の改正による付加――，もともとは敗戦直後の全国的栄養失調を典型とする，いわば食うや食わずの，また居住空間の極端

な貧困さなどの経済的困難を、さらにその「身体的理由」は、泡状奇胎や子宮外妊娠や重度妊娠中毒症などの母体の生死に直結する身体的困難を意味していました。

 ＊ 改正前の優生保護法には、この二つの項以外に、「本人または配偶者が、精神病、精神薄弱、精神病質、遺伝性身体疾患、遺伝性奇形をもっている場合、本人または配偶者の四親等以内血族が、遺伝性精神病、遺伝性精神薄弱、遺伝性精神病質、遺伝性身体疾患、遺伝性奇形をもっている場合、さらには本人または配偶者がらい疾患［ハンセン病］にかかっている場合」にも中絶を認めるとする、より優生思想的な規定もありましたが、今に至るも、中絶の99％以上が上記の14条の第一項とその拡大解釈的「操作」によるものです。

　しかし、この母体の健康を著しく害する経済的困難を高等教育用費用や生活の享受等々に関わる経済的困難に拡大し、また母体の健康に精神的健康も含め、「望まない妊娠」による母体の精神的健康の阻害にまで健康概念を拡大する「操作」により、事実上、母体側が希望する中絶全てについて、刑法上の「違法性の訴却」が可能になったのです。こうしたことが、先にみた中絶数の「多さ」の一因（あくまで一因）となってきた訳です。
　だから日本でその「違法性が訴却」される中絶は、身体にせよ経済にせよ、本来は全て母体側の経済や健康に集約される母体側の理由による中絶──総じて経済条項（母体条項を含む）的中絶──であり、出生前診断に基づく胎児の「欠陥」が理由の中絶──胎児条項的中絶──、つまり明確な優生思想的中絶は、法的には一切認められてなかったのです。
　しかし同時に、母体保護法では削除された「優生上の見地から不良な子孫の出生を防止する」という目的が、長らく優生保護法1条に明示されていて、この戦前の国民優生法にもなかった優生思想的な"不良な子孫の防止"論が、かの「違法性の訴却」が本来は該当しない出生前診断で陽性とされた胎児の中絶を、暗に陽に推進してきた面があったのです。＊ そこには胎児条項的内容を、母体条項を含む経済条項的内容に変換する「操作」があり、この「操作」のために母体の健康に精神的健康を含める話──「望まない」妊娠は精神的健康を害する──が、事実上、大きな役割を果たしていたと推定されます。

 ＊ 優生保護法のこの明白な憲法違反条項は──憲法25条「健康で文化的な最低

限度の生活を営む権利を有する」「全ての国民」から"不良な子孫"の除外！
——，またハンセン病者など約2万5,000人もの人々への，優生保護法が別途
定めた強制不妊手術の施術——本人の同意抜きの施術多数を含む！——という
人権無視の現実を生んでもいました。なおこの問題については，「優生手術に
対する謝罪を求める会」を中心に，国家からの謝罪と賠償を求める長年の運動
が続いていますが（優生手術 2018），2019年現在では，国家責任を不問にし
たままの，しかも一人わずか320万円の見舞金の支給を定める一時金支給法が
4月に成立し，優生保護法を憲法違反としながらも国家賠償請求は棄却した5
月23日の仙台地裁判決が出た状況にあります。

5　優生保護法改正［改悪］と反対運動：
　　フェミニズムと障がい者運動

中絶を困難にしながら中絶を推進する改悪論

　さて優生保護法をめぐっては，1970年代初頭と1980年代初頭の二度，国会
でその改正［改悪］の動きがあり，じつはその改悪阻止の運動・論理に，出生
前診断に関わる中絶をめぐる原理的な対立・相克や二律背反・矛盾と共に，こ
れらの「自覚」や「解決」への志向が見られたのです。この点に入る前に，か
の国会での最初の改正［改悪］の動き自体が，中絶を困難にする議論と中絶を
推進する議論によっていた点を見る必要があります。[*]

　＊　なお本節の基本的観点の多くは，森岡［1998：112-128］の優れた叙述に依拠
　　しています。

　中絶を困難にする改正［改悪］論は，戦後復興で豊かになった日本には，経
済的困難が理由の中絶は不要で，中絶は性道徳の乱れにつながるといった主張
を前提に，高度経済成長最中での労働力不足への懸念から「中絶の濫用がなけ
れば労働力不足がなかった」とした1970年日本経済団体連合会（日経連）の
報告書や，中絶を単純に「人殺し」とする新宗教団体の生長の家の1960年代
からの持続的宣伝などに担われていました。

　他方の中絶推進の改正［改悪］論は，「欠陥者の比率を減らす」とした1962
年の厚生省審議会決議や1970年の心身障害者対策基本法にも見られた，安易
な障がい者＝不幸論や優生思想を前提に，1970年代に普及し始めた羊水検査

とこれによる中絶や出生前診断を行政的に進める兵庫県衛生部などの動きに担われていました。その典型は，1970 年代当初の優生保護法改正［改悪］論における厚生大臣の国会答弁——改正［改悪］の当時の推進論——，「重症の心身障害児が生まれるおそれがあるという場合には……，そういう方々は一生不幸になられるわけでありますから……新しく人工中絶を認める必要がある」という発言です。*

> *　この厚生大臣発言の主旨が，相模原事件の犯人の言い分（第 3 章 54–55 頁）と何ほどにも異ならない点にも，優生思想の根深さが示されていることを知るべきです。

　だから優生保護法改正［改悪］案の眼目は，中絶を困難にするためのかの経済条項の削除と，陽性と判断された胎児の中絶を推進するための胎児条項の追加にありました——初回分娩の早期化も含まれていましたが——。ちなみに，この改正［改悪］問題自体は，1972 年国会上程⇒審議未了廃案⇒73 年再上程⇒74 年衆議院通過⇒参議院での会期切れ審議未了廃案，という経過を辿って終わります。そこには，日本家族計画連盟などによるこの改正［改悪］案反対の要望書提出もありましたが，*もっとも留意すべきは，この国会の動きに関わって優生保護法改正［改悪］阻止の原理的水準での中核を担ったのが，フェミニズム運動——当時はウーマンリブと呼ばれました——と障がい者運動だったことです。

> *　今一つの 1980 年代初頭の経済条項削除に特化した優生保護法改正［改悪］の動きは，生長の家出身の国会議員や自民党の生命尊重国会議員連盟などが推進しましたが，障がい者団体やフェミニズム運動からの批判に加えて，超党派の衆参婦人議員懇談会の改正［改悪］への反対決議もあり，改正［改悪］案は国会に上程されませんでした。

フェミニズム運動の主張

　ごく簡単にまとめれば，いくつかの潮流からなるフェミニズム運動は，総じて上記の改正［改悪］案に次のように反論しました。経済条項削除案に対しては，まず，GDP 世界第 2 位という日本の豊かさは，けっして庶民の生活次元にまで届いておらず——居住空間の狭さ，パート労働などの低賃金，保育所の少なさ等々——，この点が中絶を余儀なくさせており，この現実を放置したま

ま中絶を困難にすることは許されないと批判しました。

　また中絶を困難にすることによる「性道徳の確立」も，女にだけ一夫一婦制を通じて家族主義を強要するもので，労働力不足解消のための中絶抑制論と併せて，帝国主義的経済を推進する国策に女を従属させ，女の個人としての自由を奪うとし，総じて経済条項削除案は中絶の自由を阻害すると批判したのです。

　さらに胎児条項追加案については，胎児の障がいの原因は薬害を含む公害──サリドマイド，スモン病，ヒ素ミルク等々──とこれを生む社会のあり方にあるとし，これらを放置したままの胎児条項追加による中絶の推進は，経済成長至上主義のために社会の問題を妊婦や障がい胎児といった「弱者」にしわ寄せして解消するものだと批判したのです。そしてこれら批判の上でフェミニズムは，子育てに至る出産や中絶は個人（女性）の自由だとして，「国家は個人の生殖・出産に介入するな」という中絶の自由を核心とする主張を，さらには「産む産まないは女の権利だ」という主張を掲げるに至ります。この後者の主張は，端的には中絶の自由とその正当性を中絶権［法］に求めているので──全社会的な積極的実現に至ってこそ権利［法］！──，前者の主張以上の中絶の自由論だと言えるでしょう。

障がい者運動の主張

　他方で障がい者団体──特に脳性麻痺者の青い芝の会が先鋭──も，優生保護法改正［改悪］案は，「経済成長至上主義，生産能力第一主義の社会」による「弱者排除論」だとして（横田 1979：68），同じく経済条項削除案も胎児条項追加案も痛烈に批判しました。しかし胎児条項追加案批判の論理は，上記のフェミニズムによる批判とは力点が相当に異なっており──両者の相違は「深い溝」（『岐阜新聞』2013 年 9 月 6 日）ともされる──，次のように直截に優生思想を批判しました。

　「この法案〔優生保護法改正案〕が可決されることによって年間何千人もの障害児が確実に胎内から抹殺されていく……。しかもそれは胎内の障害児の生を危うくするだけではない。障害児を胎内から殺すことは，私たち，現に生存している障害者の存在根拠をものの見事にくずしていく結果を産む」（横田 1979：87）。そこには，胎児の障がいの原因が公害や遺伝等々といかなるものであれ，胎児条項による中絶についての，胎児と同じ障がいを持つがゆえに殺される側に追いやられざるをえない，障がい者自らの皮膚感覚に根ざした切

羽詰まったまた真摯な叫びと，ここからの優生思想批判がありました。

　つまり胎児条項追加案批判をめぐっては，「産む産まないは女の自由・権利だ」というフェミニズムの議論と，出生前診断による障がい胎児の中絶の正当化論批判という障がい者運動の議論との間には大きな齟齬があったのです。だから今も伝えられるように，例えばポリオという障がいを持ちかつフェミニズム運動家だった米津知子さんは，女性の中絶権と胎児の生命権との原理的な対立・相克や二律背反・矛盾の「自覚」から，中絶権という「女性の自己決定権を訴えることは，障害があるひと達を傷つける」，と「『二つの自分』の間で揺れ，苦しんだ」（『岐阜新聞』2013 年 9 月 6 日）のです。

　本当に率直に自らの自我に即して『いのちの女たちへ』（田中 1972）を著したリブ新宿センターの田中美津さんも，胎児の生きる権利も強く意識しつつ，身を切るような真摯かつ痛切な中絶肯定の発言をせざるをえませんでした。「中絶させられる客観的状況の中で，己れの主体をもって中絶を選択する時，あたしは殺人者としての己れを，己れ自身に意識させたい。現実に子は死ぬのだし，それをもって女を殺人者呼ばわりするのなら，敢えて己れを罪人者だと開き直らせる方向で，あたしは中絶を選択したい」（森岡 1998：128）。

「産める社会」論の意義と問題

　こうした経緯の中で，障がい者側からの胎児条項追加案批判をも含意しうる主張として，したがってまた，女性の中絶権と胎児の生命権との原理的な対立・相克や二律背反・矛盾の「解決」を目指そうとして，フェミニズムのある潮流は，「産む産まないは女の自由」から「産める社会，産みたい社会へ」，また，「中絶の権利」から「生命再生産の自由へ」という新たなスローガンを提起しました（金井 1989：54-91）。これは，さしあたりは，女性に中絶を迫る社会・文化全体——出生前診断による中絶を迫る優生思想的社会・文化を含む——の変革を求め，障がいを持つ胎児の中絶も含む一切の中絶を，禁止や制限するのではなく「不必要」とする社会・文化を求める提起として非常に意義あるものでしょう。[*]

　　＊　この提起は，出産のみならず子育てへの社会保障の充実や非嫡出児出産に伴う
　　　困難の除去などを含むと共に，中絶が女性自身の身体にも精神にも重大な負担
　　　をもたらすことをも踏まえた提起ですが，優生思想的問題の克服への提起も含

んでいます。

　それは，女性の自己決定権としての中絶権を保障しつつも，全ての誕生した生命を擁護しうるがゆえに，中絶権を行使せずにすむ社会・文化を目指すことを通じて，障がい胎児を含む全ての胎児の生命権も同時に擁護しようとしており，女性の中絶権と胎児の生命権とが対立・相克や二律背反・矛盾に陥らない解決を目指す主張——最終章で述べる社会・文化の〈水平的展開〉にも通じる主張——がなされたとも言えます。

　しかし，この「産める社会，産みたい社会へ」というスローガンも，女性が産む性であることを前提にし，さらには産む性を強要しかねない要素を含んでいるので，「生む生まないは女の自由・権利」論との齟齬を根本的には脱却できない面があります。つまり，優生思想的差別主義の克服をも射程に収めた「産める社会を」という提案には，どうしても女性を生む性としてのみ捉え，生みたくない女性や生めない女性，またLGBTに関わる問題——性が男と女とに単純に区分できない問題——を看過する提起になりかねないのです。

　この難点の克服には，再度，「産む産まないは女の自由・権利」論が必要になり——中絶権論は女性を生む性と決めつけない提起も含む——，そうなると，優生思想を許容しかねない女性の中絶権論の問題がまた浮上し……，というように，結局は，出生前診断とこれに伴う中絶をめぐって，原理的に女性の中絶権と胎児の生命権との二律背反・矛盾からの脱却が不可能となります。こうして見てくると，残念ながら，以上の二律背反・矛盾の解決を真に提起しうるほどには，人間の社会・文化は進歩してないと言わざるをえません[*]。

　＊　遺伝子検査も含めて言われる「スタートは軽いのに，ゴールは重たい検査」（香山 2013：33），という簡略にして当を得た出生前診断に関する卓見も，女性の中絶権と胎児の生命権との原理的二律背反・矛盾，自己決定と自己責任の一体化，ケアに関わる社会・文化のあり方等々にまで至る，幾重もの論点にわたって捉え返さなければ，優生思想的現実でもある出生前診断の普及を描くだけに留まりかねません。ここには，体外受精や代理母への欲求の中にある「実子」願望に関わる大問題も絡んできますが，本書ではこれ以上，立ち入れません。

第7章 「脳死」・臓器移植論の現実が意味するもの

はじめに

　忘れられがちですが，現在「脳死」と呼ばれるのと全く同じ状態が，心臓や肝臓の移植が実現する以前は，コーマ coma（不可逆的深昏睡）と言われていました。コーマという不可逆ではあっても深く眠った状態が「脳死」とされ，「脳死」者が死人とされたのは，端的には臓器移植の際の臓器提供者（ドナー）を「殺さず」に，したがってまた，移植医等々が殺人罪に問われずに，臓器移植を可能にするためです。「脳死」が前提の移植は，臓器の被提供者（レシピエント）の一定の延命を確かに可能にしますが，同時にドナーを臓器摘出以前に死体とせねばならないので，「脳死」概念が生まれたのです。

　しかしそもそも人工呼吸器によってであれ，規則的に呼吸をし排泄もし床ズレも生じる通常体温の「脳死」者がはたして死人か，という疑義がずっとありました。加えて「脳死」判定をめぐり，その正確性への疑義や当事者への侵襲性の高さの問題がある上，心停止に至るまで何年も要し，その間に成長し続ける長期「脳死」患者も知られてきました。そのため「脳死」概念が揺らいだ米国では，「脳死」による臓器移植を避けて，人工的心停止後臓器摘出が行われもします。これは，「脳死」以前に家族などの同意を得て人工呼吸器を外し，2〜5分間後に臓器を摘出・移植するもので，ピッツバーグ方式とも呼ばれます。

　また確かに，脳は人間にとり非常に重要な脳神経系の，そのまた中枢ですが，多様な個々の臓器の一つであることに違いはありません。そして個々の胃や肺などの臓器の死が，即座に人の死を意味することはないので，いわば胃や肺が死んでも胃死や肺死とは言われませんし，そんな奇妙な言葉も使いません。この点と比較すると，死体を意味する「脳死」なる言葉自身が奇妙な言葉であり，この言葉を疑問視しないことも奇妙なはずなのです。

　近年はこの奇妙なはずの「脳死」なる言葉が，当たり前のように流通し，また「脳死」を前提とする臓器移植も，ほとんど疑義なく推進されることが多いのですが，だからと言って20世紀末には問題視された「脳死」・臓器移植をめ

ぐる疑義が，本当には解消された訳ではありません（後述）。そうした疑義を忘却・看過し，さらには意図的に隠蔽するような，いわば社会的雰囲気が醸成されているとすら私には思えます。以下，こんな「脳死」・臓器移植をめぐる諸議論を考えます。

1 「脳死」・臓器移植論周辺の「死なせる」議論

20世紀末の議論

しばしば「脳死」・臓器移植だけが，その他の医療や病態や病者のあり様などとは無関係に論じられがちですが，少なくとも日本では，「脳死」・臓器移植を法定した1997年の臓器移植法成立前後の命をめぐる諸議論を同時に見る必要があります。なぜならこの時期は，また，終末期患者の延命は「無意味」とする安楽死・尊厳死論が社会的影響力の大きな諸団体の彼方此方でなされていたからで，この現実と「脳死」者というドナーの延命を「無意味」とする，「脳死」者＝死体論とは密接に関連していると思われるからです。

かの終末期患者の延命を「無意味」とする議論を，いくつか挙げます。臓器移植法に直結した脳死臨調（臨時脳死及び臓器移植調査会）の最終答申が出た[*]1992年の翌年3月には，日本医師会生命倫理懇談会によって，「末期医療に臨む医師のあり方」なる文書が，「新薬や人工呼吸器などが発達して重症の患者の延命が可能になるに伴って延命そのものが過大に目的とされるようになった」，として終末期患者の延命を否定的に捉えました。この文書には，「耐えがたい苦痛」に苛まれる終末期に限るといった限定すら付けることなく，健康にならない患者の延命を「無意味」とする思想がありました。

> * 脳死臨調は日本政府の審議会としては珍しく，政権よりの統一見解を示せず，「脳死」を個体死＝死体とする多数意見と共に，「脳死」は人の死ではないとする少数意見も併記しました。が後者も，「脳死」者がドナーとなる臓器移植を菩薩行（ある種のボランティア）と位置づけ積極的に推進しました（梅原 1992）。

脳死臨調の多数意見に基づく臓器移植法案が，最初に国会に上程された1994年4月の翌年5月には，日本学術会議の死と医療特別委員会が尊厳死を推進して，「無益かつ高額な延命医療が実施されている実態のあることは明ら

かで」，この点での「診療報酬請求ないし給付の適正化」が必要とし，「人工呼吸器の装着，人工透析，化学療法」に加えて「鼻腔カテーテル及び静脈注射などによる栄養補給」をも打ち切り対象の医療としました。

2000年10月には，首相名で設立された21世紀に向けての社会保障構造の在り方について考える有識者会議の報告書は，「どのような負担の仕組みをとるにしても，医療費，特に伸びが著しい老人医療費については，経済の動向と大きく乖離しないよう，何らかの形でその伸びを抑制する枠組みをつくらなければならない」として，高齢者終末期患者からの社会保険医療の引き上げを通じた安楽死・尊厳死容認論を提起しました。

臓器移植法以後

臓器移植法制定後も，「脳死」・臓器移植が遅々として進まないこと── 2009年の法改正まででも「脳死」判定による臓器移植は81例のみ──への苛立ちもあったのでしょうが，日本経済団体連合会（経団連）の「活力と魅力あふれる日本を目指して」（2003年2月，奥田ビジョン）は，尊厳死法制化が実現しない不満と学校教育も射程に収めた尊厳死推進を表明しました。

「日本のように平均寿命が長くなると，寝たきりになっても，植物状態になっても，医学の進歩で生きつづける人が増えるが，これが人の幸福につながるとは必ずしもいえない。日本でもいわゆる尊厳死に対する認知度は少しずつ高まりつつあるが，死期が迫ったときいたずらに延命措置をしないでほしいという意志を記したリヴィングウィル（尊厳死の宣誓書）は未だ法制化されていない……。学校教育の段階から死について学ばせることなどを通じて，一人一人が死生観を確立し，それぞれの人生において最後をどのように迎えるかを考えることができるようにすることが大切である[*]」。

> [*] 学校教育で行われ始めている死の教育（デス・エデュケーション death education）も，こんな経団連による安楽死＝尊厳死推進論と軌を一にしかねません。死の教育についても，今一度，モンテーニュの箴言（第2章末，51頁）を省みてほしいと思います。

きわめつけは，太田典礼が主導し，日本安楽死協会を改名した日本尊厳死協会が2003年12月に，尊厳死立法化の嘆願書を厚生労働大臣に提出し，法律要綱案1条で「不治且つ末期の状態」を主眼に「何人も自己の生命を維持するた

めの措置を受容すべきか否かにつき自ら決定する権利を有する」などとしたことです。

　しかも事実上,「不可逆的で不治ではあるが末期ではない持続的植物状態」も含めて, 2 条で『不治且つ末期の状態』とは, 合理的な医学上の判断で, 不治と認められ, 延命措置の施用いかんにかかわらず死期が切迫し, その施用がたんに死期を延長するにすぎない状態」と記しました。また「耐え難い痛みに苛まれる」という表現もなく, 動けないことをもって,「人間として生きるに値しない」とし, 末期患者や植物状態患者の救命やそのケアも, 事実上「無意味」としました。そしてこの日本尊厳死協会の働きかけで, 自民・民主・公明各党国会議員 22 人による尊厳死法制化議員連盟も発足しました。

　この辺りの死に近い生の充実を無視した話にいかに問題があるかについては, 第 1, 2 章を今一度思いおこしてほしいのですが, 次節以降では上述の終末期患者を死なせる議論と一体の「脳死」・臓器移植推進論自体を考えます。煩雑を避けるため逐一の引用はしませんが, 本章以下は, おもに森岡 1989, 小松 1996, 小松 2000, 倉持 2001 に依拠しています。やや古いこれら文献ですが, 問題の本質を適格に捉えたものとして, また「脳死」・臓器移植を無批判に自明視しがちな昨今の社会的雰囲気と, この影響下にある浅薄な刊行物多数を考えると, 上記の文献は「脳死」・臓器移植論には今も必読の文献だと思います。

2　臓器移植法と「脳死」判定基準:
〈「脳死」に臓器移植が内在する〉

臓器移植法に至る「道」

　角膜移植や輸血などの臓器移植は,「脳死」に依拠する臓器移植以前にも存在し, 一般的に推進されてきました[*]。しかし心臓や肝臓の移植は, 三兆候(呼吸停止, 脈拍停止, 瞳孔散大)によって確認される一般的な心臓死の後では不可能なので,「脳死」段階での臓器摘出が必須となります。

　　*　輸血という臓器移植も, 他人の臓器を体内に入れるので非人間的な人肉食(カニバリズム)だとし, 輸血が必須の手術ですら拒否する宗教も存在します。

　また心臓死後で可能な腎臓移植についても,「脳死」判定よりはるかに後に

なる心臓死段階では臓器が劣化し，「脳死」判定に基づく新鮮な臓器による移植の方が，臓器の生着率をはじめ移植の成功率が高くなるので，「脳死」による臓器提供が望まれるのです。加えて，一度の腎臓移植が成功すれば，週に1回以上の長時間の腎臓透析が必須の患者のための相当額の社会保険医療費が，一切不要となるという点からも，成功率の高い腎臓移植，つまり「脳死」・臓器移植としての腎臓移植が推進される，という面もあります。

こうした臓器移植の推進論により，以前はコーマ（不可逆的深昏睡）と呼ばれたのと全く同じ病態が，「脳死」と呼称されることになったのが実際であり現実なのです。だから今でも時々，"「脳死」は心臓などの臓器移植とは全く無関係に，科学的客観的に規定される"などと，「脳死」＝死体論者や「脳死」に依拠した臓器移植推進派は主張しますが，これは明白な詭弁・謬論です。むしろ「脳死」と心臓移植などの臓器移植とは密接不可分であり，〈「脳死」に臓器移植が内在する〉ということを，「脳死」論自体の根底に位置づけねばなりません。それは，ほんの少しでも「脳死」が思い浮かぶなら，必ず同時に心臓などの臓器移植を想定せねばならない，ということでもあります。

「脳死」判定については，日本では，1968年10月に日本脳波学会が，判定基準を検討し始めましたが，これは，同年8月に「脳死」判定にもレシピエント選定にも多大の疑義のある心臓移植を，札幌医科大学の和田寿郎が強行した後を追ってのことです。[*1]世界では1970年のハーバード大学基準，71年のミネソタ大学基準，72年のスウェーデン基準などの「脳死」判定基準が成立しました。[*2]日本では，1985年に厚生省の研究班が「脳死」判定基準を特定しましたが，この基準を初めて法定したのは1997年の臓器移植法です。この法律が，心臓移植などの臓器移植推進のために，コーマという病態の人を，「脳死」判定で"「脳死」者＝死体の場合がある"としたのですが，そうせねば臓器摘出が殺人になるからでした。

＊1　レシピエントが術後81日で死亡した和田心臓移植事件は，「脳死」に至ってなかった人を無理矢理ドナーに，また，僧房弁などの手術ですむ心臓疾患者を無理矢理レシピエントにした二重の殺人事件だとして告訴もされましたが，医学界の不透明な証言もあり，犯罪立証には至らず和田も他の大学病院で医師を続けました。ただこの事件は，日本の臓器移植法成立の「遅れ」につながりました。その後も1990年の大阪大学病院特殊救急部での「脳死」からの腎臓摘出や，1993年の千里救命センターでの「脳死」からの多臓器・組織摘出等々が，

殺人罪で告発されました。なお世界最初の心臓移植は，1967 年に南アフリカでバーナード医師らが行いました。

* 2　「脳死」判定基準とされるハーバード大学基準も，臓器移植推進という目的を隠していたため，当初はコーマの判定基準とされていました。この点も，「脳死」・臓器移植を，〈脳死〉に臓器移植が内在する〉と理解すべきことを示しています。

　上記で"「脳死」者＝死体の場合がある"，と奇妙な表現をしたのは，最初の臓器移植法では，本人と家族が，共に臓器提供とこれに至る「脳死」判定に同意する場合に限り，「脳死」が生じ臓器移植が可能だったからであり，よく言えば「脳死」という個体死を「選択できる自由」があった訳です。しかし，現在施行されている 2009 年改正［改悪］の臓器移植法では，事前に本人が拒否していない限り，意志不明な場合も含めて，家族の判断だけで「脳死」判定・臓器提供が可能となりました。また，改正［改悪］以前は禁止だった 15 歳以下の人のドナー化も認められた上，改正案の衆議院通過時には，一切の事前同意などとは無関係の「脳死」者＝死体論すら可決され，「脳死」者が死体であるのは自明で当然であるかのような雰囲気も作られました。

幾つも疑義のある「脳死」判定基準

　さて現在も使われる 1985 年以来の「脳死」判定基準は，大雑把には次の六つに分類されます。それは簡略には，(1) 深昏睡（疼痛刺激に無反応など），(2) 自発性呼吸の完全停止（人工呼吸器を 10 分外す），(3) 瞳孔散大（瞳孔径左右とも 4 ミリで固定），(4) 脳幹反射喪失（対光反射喪失や脊髄反射喪失など），(5) 平坦脳波（脳波振幅の 30 分以上喪失），(6) 上記の 6 時間後の再検査です。

　しかし例えば，この「脳死」判定基準で「脳死」とされた 5 カ月の男児が，6 日後に自発呼吸をし，その後 4 年 3 カ月生存した事実があります（『朝日新聞』2008 年 6 月 3 日）。つまり，かの判定基準が不可逆な「脳死」を正確には測定しなかった事実からして，以上の「脳死」判定基準には，誰しも大いに疑義を抱くでしょう。

　少なくともこれら基準のいくつかには，正確性と患者への侵襲性という点での具体的欠陥があるのです。例えば (5) の平坦脳波は，じつは，α 波や β 波などの大脳新皮質の脳波を測るだけの平坦脳波でしかありません。つまり大脳新皮質の新脳意識のみならず，間脳・大脳辺縁系と大脳古皮質の古脳意識も

含めて脳を捉える重層的脳機能論からすれば，かの判定基準における脳波測定は，古皮質層の活動などを全く反映しないので，大脳の機能を正確に捉えてはいません。また，「脳死」判定後の検査で24時間後では全例で，4日後でも4割程度は，視床下部での血流保持と神経細胞生存が報告されてもいます（生田 1995）。

　加えて(2)の人工呼吸器を10分間も外すのは——血液への直接の酸素補給も含め——，「脳死」判定対象の患者への侵襲性が非常に高く，この点で判定行為が患者を死なせることに加担してしまう大問題があります。こうした侵襲性の高さは，(4)の脳幹反射喪失の測定にもあり，「脳死」判定自体が，当該者に一定の作用を及ぼす判定行為を伴うので，これが患者への侵襲となりうるのです。だから「脳死」・臓器移植推進派が，「脳死」判定を，単純に「脳幹の不可逆的機能の停止と同等とみなし得る神経学的な一群の徴候をどのように確認するか」（パリス 1984：11）だとして，「脳死」判定をたんなる観察による確認であるかのように言うのは誤りです[*]。こんな「脳死」判定基準による「脳死」者＝死体論は疑問でしょう。

　*　日本を含め「脳死」判定基準の多くは，小脳を含む脳幹と大脳双方の機能を測る「全脳死 total brain death」説をとっていますが，このパリスら一部論者は，大脳を無視する「脳幹死 brain stem death」説でよいとします。なお臓器移植法制定前には，「脳死」判定基準が依拠する機能死論では「脳死」は把握できず，脳血流停止測定でわかる脳の融解などの壊死・構造死を「脳死」とすべきだ，とする器質死論もありました（立花 1988：27-50）。しかし，器質死の判定は機能死に比べて相当に遅れ，ドナーの臓器の劣化を招く点から，臓器移植推進派の非難を浴びた器質死論は，今では省みられませんが，機能死論の浅薄さと共に，「脳死」の意味を改めて考えさせます。

3　「脳死」＝死体論の誤りの深刻さ

「脳死」者は死んでいない！

　おそらく，前節で見た「脳死」判定基準の不正確さのためですが，「脳死」者については，少なくとも，脳死状態の妊婦が無事に出産した事例が各国で報告されている上，臓器摘出の際に筋肉弛緩剤を注射せねば，種々の筋肉が動くことも周知の事実です。また，通常体温があり脈拍や発汗や排泄があるだけで

なく，刺激により胸部に腕を移動させるラザロ兆候を示す点などからすれば，
「脳死」者は死体とはみなせないのではないでしょうか[*]。

* ラザロは，『ヨハネ福音書』で，イエス・キリストが埋葬4日後に死から復活
   させたとされる，キリストの友人の名前です。

　さらには，長期「脳死」患者の存在があります。「脳死」判定後，通常は，
長くても数週間で心臓死に至るとされる「脳死」者ですが，私が知る最長では
14年以上生き続けた長期「脳死」患者の欧米の例がありますし（瀧井 2005：
187），特に若年の「脳死」者が数年間その状態を保ち，爪も髪の毛も身長も伸
びて成長することは日本でも知られ，こうした長期「脳死」患者に関する刊行
物も出ています。

　例えば長期「脳死」幼児の母の手記には，「ほのさん｛長期「脳死」の幼児｝
が『ヒーッ』って真っ赤な顔して涙流してうんち踏ん張りだした。うんちした
いんだけど，下まで降りてきていないみたいで，すごく苦しそう。そんな時は，
お腹マッサージして……下まで降ろして出してあげます」（西村 2010：88）と
すらあります。

　「脳死」者が死体であるとは，とても言えないのではないでしょうか。

脳低温療法という事実と唯脳主義の問題

　また，欧米豪諸国に比べて「脳死」・臓器移植の合法化が遅れた日本におい
てだからこそ，開発された脳低温療法も考えるべきです。脳低温療法は，「脳
死」判定基準に従って判定すれば——救命を志向すれば，侵襲性の高い判定行
為は回避——，確実に「脳死」が推定される患者を含む，脳損傷の重症度測定
指標（グラスゴー・コーマ・スケール）で両眼瞳孔散大，対光反射喪失等々の最
重度の患者を治療するものです。こうした患者について，麻薬療法と併用して
脳温を32度のかなりの低温に保ち，体内水分や血小板数など70項目の管理の
下で，脳内熱貯留や細胞浮腫を抑えて脳神経細胞破壊を防ぎつつ脳を治療する
のが脳低温療法なのです。

　この脳低温療法によって，例えば20名中14名が救命され，そこからは社会
復帰者も生まれたのですが（山口 1995：32-38），「脳死」・臓器移植がほとんど
自明視される昨今では，脳低温療法はあまり聞かれないようです。一般に臓器
移植技術が進めば，同時に，切迫「脳死」状態への治療技術も進むはずなので

すが，この点が看過されて，安易な「脳死」者＝死体論と臓器移植推進となってきた可能性もあるように思います。

　加えて，時に，人の把握における脳神経系の特権化である唯脳主義だと非難されもしますが，「脳死」・臓器移植推進派が総じて依拠する，有機的統合体たる人の中核を脳神経系のみに求める見解がきわめて不整合な謬論だ，ということがあります。確かに，「全体として有機的統合性を保っている状態を『人の生』とし，こうした統合性が失われた状態を持って死とする」（脳死臨調最終答申），というのは，「脳死」・臓器移植推進派のみならず，さしあたりは多くの人が認める人間の死の規定かもしれません。

　しかし，この有機的統合性論に依拠しても，いや依拠するがゆえに，「脳死」・臓器移植推進派のように，「脳死」＝死体論を結論づけることはできないのです。なぜなら人の有機的統合性は，脳神経系と共に内分泌系，免疫系の三つが，いわば三位一体となってはじめて可能だからであり，有機的統合性の証として脳神経系だけを特権化するのは，全くの誤りだからです。

免疫系の主導性

　それどころか，ルドワラン氏と絹谷政江氏による鶉と鶏のキメラ的胚細胞を使った実験は，脳神経系よりも免疫系の方が，人を含む動物生命の基盤としての有機的統合性を主導しているのではないか，という推定に証拠を与えているように思います。この実験は，受精３日ほどの鶏の受精卵を使い，将来免疫系となる部分などの多くを鶏の受精卵のままにしておきながら，脳神経系となる発生途上の神経管や中脳胞の一部のみは鶉のものに入れ替えた胚細胞・受精卵を作成し，これの孵化に成功した実験です。

　　＊　なおキメラは，もともと頭がライオン，胴がヤギ，尾が蛇のギリシャ神話上の
　　　　怪物の名前ですが，複数種からなる合体生物を象徴する名称として使われます。

　この孵化した鶉・鶏キメラ雛は，鳴き声や行動様式などは鶉型を示したのですが，生後２カ月後には様々な麻痺や接食不全の末，衰弱して死にました。鶉由来の脳神経系の働きを示すこの鶉・鶏キメラは，鶏由来の免疫系が鶉由来の脳神経系を異物・外敵と見なし拒絶したため，いわば「自己」免疫的に死んだ訳です（多田　1993：12-18）。

　有機的統合体においては，このように脳神経系以上に免疫系が主導する点は，

ある意味，移植医療自体でも大きな事柄なのです。そもそも臓器移植は，レシピエントにとっては異物たる他者の臓器の移植ですから，異物排除・拒絶のための免疫機能を抑制・低下させねば成功しないという，生体の常態の否定と共にしかありません。だから，「脳死」が前提の臓器移植では免疫抑制が大きな問題になってきたのです。例えば免疫抑制剤は，当初，1962年開発のアザプチオンでしたが，その投与増は白血球減少と感染症誘発を亢進し，逆にその投与減は移植臓器への拒絶反応・機能不全を招いていました。そのため，初期の「脳死」・臓器移植においては，このいずれの場合もレシピエントは早期に死亡していたのです。

　一方で，免疫抑制をせねば移植臓器が生着せずにレシピエントが死亡し，他方で免疫抑制をすれば簡単な感染症すら誘発して，やはりレシピエントが死亡する訳で，いずれの場合も移植後の長期生存は難しかったのです。そのため「脳死」・臓器移植を推進した欧米豪諸国でも，アザプチオンに頼っていた1970年代を通じて，「脳死」・臓器移植数はさほど増えませんでした。[*]

> 　*　かなり治療効果が上ってきたいわゆるエイズが今も深刻な病で，エイズ発症者の直接の死亡原因が通常は簡単に治療できる感染症なのは，エイズが免疫機構全般を破壊するからであり，臓器移植は，移植患者を人為的にある種のエイズ発症状態にするとも言えると思います。

　この状況を劇的に変えた免疫抑制剤が1978年開発の，当初は「奇跡の技術」「伝説上の偉業」（Kahn 1981：280，小松 1996：118f. 重引）とさえ呼ばれたサイクロスポリン（シクロスポリン）でした。サイクロスポリンはアザプチオンに比べて，はるかに適度な免疫抑制と適度な免疫機能維持とを実現し，これ以降，「脳死」・臓器移植数も増えてレシピエントの生存率も高くなったのです。

手放しの礼賛は無理な臓器移植

　こうして臓器移植者の生存率が向上して，その日常生活もかなり順調なものとなり，今では心臓移植者の人たちによるスポーツ大会が開催されるなど，「脳死」に基づく臓器移植手術にはレシピエントに大きな福音をもたらすという善い面があるのは確かです。しかし「脳死」・臓器移植の根幹には，その初発にある既述の「脳死」者＝死体論によるドナー化やドナーとレシピエントへの人間の分断化に加えて，免疫系という人間の自然性の根本を侵さざるをえな

い問題があり続けるのです。

　付言すれば，サイクロスポリンが免疫をある程度巧く調整しても，[*]移植に伴う免疫系の破壊という人の自然性を侵す事実は残り続け，レシピエントの予後に免疫をめぐる大きな難点が残されています。端的には，移植手術後も続く拒絶反応抑止用の免疫抑制と免疫機能の維持との相克への対処のため，生存期間中の継続的で慎重さを要する多種多量な薬剤投与が必須なのです。

> ＊　しかも当初はサイクロスポリンを高く評価をした同一人物が，10年後にはその毒性が不分明だと認め，腎臓癌を誘発するサイクロスポリンの副作用も明らかとなりました。往時の移植の世界的権威すら，1990年には「免疫抑制性を除けばサイクロスポリンの影響領域はまったく不明」（Starzl 1990：2686f.，小松 1996：118重引）だと認めた上，サイクロスポリンに代わる新免疫抑制剤（FK506 モノクローナル抗体 OKT3）も，腎不全や神経毒性や高血圧や循環器障害などを引き起こすとされます。

　加えて心臓移植については，さらに移植の際の心臓神経線維除去で冠状動脈疾患の痛みなどを感じないため，定期的な心臓カテーテル検査や心筋生検が必須となります。それでも心臓移植者の心臓疾患の早期手術は困難だとされるだけでなく，生存率が低下する再移植手術への移行数も多く，移植手術後に予断を許さない現実があるのです。ちなみに，こうした神経抜きの移植心臓ということにも，また人間の自然性の根本を侵す現実がある，と言えます。

　こうして，免疫機構に関わる術後レシピエントの問題も残り続けるのだから，たとえその他の難点を除いたとしても，「脳死」・臓器移植については，海外での高額移植手術費用の調達のためのボランティア活動やレシピエントの術後生活の充実ぶり——生活全ては捉えてない！——等々のマスコミによる臓器移植関連の「美談」報道ではすまされません。

4　「脳死」・臓器移植が示す大きな問題

「見なし」規定としての死

　もとより「脳死」・臓器移植の最大の難点は，やはりこれがドナーという他者の死を当てにしており，「脳死」者＝死体＝ドナーなる等式を可能な限り容易に成立させようとする点にあります。そしてこの点とも深く関わり，死が何

であるかということと「脳死」を死と判定することとは，本来，次元が違うにもかかわらず，「脳死」・臓器移植推進派はこの点を曖昧にし，「脳死で新たな『死』の概念を提唱していない」（脳死臨調最終答申）という発言を典型に，死自体の検討を無視して，事実上，死の問題を「脳死」判定基準の妥当性問題に還元——しかも生物的に還元——してきました。

　しかし，「脳死」問題が，疑義あるこの判定基準問題に尽きないことは，皮肉にも判定基準自身が示しもしました。なぜなら，日本の「脳死」判定基準では 6 時間後の再検査を，12 時間後や 24 時間後とする諸外国の「脳死」判定基準があるからです。つまり，「脳死」の最終確認は，国によって，したがって社会・文化によって異なることが明らかで，このこと自身が，「脳死」の問題を自然科学的論点に還元された「脳死」判定基準の問題にしてしまうことの誤りを示しているからです。

　こうした点は，さらに，書籍の題名にある「四つの死亡時刻」（季刊メディカル 1992）ということからも理解されます。この四つ死亡時刻は端的には，①経験ある医師が判定すれば「脳死」が確実だと推定される時点，②最初の「脳死」判定実施の時点，③再検査の時点，④臓器を摘出する時点ですが，相当に時間的にずれるいずれの時点でも人の死と「見なし」えるのです。つまり「脳死」をめぐる人間の死の判定は，自然科学的な「脳死」判定基準自体とは全く別個に，上記のいずれかの時点で大きくは社会・文化的に「脳死」者を死体と「見なす」ことにより成立するのです。

　ちなみに心臓死も，厳密には自然科学的なかの三兆候説死とは言えません。まず国家医師免許を持つ医師がかの三兆候を判定してのみ死亡時刻が確定され，これを人々が受容している現実があってこそ，いわゆる心臓死としての人の死があるのです。つまりこの死は，医師への一定の信頼と，これを醸成している法律等々の社会・文化があってこそのことだから，単純な自然科学的な死亡時刻[*]が存在する訳ではないのです。

　＊　実際，私はホスピス病室での父の臨終の際，医師不在の状態で父の胸に手をあて脈もとって，呼吸停止も脈拍喪失も心臓停止も確認しましたが，死亡診断書記載の父の死亡時刻は，この確認後 30 分以上経過して医師が三兆候を判定した時でした。

　加えて，死亡時刻という一点を超える現実の死のあり方は，温もりが消えて

冷たくなり，さらには通夜・葬儀などでのお別れの時間を経て，火葬場で灰と骨を手にする等々の日常的で社会的・文化的営為・経験と共にあり，こうしてその死を受け入れて初めて，死は完成・確認されるのです。

　さらに言えば，上記のような死の完成・確認が現代日本では一般的ですが，社会・文化がまた時代が違えば，例えば魂が肉体から離脱したと思われたら死と「見なす」こともありますし，航空機事故等々で遺体が未発見の際も，遺族による現地訪問などを通じて死と「見なす」ことをします。この「見なす」点では，「脳死」を死と「見なす」のも同じなのですが，「脳死」者＝死体論は，死をめぐるかの日常的な社会的・文化的営為・経験を奪い，死を「脳死」判定基準への適合と同一化させるほどに，医療技術とその専門家を通じて，死を自然科学的＝生物的一時点に封じ込め，死をそのように「見なす」のです。ちなみに，「脳死」判定自体が，私たち素人のあらゆる日常的経験を超えているのは明らかです。

「脳死」論の無慈悲さ

　しかも，こうして「脳死」を死と「見なす」ことには，「脳死」者の「遺族」に関わる大問題も伴います。臓器移植をめぐって「脳死」判定前後のドナー化への「遺族」の説得が，死に直面している「遺族」から，かの死をめぐる日常的で社会的・文化的営為・経験をかなり奪い，ドナー化を迫られる「脳死」状態の肉親などに対する，「遺族」の複雑で苦しい感情をなんら考慮しないほどに，無慈悲で非人間的な状況すら生まれるからです（中島 1985，柳田 1995）。たとえそこに，よく訓練された移植コーディネーターの介在があったとしても，この大きな問題は，簡単に解決される訳ではありません。

　だから，いくら著名心理学者の発言だとはいえ，「脳死」＝死体論を認めないのは，"自然科学的に確定できる「医学的事実」が理解できない，迷信に囚われた無知蒙昧な奴だ"，などと言うのは（宮城 1983：101），相当以前の発言だとしても，今も「脳死」・臓器移植推進派の本音にありうるでしょうから，本当に糾弾されねばならない暴言ともいうべき発言なのです。[*]

　＊　死＝「見なし」論を否定するなら，極論すれば，死体の腐敗や細胞全ての壊死まで死はない可能性もあります。再度引用しますが，そもそも「死とは，なんらかの物質的 ｛＝生物学的｝ 現象に対して，われれ ｛という当該個人を越え

たもの｝が与える，いわば巨視的概念であり，総合的概念」（村上 1985：28）なのです。だから，死を簡単には定義することは不可能なので，無謀な臓器移植法の成立以前は，死自体を法定しなかった，いやできなかったのではないでしょうか。

　何をもってまた何時死と「見なす」かは，大きくは社会・文化のあり方次第なのであり，そこには，権力のあり方から経済や技術のあり方や死をめぐる思想なども含まれます。そしてこの「見なし」の中に，つまりは死をめぐる社会的・文化的営為の中に，差別・抑圧としての死，つまり「殺す・死なせる」に至るものかそうでないものかの相違もあります。

　だからいかに常識とは異なるように思えても，厳密には，死という生の終焉の決定をめぐっても，中絶可能時期内の胎児が事実上，人の生とは見なされない場合があるのと同じく——これは法律によりました（第6章117-118頁）——，社会的・文化的営為が決定的で，生死は自然科学的・生物的にのみ決まる訳ではありません。上記の「脳死」者の「遺族」をめぐる無慈悲で非人間的な状況の根底にも，本来はあり得ない死の自然科学的・生物的決定の強要があると言えます。

　ちなみにアガンベンは，「脳死」者を現代のホモ・サケル［聖なる人］の典型とし（第5章99-100頁），「人間と人間の技術によって初めて完全に制御された純粋な剥き出しの生」としての「脳死」者が生じたとして，「脳死」者が自然科学的・生物的存在ではないこと——しかし何か社会・文化に無関与な剥き出しの生のように思われがち——を示します。

　そしてそんな「脳死」者を，「脳死の擁護者は……偽の生体と定義した」，「偽の生体が生と死の間を揺れ動いている」としつつ，「脳死」者とされる「昏睡者は『人間と動物の中間にある存在』と定義されえた」（アガンベン 2003：224f.）とも述べます。「脳死」・臓器移植推進派寄りに「脳死」者を死体と「見なす」ことについての，見事な批判的描写だと思いますが，こうした批判を通じて，「脳死」・臓器移植推進から生じるさらに大きな問題も見えてきます。

疑問を封じる「脳死」・臓器移植推進

　この大問題の一つは，「脳死」・臓器移植が死に関する日常的な社会的・文化的営為・経験を奪うため，アガンベンが巧みに言った「偽りの生体」としてのドナーについても，ドナーに臓器提供されたレシピエントについても，およそ

問いという問いが喪失させられる可能性が非常に高くなることです。そもそも，「脳死」・臓器移植推進とこれによる死の「見なし」は，生権力・生政治に担保された優生思想の具現であり（第2部参照），医療専門家しか明確にはわからない一点的な「脳死」を人の死として正当化する無謀な営みなのです。

　この無謀な営みを通じて，ドナーという，生者と区別されない死者である「偽りの生体」が生みだされ，確実に死に至る最中での「まだ生きている」と「すでに死んだ」とが同一視されます。そしてこの同一視を通じて，ドナーとドナーに依拠したレシピエントを共に，生権力が私たちに強要したものでありながら，その強要すら自覚させないほどに自明で自然な存在とし，「脳死」・臓器移植が自明の事実とされてゆくのです。

　だから，〈「脳死」に臓器移植が内在している〉現実やこの現実が内包する様々な問題が隠蔽され，「脳死」・臓器移植推進を自然で当然の現実とする事態が何ら疑問視されることなくますます進展しかねません。こうした事態にあっては，ドナーとされる「脳死」者の死が不問に付されるだけでなく，移植以外は救命不可能とされたレシピエントについても，移植失敗によるその死を問題視する余地が狭められていきます。

　さらには，移植失敗によるレシピエントの死も次の移植への起点・研究対象として問題視されることなく許容される度合いが高くなりもし，現にそうなっています。こんな事態にあっては，よしんば「脳死」＝死体論に疑義が生じても，臓器移植推進が自明の前提とされたまま，例えば本章の冒頭でふれた，米国での人工的心停止後移植という，いわばドナー増のための無茶な殺人すら進められかねないのです。

ドナーとレシピエントへの人間の分断という優生思想

　「脳死」・臓器移植推進から生じる大きな問題の二つめは，やはり，そのなかにいくつもの系がはらまれている優生思想の問題です。〈「脳死」に臓器移植が内在している〉現実が内包する様々な問題の中で最大の，また他の諸問題の集約点とも言えるのは，一言ではやはり優生思想の亢進ということなのです。

　「脳死」・臓器移植的な死の「見なし」と臓器移植手術推進が，人の死を当てにする医療や社会・文化を推進し，優生政策化でもあるドナーとレシピエントへの人の分断を焦点として，人の命に優劣をつけ命を序列化する社会・文化をより自明視し自然視してしまう問題があるのです*。「脳死」者がドナーとして

役立つという判断を典型に，「役立つか否か」の判断に基づく優生思想的な命のあり方に，何の疑問ももたれなくなっていきます。

　　＊　加えて一部では実験的実施状態にあるとも言われる，「脳死」者を血液やホルモンや抗体の貯蔵庫・製造工場，また基礎医学実験や新薬試験の場として利用する問題，つまりはドナー化以外での，「役立つか否か」の判断に基づく現実問題もあります。

　ここから第一に，「脳死」者のみならず，重度の認知症者や重度の精神障がい・知的障がい者などの，「選択能力」を欠くと「見なされた」人たちを弾き差別・抑圧する社会・文化が，より醸成されやすくなってきます。そのためドナー不足を焦点として，植物状態患者のドナー化への動きと共に，植物状態や重度の認知症者などを直接のドナーとしないまでもドナーに近い存在としてのみ捉えることが常態化していきます[＊]。

　　＊　臓器移植の進展次第ではドナー化されかねない植物状態は，大脳に相当な損傷はあっても，自発呼吸があり刺激も感じ，乏しくとも一定の感情も示します。さらにキュア・ケア次第で，相当数の植物状態患者は，かなり回復しますので，植物状態の人と「脳死」者とは全く違います。ちなみに，臓器移植法制定前後では，一部医師も「脳死」と植物状態とを区別できませんでした。

　そこから彼・彼女らに対するキュア・ケアなどの軽視，その豊かな生活への視点などの無視がさらに進んで，優生思想的事態が滑り坂的に（第9章），ますます亢進されかねません。より具体的には，すでに2009年の臓器移植法改正［改悪］論議の中で出てきたように，「脳死」患者への社会保険医療の停止，「脳死」患者が心臓死に至るまでの医療忌避の増大という心配があります[＊]。

　　＊　日本の社会保険としての医療保険がない米国では，実費が1週間に100万円程度はかかる「脳死」状態の維持が一般家庭の人には不可能だからこそ，日本に比べて「脳死」・臓器移植数が多い現実もあります。また日本でも医療費削減を金科玉条視して，社会保険医療としての腎臓透析を一回の腎臓移植で代替することで，保険医療費削減が図れる点から腎臓移植が推進される現実もあります。社会保険医療のあり方が，「脳死」・臓器移植を規定するという大きな論点がある訳です。

臓器売買の現実が突きつけるもの

　第二に，「先進国」の富裕層が「第三世界」の貧困層の臓器を買って移植を行うという，国際的な臓器売買をも進める国際的な生命の序列化，優生思想の国際的蔓延という事態にもずいぶん前から至っています。こうしたフィリピンやインドでの腎臓を中心とする臓器売買の 1980 年代半ばからの実態は，日本でも読売新聞社がスクープした臓器売買を斡旋する業者の存在として知られ（読売 1985），1990 年代後半にはかなり周知の事実になっていました（粟屋 1999）。しかも，こうした事態への批判や非難も相当にありました。

　しかし，こうした事態はなくなった訳ではなく，2005 年末に至っても全国紙一面トップ記事に，欧米に比べ移植費用がはるかに安くすむ「中国で邦人 108 人臓器移植　04．05 年」なる見出しが躍りもしました（『中日新聞』2005 年 12 月 31 日）。しかもインドなどでの臓器売買禁止の法制化が，かえってマフィアを含めた闇臓器売買に拍車をかけるほどに，深刻な状況も生まれている上（瀧井 2005：202ff.），死刑囚のドナー化という形での臓器移植推進問題もあります（上記『中日新聞』）。

　〈「脳死」に臓器移植が内在している〉「脳死」・臓器移植については，レシピエントの延命とこれに伴う善さがあるとはいえ，この善さが「脳死」者とされる人たちのドナー化という優生思想的大問題，つまり「脳死」者を殺すことを典型とする大問題の上に築かれるという，かの善さを超絶するほどの大問題があることを真剣に捉え考えねばならないことは，明らかでしょう。しかも，この優生思想的大問題は，「先進国」と「第三世界」との間に多々ある差別・格差問題の一環となっている，という厳然たる世界的事実の問題でもあります。「脳死」・臓器移植推進の深刻さから，目を逸らすことはできないのです。

───── 第4部 ─────

倫理学的議論について

第8章　功利主義と道徳主義

──パーソン論／生命の質論 VS. 生命の尊厳論を含めて──

は じ め に

　これまで見てきた重度障がい者の生死や出生前診断による中絶，さらには「脳死」・臓器移植だけでなく，医療資源配分や保健行政等々にまで至る生命倫理領域全体についても，「望ましい」結論を得ようとするなら，功利主義 utilitarianism と道徳主義 moralism のどちらかに依拠することになる，としばしば言われてきました。

　しかし本章で述べるように，功利主義や道徳主義には様々な欠陥があり，これらに全面的に依拠できる訳ではないことも確かです。もっともだからといって，頼れるものが自らの直情的思いと素人考え以外に何もない，といった事実上の徒手空拳状態が望ましい訳ではありません。そんなくらいなら，功利主義と道徳主義の把握を通じて生命倫理の問題に接近してみるのも，あながち無駄ではありません。

　帰結主義とされる功利主義は──後述のように個人的功利主義と集団的功利主義に区分できます──，その多くが〈抽象的孤立的生命観〉（第1章）に依拠しており，行為の善悪＝正邪の基準を行為の結果（帰結）に求め，行為結果を，快 pleasure をもたらす功利性（有用性 utility＝Nützlichkeit）の高い善 goodness か，苦 pain をもたらす功利性の低い悪 badness かという具合に判断します。例えば多くの場合，障がいを持つ胎児の中絶がもたらす健常者至上主義的な快＝善が，中絶による生命殺害という苦＝悪を上回るという理由から，この中絶は功利性の高い正義として簡単に正当化されます。

　ただし，こうして正当化されるのとは正反対の傾向の事柄，例えば重症心身障がい児・者の生存の積極的な擁護も，功利主義的に正当化されうるのですが（本章第3節），そうなるのは快苦の基準，つまりは功利性とその基準を何に見出すか次第で，功利主義はその姿を大きく変貌させるからです。

　他方の道徳主義は，行為の結果いかんにかかわらず，行為の善悪＝正邪の基

準を何らかの道徳原則に則る行為か否かに求めます。例えば"尊厳ある全ての人間生命の殺害は禁止！"という生命の尊厳を重視した道徳原則に従う道徳主義は，たとえ激痛除去のためではあっても，人間生命の殺害に直結すればこれを悪として否定します。しかしほとんどの道徳主義も，〈抽象的孤立的生命観〉に左右されて，生命の尊厳や人間性自体の根拠を，事実上一定の能力に求めます。ここから一定の能力を欠く生命を，尊厳の対象から外して，功利主義による生命の排除と同じ結論に至る道徳主義も生まれてきます。

　ちなみに，功利主義や道徳主義と密接不可分な議論として，1970年代の生命倫理学黎明期から30年近く持てはやされてきた生命の質論（Quality of life: QOL論）とこれと一体のパーソン person 論に，またこれらに対抗した生命の尊厳論（Sanctity of Life: SOL論）にも留意すべきです。最近では，生命の尊厳論に対する事実上の「勝利」により，以前ほどには議論されないとはいえ，いえだからこそかえって自明視されがちな生命の質論とパーソン論は，事実上の優生思想としても要注意なのです。

　パーソン論は，パーソンがなく生命の質が低い「生物的存在」は「人」ではなく——ここにも〈抽象的孤立的生命観〉！——，その殺害も殺「人」ではないので正当化できるとする生命の質論でもあり，安楽死肯定論を支えてもきました。こんなパーソン論や生命の質論は，直接には功利主義の多くと結びつきやすく，他方の生命の尊厳論は，"尊厳ある全ての人間生命の殺害は禁止！"という道徳原則に則っているとも言えるので，道徳主義の多くと結びつきやすいのですが，道徳主義も生命の質論に「負けてきた」生命の尊厳論と同じく，結果的にパーソン論や生命の質論と一体化することもあります。また功利主義も，功利性の基準次第でパーソン論や生命の質論を否定する場合もあります。

　本章は，以上で概観したパーソン論，生命の質論，功利主義，道徳主義についてのやや立ち入った議論です。

1　問題多きパーソン論と生命の質論

「生物的生命」と「人格的生命」との線引き・二分

　さて生命倫理学黎明期には Joseph フレッチャー，T. エンゲルハート等々，米豪系の著名生命倫理学者の多くがパーソン論を唱導しました。論者により用語に相違もありますが概してパーソン論は，現実の人間個人を，生活する生活

史的生命 biographical life もしくは「人格的生命 personal life」と生物的有機体 biological organism もしくは「生物的生命 biological life 」とに線引き・二分し，「生物的生命」を「人格的生命」の土台としてのみ捉え，この線引き・二分による理論的抽象は現実を正確に反映すると考えます。*

* 以下も含め，逐一の引用は最小限にしますが，Glover 1977, Engelhardt 1983, Rachels 1986, シンガー 1998 に共通するパーソン論を取り上げます。

　まず確認すべきは，「生物的生命」及び「人格的生命」なる把握自体が，社会・文化から遮断された〈抽象的孤立的生命観〉に陥っている点です。そのうえで，パーソン論がこの二分法を用いる理由も問題であり，それは「人格的生命」に至らない「生物的生命」のみの存在は，普通の意味での人格ある人間ではないので，生きるに値する功利性（有用性）がないほどに生命の質が低いとする点であり，ここから生命の質論でもあるパーソン論は，ある種の功利主義と一体化して，「生物的生命」のみの存在の排除を善＝正義だとします。

　だからパーソン論の一部は，「生物的存在」のみの「人」を殺害しても，人格ある人の殺人ではないから倫理的判断の対象にすらならないとします。人間性を一切の自然的生理的生物的生命には認めないこのパーソン論が，生命倫理学において長らく大きな影響力を持ち続けたことは，種々の研究論文でも確認されています（大谷 2010：220）。

重度障がい児・者の排除論

　さらにパーソン論は，ある種の功利主義的判断をいっそう強めて，現に存在する特定の重症心身障がい嬰児などを，かの「生物的生命」もしくはこれに限りなく近い存在だとし，彼らを死なせることを功利性が高い善だとします。一見したところパーソン論は，現実の人間個人を「人格的生命」と「生物的生命」とに線引き・二分するように見えるので，パーソン論が標的とする特定の重症心身障がい児・者などの個人を，内在的に正確に捉えているかのように見えますが，それは見えるだけです。

　なぜなら，客観的装いの下になされる「生物的生命」と「人格的生命」との線引き・二分は，実際には，最初に特定の重症心身障がい児・者などの殺害の正当化を大目標とし，この大目標にそって後から，彼らを「人格的生命」を欠く「生物的生命」だとしているからです。つまり，特定の重症心身障がい児・

者の生命の質を，生きるに値しないくらいに低いとする判断の正当化のために，後からかの線引き・二分が行われるのです。

　しかしそもそも，「生物的生命」自体も含めていかなる人間生命も，社会・文化に媒介されてのみ存在し，〈生命の中の社会・文化〉を指摘せねばならない現実からすると（第1章），「人格的生命」と「生物的生命」との線引き・二分自体が，社会・文化から遮断された〈抽象的孤立的生命観〉に囚われて，現実ではない実験室的作問に対して，現実無視の空虚な実験室的回答を与えたものにすぎません*——その空虚な実験室性の極致は，重症心身障がい児・者などの完全な排除を夢想する点にあるでしょう——。

　　＊　ちなみに，パーソン論の線引き・二分が正確であるように見える遠因には，生
　　　物的把握等々の自然科学的把握こそが科学的真理の範型だとする近代主義とそ
　　　の学問・教育観の問題があるとも考えられます。例えば，誰しも義務教育で経
　　　験済みのカエルの解剖でわかることも，自然科学的ではあっても，実験室的作
　　　問に対する実験室的回答であり，その生態を含めたカエルの現実の全体像を捉
　　　えている訳ではありません。

　その証拠に，かの線引き・二分の基準自体について，レイチェルズやグラバーなどのパーソン論者がこぞって言うことですが，"他者との通常の交際能力"，"世界への好奇心とこれの充足能力"，"他者が楽しむことの享受能力"，さらには"自己意識と一定の理性"，"道徳的判断・行為が可能な能力"などを欠けば，たんなる「生物的生命」であり，「人格的生命」ではない，とされるのです。

　しかしこうした能力等々とその欠損は，たんに重症心身障がい児・者個人の能力のみの問題ではなく，一言で言えば「工夫に満ちたケア」等々の有無によって，つまりは彼らの周囲の他者を含む社会・文化のあり方次第で——また〈能力不全自体の相互関係性〉（第12章）からして——相当に変わるのですが（第1章），この点がパーソン論では完全に無視されています。その典型が，Joseph フレッチャーが IQ20 をこの線引き・二分の基準にすることであり（ブロディ 1985：337），IQ20 以下の人をたんなる「生物的生命」にすぎないなどとすることは，全くの論外と言うべき，非現実的な実験室的作問に対する誤れる実験室的回答にすぎません。

2　生命の尊厳論／道徳主義の「脆弱さ」

生命の尊厳論からの反論

　こうしたパーソン論や生命の質論自体は，生命倫理学黎明期には盛んに議論
されましたが，当初は，これらには道徳主義に基づく生命の尊厳論——さし
あたりの道徳原則は“尊厳ある全ての人間生命の殺害は禁止！”——が反論し
て，両者による激しい論争もありました。例えばロバートソンは，かのフレッ
チャー等々に次のように反論しました。

　(1) 生命の質の判断は，判断者個人の文化的に相対的な利害による偏見に陥
るので避けねばならず，(2) 重症心身障がい児・者の生命自体も，いかに制限
されてはいても，激痛制御も可能で十分に生きる価値があり，(3) 彼らの存在
は社会や家族の負担になるほどに有用性が低いという功利主義的判断も，負担
概念自体が種々の環境に依存する相対的なものであるので，偏狭な誤りである
（Robertson 1981：391-397），という反論です。

　この反論の (1) の生命の質の判断を偏見とする際にも，(2) の重症心身障が
い児・者等々の生命に生きる価値ありとする際にも，(3) の負担の相対性論と
功利主義の偏狭さを指摘する際にも，これらの議論を根底から支える“尊厳あ
る全ての人間生命の殺害は禁止！”，という道徳原則が大きな役割を果たして
いることは確かだと思います。

　この道徳原則と類似の内容は，また例えば，「すべての人間は，生まれなが
らにして自由であり，かつ，尊厳と権利とについて平等である」とした，1948
年制定の世界人権宣言 1 条にもそのまま見られるので，ある意味では長く世界
的に流通していると言えます——ただし，この宣言の「すべての人間」が重症
心身障がい児・者，さらには「脳死」患者を真に含んでいればですが——。と
同時に，かの道徳原則は歴史を辿れば，道徳主義の領袖とされるカントが，18
世紀末（1785 年）にすでに強調していたことでもありました。

　重症障がい児・者等々が念頭にないのは確実でしょうが，それでもカントは，
人間性の尊厳を前提に，「絶望に至るほどの害悪」や「生命への嫌悪」があっ
ても，「生命を奪う行為の格率」が「普遍的自然法則として承認されるのは不
可能」だから，人間生命の剥奪は普遍的な当然（自然）の出来事ではありえな
いとします。そしてその理由につき，「生命の促進を駆動する同じ感覚によっ

て生命を破壊するのは」，尊厳ある人間「本性の自家撞着」だと述べて，「生命
の保持」を「至高の義務」とするのです（Kant 7：52／64）。

> * このカントの議論の徹底ぶりは，「生命の保持を義務」とするだけでなく，幸
> 運や希望や嗜好に促進されている場合は，「生命の保持の義務に適ってはいて
> も，この義務に基づいてはいない」とし，「不運や希望なき悲嘆」や「生活の
> 嗜好の剥奪」，さらには「死の希求」がある際においても，「生命を保持」して
> こそ初めて生命の保持の義務に基づくことになる，としている点にうかがえま
> す（*a.a.O.*：23／28）。

　次の有名なカントの定言命法──具体的行為場面での道徳原則──も，さ
しあたりは，上記の生命の保持を至高の義務とする道徳原則に基づいている
でしょう。「君のパーソンの内にある，また他の一切の人のパーソンの内に
ある人間性を die Menschheit,sowohl in deiner Person, als in der Person eines jeden
andern，けっしてたんに手段としてだけでなく，常に同時に目的として扱うよ
う行為せよ」（*a.a.O.*：61／75）。

> * ただし，「パーソンの内にある人間性」の手段視と目的視との関わりやパーソ
> ンと人間［性］との区別と関連については，よりいっそうの言及が必要ですの
> でこの点を本章の付論で論じます。

生命の質論に「負けた」生命の尊厳論／道徳主義

　しかし，こうしたカント的なものも含む道徳原則に依拠した生命の尊厳論が，
生命の質論やパーソン論に反論することや両陣営間の論争は，近年見る影もな
いほどに沈静化し，パーソン論や生命の質論自体もあまり声高には唱えられま
せん。しかしそれは，けっしてかの生命の尊厳論や道徳原則などの広まりを意
味せず，むしろ逆に，論じるまでもないほどに生命の質論やパーソン論が自明
視されていることを意味するがゆえに，事態はかの論争時よりもはるかに深刻
なのです。
　そこには，生命の質が低いとされる人の排除・差別論である生命の質 QOL
論が，近現代社会でも有力な優生思想や能力主義（第5章）に担保され，これ
らと一体化しているのに比べて，生命の尊厳 SOL 論にはそうした強力な基盤
がないどころか，生命の質論と真に対抗しうる実質を欠いていた問題が，もと
もとあったのです。このあたりの事情は，「従来の意味での SOL とこの意味

でのQOLとの対立という構図自体が，最初からSOLには『分が悪い』仕組みになっている」（田中 2012：127），と的確に指摘されています。

　つまり道徳原則に則る道徳主義も，人間生命の尊厳や人間性の尊厳の内容を問いだすと，先にみたパーソン論や生命の質論と同じ結論に至りかねない，という欠陥があるのです。このことは，かのカントについてすら見られます。カントは先述のように，「パーソンの内にある人間性」の目的視を重視する道徳原則と表裏一体で，人間生命の尊厳・人間性の尊厳を高らかに謳い生命の保持を至高の義務ともしました。

　しかし同時にカントは，この「人間性の尊厳が成り立つのは，普遍的に立法するというこの能力 Fähigkeit においてである」（Kant 7：74／91）とも言うのです。「普遍的に立法する能力」とは，カントが「あたかも君の意志の格率{基準}が，同時に普遍的法則{全ての人に妥当する基準}として役立つであろうように行為せよ」（*a.a.O.*：72／89），と言う際の普遍的法則を人間自らが立法しうる能力です。＊

　＊　本節で引用・参照したカントの議論は全て，彼の『道徳の形而上学の基礎付け』からのものですが，そこでは最終的には「意志が自己自身の格率を通じて可能な普遍的立法の下でのみ行為せよ」という道徳原則に則った行為のみが――行為の自由，自律も謳われる！――，人間性とその尊厳に適う行為だとされるので，尊厳の対象から外される人間がどうしても生じざるをえないのです。

　つまりこの点では，人間生命の尊厳自体が能力概念と等値されて，この能力がないとされる人間には尊厳がないことになるのです。こうして生命の尊厳論や道徳主義も能力概念の介在を通じて，行為に関わる能力（生命の質）の高低次第の議論となって生命の質論に「負け」，また行為そのものの功利性（有用性）の高低次第で生命や行為の価値を判断するある種の功利主義に「負け」てきたのです。

生命の尊厳論にも近代人権思想にも頼れない！

　生命の尊厳論や道徳主義が，生命の質論やパーソン論に「負けてきた」ことを，もう少し大きな観点から整理すると，ルネッサンスなどの近世初期からの人間生命の尊厳論は，中世にもなかった訳ではない現世での人間の生の肯定の伝統（第2章41頁の注）を引き継いだ面があるとはいえ，それ自体としては，

現世を超越する神学的・宗教的起源，さらには「自然」的起源に基づいていました（田中 2012：125f.）。その限りでは，人間生命の尊厳——ピコ・デラミランドラでは尊厳ではなく卓越性（藤谷 2017：50）——は，神の被造物・「自然」の賜物としての人間のあり様として，いかなる人間社会の事情も左右しえないもの，つまり現世・世俗での生命の尊厳の問題視一切を排除しうる絶対的なものでありえました。しかし人間生命の尊厳論は，同時にまた，現世の近代人権思想の一翼を担いもしたので，この点では生命の尊厳論は，潜在的に生命の質論に「負ける」運命にあったのです。

　つまり近代人権思想は，神法やこれに等しい自然法のみに依拠する以上に，現世での人間の自然権という権利概念に依拠するので，人権思想を担う生命の尊厳も自然権という人権の権利主体についてのことになり，その際には権利主体が権利主体足りうるゆえんとして，個人還元主義的に把握された意思や活動や人格性 personhood，つまりは何らかの一定の能力を示す必要が生じ，生命の尊厳の根拠もこの能力に求められることになったのです（第 5 章 88 頁）。

　だから，市民権［法］を中核とする近代人権思想が優生思想に対抗できず，優生思想の変形版ともいえる能力主義を推進しがちであるのと同じ事情が（第 5 章），生命の尊厳論にも該当してしまうのです。つまり，かの一定の能力の重視が生命の質の重視と重なり，生命の尊厳論も生命の質論と同じく，尊厳の実質を示す一定の能力ゆえの生命の尊厳論ということになって，生命の尊厳論は，生命の質論に反論するどころかある種の功利主義と一体化する生命の質論に同調することになったのです。*

　　＊　近代人権思想は，階級差別を不問に付した点で大きな制限のある思想ですが，
　　　　身分制差別などの生まれによる差別を否定し——当初は女性差別や民族差別は
　　　　自明視されたにせよ——，人間諸個人自体の平等で自由な権利を自然権として
　　　　主張した点では，歴史的に大きな意義がありました。しかし，近代人権思想は，
　　　　生命の質という一定の能力を前提にする権利思想に陥った点では，優生思想や
　　　　能力主義に対しても脆弱で手放しの礼賛はできません。この問題の克服には，
　　　　新たな社会権思想が必要です（竹内・吉崎 2017）。

　総括的には，パーソン論や生命の質論と，これらに依拠しがちな功利主義はもちろんですが，生命の尊厳論やこれと一体の道徳主義も非常に脆弱なものなのです。藤谷秀さんの次の秀逸な指摘は，この事情を端的に示していま

す。「『価値づけ』が（本質的）属性にもとづけられる以上，人間の本質的属性
によってその存在の価値が測られ，『尊厳』ある人間とそうでない人間の差別
を生みだしてしまう」。「尊厳をどのように理解するにせよ，共通している問題
は，尊厳が価値の一種としてとらえられ……。人間の尊厳という思想は，『人
間は価値ある存在である』という思想を前提としているのである。だとすれ
ばそれは，差別や暴力を潜在させる，少なくとも差別や暴力に対抗できない」
（藤谷 2017：54-55）。

　尊厳や道徳原則の根拠としての価値——その典型が能力という「本質的属
性」をめぐる価値で，これは人格性にも該当——を人間個人自体に求める道徳
主義も，この根拠・価値を欠くとされる人間を排除する差別・暴力に加担する
訳です。こうした点を考える時，同じく次の藤谷さんの指摘も，一見，当た
り前のことのようですが傾聴に値します。能力や人格をめぐる「価値づけが氾
濫している現代社会において，人間の価値づけから自由な思想と実践は，空
想的なものだろうか。決してそうではない。というのも私たちには，価値とい
う観点を度外視して一人ひとりの存在に関わる日々の経験があるからである」
（同：56）。

　この「一人ひとりの存在に関わる」日々の経験の一端が，第1章で述べたた
だし君や亜紀ちゃんと彼・彼女らに関わるキュア・ケアそのものをめぐる経験
であり，こうした経験が功利主義や道徳主義などの理論・思想を超えて人間
の真の尊重に至る豊かな内容を持っているとも言えるのです。そうした障がい
児・者などと関わる日常生活やそこでの交流関係自体といった経験——この経
験は，家族とは限らない親密圏などでの通常の全ての人間関係にもあるはずで
す——が生み出すものから，いかなる人も排除しない，人間生命を真に豊かに
擁護しうる社会・文化を重視する道徳原則も生成する，と考えられないでしょ
うか（第13章 252–253頁）。

3　功利主義の功罪

ベンサム功利主義の概要

　さて以上の本章でも示唆したように，生命の尊厳論や道徳主義を「負かし
て」きたパーソン論や生命の質論は事実上，生命の質（能力）の高低，つまり
は功利性（有用性）の高低に依拠する功利主義でもある訳ですが，以下でみる

ように，功利主義自体はそうした議論には尽きません。功利主義の発端は，イタリアのベッカリーアの刑法理論やフランス啓蒙主義（唯物論）のエルヴェシウスの最大幸福論ですが，英国のベンサムが法理論全般の基礎とした内容が，現代にも至る功利主義史の中で大きな位置を占めてきました。

「功利主義の反対者も功利主義に則っている」，とすら言うベンサム功利主義の根底には，「人間の構造の自然的構成により，人は生涯のたいていの場合に考えることもなく，この〔功利主義の〕原理を奉じている」（Bentham 1962：2／85），という主張があります。つまり，「人間の自然的構造」が快楽の増大・苦痛の減少という善を求め，快楽の減少・苦痛の増大という悪を避けるという功利性に依拠することを強いるのだから，いかなる人間も功利主義に反しえないという訳です。この限り，「自然は人間を苦痛と快楽という，二つの主権者の支配の下においてきた」（*op.cit.* 1／81）とも言われるように功利主義は，現に存在する存在論的原理です。

しかしこのベンサムの主張には，彼の功利主義が法理論の基礎である点からして無理もあります。つまりこの功利主義は，当時の身分制的で封建制度色さえ残っていた英国法制度を根本から変革するための原理であり，ベンサムは，功利主義に則った法制度を構築「すべき」だとして，当為的原理としての功利主義を他方で主張するからです。簡略には，ある立法行為が快楽の増大・苦痛の減少をもたらすならば，その立法行為は善で功利性が高く，そうした立法行為に基づく法制度を構築「すべき」とされます。

こんな「すべき」という当為的原理は，もし功利主義が完全な存在論的原理であるならば，全く必要ないはずです。功利主義に則ったことを「すべき」などと言う前に，すでに功利主義に則った現実が「存在している」はずだからです。もっともベンサム自身は，「この苦痛と快楽のみが，我々がするであろうこと what we shall do を決定するし，同じく我々がすべきこと what we ought to do を指示する。一方においては正義と悪徳の基準が，他方においては原因と結果の連鎖がこれら（苦痛と快楽）の玉座につながれている」（*ibid.*）と述べ，正邪＝善悪の基準と因果の連鎖を快苦に融合させて，存在論的原理と当為論的原理との両立を図ろうとはしています。*

* マルクスが端的に「自由，平等，所有そしてベンサム」（MEW 23：189／230）と述べ，資本主義下のまた市民社会的な自由・平等が，剰余価値搾取による私

的所有を推進することの典型として功利主義を捉え批判したこと，さらには，功利主義がいわば拝金主義——貨幣で測られる功利性のみの追求——にもなりうることは，ここでは問いませんが，功利性の基準次第で功利主義はそうしたものにもなります。

個人的功利主義と集団的功利主義

この法理論の基礎としての功利主義の延長上で，功利主義は個人主義的解釈に基づく個人的功利主義と集団主義的解釈に基づく集団的功利主義の2種類に区分され，この二つが同じ功利主義の名の下にあることから，そこに齟齬すら生じることになります[*]。

> [*] 日本語では功利性 utility を効用と訳す場合もあり，功利主義を援用してきた厚生経済学など主流派経済学では，ここでの集団的功利主義は総効用主義を意味することになります。

それは，快楽計算（功利計算）とも呼ばれる当該社会全体の功利性（有用性）の算定に関わっています。もともと快苦＝善悪は諸個人ごとに算定されるので，この個人レベルの快苦＝善悪のみに基づく個人的功利主義でしたら，例えば激痛排除と生命維持とがバーターとなるある一つの疼痛医療は，当該個人に即してその是非が判断されます。しかし同じ一つの疼痛医療でも，これが社会全体に及ぼす影響まで考える集団的功利主義では，単純な当該の個人的快苦の話ではすみません。とりわけ法理論の基礎としての功利主義では，一つの立法行為が社会全体に影響を及ぼす点の考慮は不可欠なので，立法行為の基礎としての功利主義は，単純に諸個人に即した快楽の話ではすまず，一つの立法行為による社会全体の快苦＝善悪の変遷を捉えるために，快楽計算（功利計算）が必要となる訳です[*]。

> [*] ここでは詳論は省きますがベンサムは，一つの立法行為がもたらす社会全体の快苦＝善悪を集計する基準として，その立法行為自体の快楽の強度，持続性，確実性，遠近性，多産性，純粋性，範囲という七つを挙げます（Bentham 1962：38ff.／113ff.）。

そのため，特定個人を主眼とする個人的功利主義からすれば，快楽減少・苦痛増大となる立法行為も，社会全体を射程に収める集団的功利主義からすれば，

快楽増大・苦痛減少をもたらす善なる立法行為として正当化される場合もあるのです。その際には集団的功利主義が，特定個人についての個人的功利主義を否定している訳です。20世紀以降はどちらかと言えば集団的功利主義が有力であり，そのため，例えばセンの功利主義批判が強調するように，功利主義は，「分配のあり方を考慮しないで効用｛功利性｝の総計値を最大化すること」のみに至って，個人の特殊性や個々人ごとの生の多様性を無視する全体主義的な問題点があることになります（セン 1989：227-234）。

　だから，集団的功利主義からは，例えば重症心身障がい児・者の生命維持・生存擁護は，社会全体の功利性（有用性）を減少させるとして，その安楽死などの正当化が，個人的功利主義の場合よりも強力に主張されることにもなり，これが優生思想や能力主義の温床となってこれらを強化することにも至ります。*

* Joseph フレッチャーはパーソン論に基づいて，パーソンではない生命の質の低い「生物的存在」の排除を正当化しますが（本章第1節），彼は他方で，「生命の質なる言葉は，生命の質の判断に開かれていると同時に」，当該「生命の周囲の事柄に基づく質の判断にも開かれている」として，「善の基準が人間的善き生存 human wellbeing にあるなら」，「パーソンの価値は絶対的ではなく相対的［関係的 relative］」だから，パーソンがあっても「時に嬰児殺しは受容されうる」（Fletcher 1978：19ff.）とも主張します。このフレッチャーの議論は，パーソン論に依拠する論者の一部が，障がい嬰児どころか胎児や受精卵にもパーソンを認めて，その生命の擁護を図ること（Kluge 1975：207ff.）に対する反論なのですが，フレッチャーは，個人的功利主義だけでなく集団的功利主義をも採用しているのです。つまりフレッチャーは，パーソンを欠く生命の質の低い生命の排除を旨とする場合には個人的功利主義に，パーソンであっても周囲の事柄＝社会・文化次第で障がい嬰児等々を排除しうるとする場合には集団的功利主義に立脚しているのであり，フレッチャーの議論は，障がい嬰児などの殺害を完璧に正当化しようとしていて，もっとも優生思想的な功利主義的生命倫理を主張していると言えます。

功利主義の「反転」

　しかし他方で集団的功利主義には，優生思想や能力主義に真っ向から反対して生命の真の擁護を，そこに向けての社会・文化全体の改造と共に提起しうる可能性もあって，その典型を，1981年の『国際障害者年行動計画』の一節に見ることができます。そこでは「ある社会がその構成員の幾らかの人々を閉め出すような場合，それは弱くて脆い社会である」とし，「社会は，一般的な物

理的環境，社会保健事業，教育，労働の機会，それからまたスポーツを含む文化的・社会的生活全体が障害者にとって利用しやすいように整える義務を負っている」と宣言され，続けて「これはたんに障害者のみならず，社会全体にとって利益となる」（国際障害者年 1983：14）とも言われるからです。

この「利益」なる言葉が象徴するように，この国連文書は，障がい者の存在やその生存・生活の擁護自体を社会全体にとって快楽増大・苦痛減少となる功利性（有用性）の高いこととみなしてその促進を主張しています。だからこの国連文書は事実上，集団的功利主義に則っているのであり，障がい者などの「弱者」を排除する社会ではなく，そうした「弱者」を真に包含しうる社会・文化を，全ての人にとって功利性（有用性）の高いより望ましいしなやかなものとして唱導しているのです。じつは，最終第13章で述べる社会・文化の〈水平的展開〉論も，この国連文書と似通った功利主義に基づいています。

結局は何を快苦の基準，つまり功利性（有用性）の基準にするか次第で，同じ功利主義の名の下で，例えば「弱者」否定と「弱者」肯定という全く正反対の結論が正当化されうるのです。そのため，例えばシンガーのように，集団的功利主義に基づいて障がい者擁護論を謳いながら，同時にこれと正反対の障がい者差別論を個人的功利主義に基づいて主張する論者も出てきます。

＊　だから，功利主義を剰余価値搾取の原理になるとして批判したマルクスも（本章 151–152 頁），私的所有制度の廃止後は，「有用なものは，人間的に有用なもの der menschliche Nutzen になる」（MEW.E：540／461），と言います。

シンガーは一方では，税金などの公費を「障害者以外の人たちに支出しているよりもっと多くを障害者のために支出するというのが当然である」（シンガー 1999：64）と言って，同じ財政支出が障がい者以外の集団に対して以上に，障がい者集団には高い功利性（有用性）をもたらすとして，障がい者への財政支出を正当化しますが，ここには，功利計算を介して障がい者擁護に功利性の高さを見出す集団的功利主義があります。

しかし他方でシンガーは，動物の中でも能力の高いチンパンジーなどの動物の生きる権利を主張——実験材料にすることを否定——する中で同時に，「これらのチンパンジーよりはるかに低い知的能力しかもたない精神障害者」（シンガー 1986：25）などと露骨に述べて，能力が低い点で功利性（有用性）が低い精神障がい者や重症障がい児・者などを，事実上，人間範疇から除外する優

生思想的差別すら主張するのです。この主張は，能力の高低を功利性の基準に
する個人的功利主義に基づいているのであり，個人的功利主義に依拠した優生
思想的差別が語られているのです。

一筋縄ではいかない功利主義

　こうして見てくると少なくとも，生命の真の擁護全般を既存の功利主義に託
すことはできないでしょうし，本節 153 頁の注の Joseph フレッチャーについ
て見たように，集団主義的功利主義が優生思想と一体化する場合もある訳です
から，望ましい側面があるとはいえ，功利主義自体を単純に称揚することはで
きません。

　加えて，功利主義全般について看過しえない点があります。それは快楽・苦
痛自体，したがってまた功利性（有用性）自体，さらにはこうした快苦や功利
性を捉える能力自体が，社会・文化のあり方次第で大いに変わりうることです。
しかし，人間を不変の快苦の受容体と捉えてきた功利主義者のほとんどは，ベ
ンサム以来この変容を問うてきませんでした。

　この変容，特に能力の変容に関わっては，快苦自体が快苦を感受する能力に
左右されるきわめて主観的なものに留まりかねず，この点に快楽計算における
快苦の量的把握の問題も絡んで大きな問題も出てきます。センなどがたびたび
言及することですが（セン 1989：232-233），例えば飢餓線上の生活をしている
人々が泥水一般に感じる快楽と「先進国」市民がシャンパンに感じる快楽とが，
快苦を数量的に扱う功利主義の快楽計算においては同じだと判断されてしまう
問題です。つまりかつて近代経済学と言われた主流派経済学でも多々見られる
ことですが，全くの主観的概念に留まったままの快苦や効用に頼ることが常態
化すると，この効用や快苦を感じる能力の格差やこの格差を産み出す現実を忘
却した，非現実的な空中楼閣とも言える理論に至ってしまうのです。[*]

　　*　さらに，ベンサムの快苦概念や功利性（有用性）概念が，諸個人が感受する主
　　　観的なものでありながら同時に客観的な「対象の性質」ともされ，またあまり
　　　にも肉体的・身体的次元に偏っていたのに対して，ベンサムの後継者 J.S. ミル
　　　が精神的快苦をも功利主義的に把握した論点もあります。

　功利主義について最後に付言せねばならないことがあります。それは先に紹
介したベンサムの「功利主義の反対者も功利主義に則っている」という発言が

含意している論点，即ち功利主義のメタ理論性とも言うべき論点です。つまり功利主義に反対する道徳主義も含めて，いかなる理論・行為も，その理論・行為が目的とする事柄に「役立つ」こと，結局はその目的にとっての功利性（有用性）を求めるので，この点では全ての目的をもつ理論・行為が功利主義として把握され，この意味での功利主義は，当該理論・行為の内容を超えて［メタに］全ての理論・行為に妥当するのです。この意味では，全ての生命の真の擁護に「役立つ」ことを最重要視する本書も，功利主義に則っていることになります。

第8章付論　パーソンという言葉について

は じ め に

　前章で見ましたが，パーソン論は人間個人を「生物的存在」と「人格的存在」に分断し，重症心身障がい児・者などを「人格的存在」つまりパーソンを欠く「生物的存在」にすぎないと決めつけ──これは根拠のない嘘！（第1章）──，彼らを人間範疇から排除して差別・抑圧する議論でした。この付論で検討するのは，普通に人を意味するパーソンという言葉や"彼は人格者だ！"などと当たり前に使われる日本語の人格という言葉は別にして，パーソン論が使い「人格」と訳される英語のパーソン person ──ドイツ語のペルゾーンPerson ──なる言葉自体が，そもそも人間とその生命に関する決定的問題を扱うにはふさわしい言葉ではなく──少なくとも今までは──，潜在化している場合も含めて，パーソンなる言葉を土俵とする議論には，重大な欠陥があるのではないか，ということです。

　こうしたパーソン＝「人格」なる言葉に関して，かつて府中療育センターで重症心身障がい者に接した東京都知事時代の石原慎太郎は，彼・彼女らを指して，「自分が誰だかわからない……人間として生まれてきたけれど……ああいう人たちに人格あるのかね」，などと言いました（『朝日新聞』1999年9月18日）。この石原発言は，相模原事件の犯人の，"重症心身障がい者は人間の皮を被った物≒動物だ"という発言と何ほどとも違っておらず，「人格」なる言葉を使って，重症心身障がい者とその生命を貶め彼・彼女らを差別・抑圧したことは確実なので，多数の人によって石原発言が轟々たる非難を浴びたのも当然でしょう。

　　＊　誰しも，その人なりに自らのわかり方で，またわかる範囲で自分はわかっているのであって，「自分が誰だかわからない」人など誰一人としていない，と私は思います。もちろん同時に，完全に自分をわかっている人も，どこにもいないとも思います

同時に考えるべきは，パーソン論のパーソンと同じく石原発言においても，「人格」＝パーソンなる言葉が，人間が人間たるゆえんを示していて，パーソンの欠如は人間でありながら人間にあらざる存在（非人間）を意味し，したがってまた重症心身障がい児・者の人間範疇からの排除を意味するのは，なぜかということです。

　おそらく石原は，重症心身障がい児・者が人間であることを疑い，非人間ではないかと示唆し，非人間と言う代わりに「人格」が無いことを言って，「人格あるのかね」という疑義を述べたのです。奇妙に思われる疑問かもしれないのですが，あえて言うと，なぜパーソン＝「人格」なる言葉を介して人間とその生命に言及されるのでしょうか。また，生命倫理に登場するパーソン＝「人格」なる言葉自体は，はたして人間とその生命に言及する上で本当にふさわしい言葉なのでしょうか。私にはそんな疑問が湧いてくるのです。

　というのも，以下でやや詳しく述べますが，カントやヘーゲルやマルクスは，パーソン person（ペルゾーン Person）と人間自体――人間自体を示すヘーゲル的な自己意識等々も含む――とを厳密に区別し，人間という言葉とパーソンなる言葉とはそもそも違うことを明示する議論を多々しているからです。にもかかわらず，なぜパーソン論などは，パーソンの否定が人間の否定を意味するといったパーソンなる言葉の使い方をするのでしょうか。そうしたパーソンなる言葉自体には，すでに大きな問題がはらまれているのではないでしょうか。

　そしてこうした疑問は，事実上，人間やその生命の尊厳論でさえもが結局は，その根拠を人間個人自体の能力・価値に求め，これらに左右されて人間を差別・抑圧する暴力的な議論に堕していたこと（第8章）とも関わっています。なぜなら，パーソンなる言葉はこれが潜在化している場合も含めて，差別・抑圧／被差別・被抑圧という土俵の上に置かれた人間やその生命を，いわば象徴する言葉となっているように思われるからです。

1　もともとは仮面という意味

演劇の仮面（ペルソナ）

　さて比較的知られているように，パーソンなる言葉のもともとは，古代演劇に由来する演劇役者が着ける仮面（ラテン語のペルソナ persona）であり，そこには特有の意味がありました（アーレント 1995：158）。つまりペルソナ（仮面）

は一方では，舞台上の役者が人間としての自ら本来の表情やしぐさ，さらには本来の心の働きなどの内面を含む役者の全てを隠すもの——時に本来の役者ではない存在への取り替えさえする——でした。

しかし他方で舞台上の役者は，ペルソナ（仮面）を通じて，またいわば仮面的である演技を通じて役者自らの表情から心の動きに至る全ての活動を表現するのであり，この点では，ペルソナ（仮面）を通じて役者の存在自体が表現されてもいました。実際に仮面を着けるか否かは別にして，いわば仮面的になって「演じているというのは，別人になりすますのではなく，自分｛役者｝の思いの一つが純粋化されていると考えることもできる」（真山 2019：237，稀代の立女形，坂東玉三郎の発言）ほどです。

だから演じている時の方が，したがってまたペルソナ（仮面）を通じての方が，役者は「より純粋に自己を暴露しているのかもしれない」（同：160）ので，他方で隠しもするペルソナ（仮面）は，また暴露もするという二重性を担っているのです。少なくともパーソンなる言葉の元であるペルソナ（仮面）は，役者という当該者を隠しながら顕わにするものでもあったのです。しかしペルソナはあくまで仮面なので，役者本人が存在してこそ意味があり，役者自身に代替しうるものではなかったはずです。

法律［権利］用語としてのペルソナ

ローマ時代以降ペルソナ＝パーソンは，上記のような隠しつつも顕わにするという意味を保持しながらも，「演劇用語から法律用語に移され」——ただしこの法律は社会法［権］を欠いた市民法［権］でしかない（第5章88-89頁）——，種々の権利義務を有する者を意味することになり，ペルソナつまり「パーソンを取り去ってしまえば，残るのは権利義務のない個人であり，おそらく『自然人』……，もともとの意味における人間であり，人であろう」（アーレント 1995：159）という事態も生じていました。

アーレントによれば，さらにまた，このパーソンこそが政治的社会的に意味ある存在であるのに対して，人間や人は「奴隷のように，法の領域と市民たちの政治体の外部に置かれた……政治的には無意味な存在」（同上）でしかなくなったとされます。[*]

[*] この議論の延長上でアーレントは，自然人ともされた人間・人の経済的窮状の

克服を政治課題としたフランス革命を，パーソンたちの政治体によってのみ成立すべき革命を経済領域にまで拡張した歴史的誤謬として非難しますが——他方，米国独立革命は，この政治体に基づく革命として高く評価——，私は彼女のこのフランス革命論と革命理論こそ，社会革命の本筋を看過した誤り——社会権［法］の意義の捉え損ねも！——だと考えています（竹内 2003）。

　この限りでは，パーソンはペルソナ（仮面）でありながら，仮面を着ける人間・人以上の意義や価値を持つ言葉になったようです。つまり人間・人よりもパーソンの方がより"上位"の言葉になり，逆に人間・人それ自体はパーソンと比べると"下位"の言葉になったようです。しかし当然のことですが，にもかかわらず，他面でパーソンは人間・人が着けるペルソナ＝仮面ですから，人間・人と共にのみ意味を持ち，人間・人に依拠し続けざるをえない言葉です。だからパーソンなる言葉は，アーレントの解釈においても，人間・人という言葉とたんに区別されるだけでなく，人間・人との分裂・矛盾さえ示唆しているように思われるのです。

2　パーソンと人間，パーソンの市場性

パーソン［性］と人間［性］は異なる

　この辺りのことで興味深いのは，一般な哲学史解釈では微妙な表現の違いとしてあまり注目されない論点ですが，カントが，ペルゾーン Person 及び人格性 Persönlichkeit と人間 Mensch 及び人間性 Menschheit とを厳然と区別しながら関係づけたことです——以下，この両者の多くを，ドイツ語による場合も含めてパーソン［性］と人間［性］と表記します——。

　これを端的に示しているのが，カントが『人倫の形而上学の基礎付け』で定言命法の形式をいくつも案出しながら，最終的に「君のパーソンの内にある，また一切の他者のパーソンの内にある人間性を die Menschheit, sowohl in deiner Person, als in der Person eines jeden andern, 決してたんに手段としてだけでなく，常に同時に目的として扱うよう行為せよ」（Kant 7：61／75），とした箇所です。留意すべきはカントが，「パーソンの内にある人間性」を単純に目的としてのみ行為とせよとは言わずに，その手段視をある種自明視した上で，「パーソンの内にある人間性」を目的ともせよと言った点です。

　この手段視かつ目的視という点が，パーソン［性］と人間［性］とを同一視

せず，この両者を「パーソンの内にある人間」として区別しながら関連づけたことと深く関わっているはずです。おそらく手段視される「パーソンの内にある人間性」が言われる場合，端的に手段となるのがパーソン［性］であるのに対して，「パーソンの内にある人間性」の目的視において端的に目的であるのは人間［性］だと思われます。

　かなり単純化すればカント哲学では，この目的たるべき人間［性］と同義であったり重ねられて言われるのが，理性的存在者，叡智体，自律などですが，これらも決して手段視されえません。例えば「理性的存在者はそれ自身における目的として現存する」（a.a.O.：60／74f.）のであり，この理性的存在者は自律的存在たるべき人間［性］そのものと等しく，手段視される他律的存在者ではありえません。

パーソン［性］は他律的存在

　他方の手段視される他律的存在とは，端的には，相互に他者の欲求充足に役立たねばならないがゆえに他者に律せられ，相互に他者の欲求充足の手段となっている存在です。こうした他律的存在こそが，手段視される「パーソンの内にある人間［性］」であり，もっと言えば人間［性］とは区別されるパーソン［性］そのものですが，この手段視の典型は，市場秩序での商品交換に見られるのです。

　例えば，商品（労働能力商品を含む）の買い手も売り手もパーソン［性］として，自らの欲求充足に役立つ商品を所持する売り手や買い手のみを相手にして，市場価格に則った売買，つまり貨幣とその等価物たる商品との交換を行いますが，そこでは売り手は買い手にとって，買い手も売り手にとって，ようはパーソン［性］が相互に自らの欲求充足の手段になっているのです。「パーソンの内にある人間」の手段視が市場秩序でのことなのは，同じ『人倫の形而上学の基礎付け』が，「人間の志向や欲求に関わるものは市場価格 Marktpreis を持つ」（Kant 7：68／83），さらには「価格を持つものに代替して他のものが等価物 Aquivalent として定立されうる」（ebenda），と述べていることからうかがえます。[*]

　　＊　他方で目的視に関しては，「あるものがそれ自体において目的でありうる条件
　　　をなすものは，相対的な価値を，すなわち価格をもたず，内的価値を，すなわわ

ち尊厳を持つ」（Kant 7：68／83）と言われますが，これは市場秩序外部のことだと推測されます。

パーソン［性］の市場性

通常の哲学史解釈からすれば，乱暴だと思われるかもしれませんが，マルクスの経済学草稿の商品論，つまりは市場秩序における商品交換論で商品所有者がパーソン［性］とされる際にも，カントが人間［性］とは区別したパーソン［性］とその手段視の議論と似通っている面があるように思います。それは，マルクスが以下のように言うからです。

市場秩序に登場する私的な商品所有者の「両者は，相互に交換価値自身のみを代表している抽象的でありながら社会的なパーソンとして互いに行為する」（MEGA 2/2：19）。「彼らは所有者として，すなわち，その意志が自分たちの商品に染みこんでいるパーソンとして，相互に承認する。だからまずここに，パーソンという法的契機，またそこに含まれる限りでの自由という法的契機が入ってくる。誰も，他人の所有を力づくで自分のものとはしない。誰でも所有を自由意志で譲渡する」（MEGA 2/1.1：167／163）。

つまり市場秩序に登場するのは，人間［性］自体ではなく，いかに自由意思的ではあっても——交換価値に裏打ちされた自由意思でしかないが——，労働能力商品にせよ物的商品にせよまた貨幣商品にせよ，これら商品中の交換価値のみを代表する商品所有者たるパーソン［性］であり，市場秩序に適合した市民法［権］的存在でもあるこの商品所有者（パーソン［性］）としてしか行為したり承認し合えないのです。こうした行為や承認は，自らの欲求充足の手段足りえる商品所有者（パーソン［性］）相互においてしかありえないのです。

人間［性］を隠すパーソン［性］

それはちょうど，ペルソナ（仮面）が役者本来の姿を隠すように，いわばパーソン［性］は人間［性］を隠しているかのようなのです。隠す・隠される，というのは言いすぎかもしれませんが，少なくとも前面に登場するのは商品所有者（パーソン［性］）であり，人間［性］自身は商品交換関係では後景に退いています。もちろん，交換価値やパーソン［性］に還元されない人間［性］も存在し，またペルソナ（仮面）を通じて役者が自らを顕わにするように，パーソン［性］のあり様を通じて人間［性］が顕わになる面もある訳ですが，少な

くともマルクスにあってもパーソン［性］（商品所有者）は，人間［性］自体と
は異なりこれとは区別される言葉であり，現実的諸個人全般を意味する言葉で
はなかったのです。[*]

    * マルクス的にはパーソン［性］は商品化，さらには物象化という次元にありま
        すが，手段視される「パーソンの内にある人間［性］」というカントの把握も，
        その根幹においては，このマルクスの議論につながっている，と思います。

　市場秩序が全面化した社会である市民社会 die bürgerliche Gesellschaft におい
ては，市場秩序を領導する市民法［権］という法的契機を担うパーソン［性］
が，人間［性］を代表しているかのようですが，人間［性］のペルソナ（仮面）
であり続けるパーソン［性］は，人間［性］とは区別され，さらには分裂・
矛盾しているとさえ言えるのであり——パーソン［性］にはなりえない人間
［性］がある——，現実的諸個人自体に言及しうる言葉ではないのです。
　こうしたことは，例えば成熟期のヘーゲルが『法の哲学』の市民社会論で，
やはりパーソン［性］と人間［性］とを区別して，「人間はもちろん平等であ
るが，ただパーソンとしてのみ，つまり人間の占有の源泉に関してのみ平等で
ある」(Hegel 7：114／246) という場合にも該当します。つまり，この占有及
び所有の経済的・市民法［権］的主体たるパーソン［性］としての平等は，人
間［性］と分裂・矛盾しさえしており，けっして現実的諸個人自身の平等を意
味しません。
　だからこそヘーゲルは，現実的個人たる「私が何をどれだけ所有するかは法
的偶然であり」，パーソン［性］としての平等は，むしろ「占有物や資産｛能
力を含む｝の不平等な配分」(Hegel 7：112f.／244f.) に至り，現実的諸個人を
不平等にすることになるといった分裂・矛盾する事態を指摘しもするのです。

3　パーソンに関わる平等と不平等

パーソン［性］の平等と人間［性］
　ちなみに，同じくパーソン［性］と人間［性］とを区別する——さらには分
裂・矛盾さえ示唆！——ヘーゲルとカントは，上記の平等・不平等については
ある種対照的な見解を示します。なぜなら，既述のようにヘーゲルは，占有・
所有主体という経済的で市民法［権］的な " 抽象的パーソンの平等のみが平

等だ"とします。がこれに対して後期の『教育学』でのカントは，彼が市民の区別・不平等として捉える「身分の区別」と「人間の不平等との識別」に注意喚起しつつ，「市民の不平等 die bürgerliche Ungleichheit」つまりはパーソン[性]の不平等に対して，「人間の平等 die Gleichheit der Menschen」を対置するからです（Kant 12：760f.／96）。

　ヘーゲルからすれば，平等はかのパーソン[性]の平等でしかありえないにもかかわらず，市民，つまりはパーソン[性]の不平等を言うのみならず，平等を人間[性]の平等とするカントの主張は，理性的思考に至ってない悟性的思考に留まる次元の低いことになります。簡略にはヘーゲルは，区別性と同一性を捉えるに留まり矛盾に陥る悟性 Verstand, understanding の上に，総合性・矛盾性をも自覚的に把握しうる理性 Vernunft, reason を位置づけます。ヘーゲルは総じて，カント哲学を悟性主義的だと批判しますが，これにリンクさせてかのパーソン[性]についてしかありえない平等を人間[性]の平等と同一視したカントらの主張——フランス革命時の山岳党，さらにはドイツの中世のフスや近世初期のミュンツァーらの平等主張も含む——について，人間[性]についての「平等は悟性の抽象的平等であり……，平等の要求はますますもって空虚で表面的な悟性の分別である」（Hegel 7：113／245），と批判するのです。*

＊　1821年の『法の哲学』のヘーゲルが，「人間の最高のことはパーソンたることだ」と言いつつも，「にもかかわらず，パーソンというたんなる抽象物は，その表現において軽蔑すべきものである」（Hegel 7：95／231）と続けるように，パーソン[性]なる言葉にさほどの重きをおいてないことは，すでに1806年の青年期の『精神現象学』で，近代社会初期の市民戦争や宗教戦争を意味するホッブズ的な万人の万人に対する闘争を取り上げた箇所にも見られます。この闘争に「あえて生命をかけなかった個人は，パーソン Person としては承認されうるが，自立的自己意識として承認された存在という真理を獲得してはいない」（Hegel 3：149／188）とされるからです。つまり，パーソン[性]として承認されても，まだ自立的自己意識の高みには至ってないのです。ちなみにここでの「自立的な自己意識」は少なくとも，経済的・市民法[権]的な抽象的パーソン[性]には還元されえない，真に肯定されるべき人間[性]のあり方の『精神現象学』理性の章における表現です。

人間［性］の平等とパーソン［性］

　もっともカントは，パーソンの不平等，つまり「市民の不平等 die bürgerliche Ungleichheit」と「人間の平等 die Gleichheit der Menschen」の議論を，召使を雇う家庭での雇い主たる親とその子どもとの関わりの中で語っていて，そこにはその真偽のほどは別にして，パーソン［性］と人間［性］に関する興味深さもあります。つまり雇い主たる親から召使への，奉公に対する「パンの付与｛給与｝」という市民 bürger ＝パーソン間での市場的等価交換があっても，市民（パーソン）としての雇い主と召使の間には命令 - 服従——「身分の区別」の現れ——という不平等があるとカントは言うのです。

　しかし同時に，この親と召使との間での不平等な市民（パーソン）のあり様が，かえって，雇い主と召使といった不平等な市民（パーソン）のあり方からは縁遠い無辜な子どもには，パーソン［性］に隠された人間［性］そのもの——定言命法の「パーソンの内にある<u>人間［性］</u>」と同義——の平等を意識させる，とカントは捉えているようなのです。だからカントは，「人間の平等という意識は，市民の不平等という意識があっても，子どもには次第次第にもたらされうる」（Kant 12：760／96）と主張する訳です。[*]

> ＊　カントが，道徳的な「誠実に基づく義務」（徳義務＝道徳性 Moralität）を，市場秩序的な「契約に基礎づけられるべき義務」（法義務＝合法性 Legalität）の基礎にしなくては，「義務の法則が動揺して役立たなくなる」としつつも，同時に現実的な合法性に依拠しなくては道徳性も不可能だとして（Kant 8：637-643／217-224），事実上，この双方の義務の矛盾・分裂を提示せざるをえなくなっている点も，道徳性次元の人間［性］の平等と合法性次元のパーソン［性］の不平等との連関と同趣旨だと思われます。

　パーソン［性］を不平等とするか否かの違いはあっても，カントもヘーゲルもパーソン［性］と人間［性］とを同一視せず，区別しているのは明らかです。マルクスの場合も，交換価値のみを代表するにすぎないパーソン［性］なる言葉が，現実的諸個人全般を表しうるなどと考えてないことも明白でしょうから，明示されてないにせよパーソン［性］（商品所有者）に人間［性］に代替する意味はなかったはずです。何よりもマルクスは，パーソン［性］に担われた交換価値とこれの発展した資本が支配する社会の変革を目指したのだから，パーソン［性］なる言葉で，ありうべき現実的諸個人を示す意図がなかったのは確実でしょう。

4 パーソンなる言葉の位置

人間［性］抜きにはパーソン［性］もない

　確かに，パーソン［性］という言葉の元であるペルソナ（仮面）は，役者の本来の姿を隠しながらも，ペルソナ（仮面）を通じて役者自らが「より純粋に自己を暴露」しうるほどに，演じる役者にとっては，ペルソナ（パーソン）こそが自らの本領を担いうるものでした。またアーレントによれば，法律［権利］用語——社会法［権］抜きの市民法［権］用語に留まる——に転用された権利義務の主体としてのパーソン［性］の方が，人間［性］より“上位”の言葉になり，逆にパーソン［性］の無い人間・人自体は政治的社会的に無意味となるので，人間［性］は，パーソン［性］と比べると“下位”の言葉になっていました。しかしだからといって，演劇においてもアーレントの議論においても，パーソン［性］が人間［性］に取って代わることはありえません。なぜなら，役者自身や人間［性］自身を抜きにしては，パーソン［性］なる言葉は存在しえないからです。

　確かにカントの言うパーソン［性］は，市場秩序で手段視される点では目的たるべき人間［性］ほどの意義はもっていません。しかし他方で，目的たるべき人間［性］が，手段視される「パーソン［性］の内にある人間［性］」として存在する点も自明視されていた点では，ちょうど役者がペルソナ（仮面）を通じて自らを純粋に表現するように，パーソン［性］を「通じて」こそ，人間［性］も顕わになるとも言えるかもしれません[*]。この点ではパーソン［性］には，人間［性］ほどの意義はないにせよ，パーソン［性］抜きには現実的諸個人のあり様には迫れないほど，人間［性］より“上位”の言葉になっている，と言わざるをえないのかもしれません。

　　＊　カントは『実践理性批判』の末尾で，道徳律に関って「叡智体としての私の価
　　　　値を，私のパーソン［性］を通じて無限に高める」（Kant 7：300／369）と言
　　　　いますが，この「パーソン［性］を通じて durch」という表現にも，私の人間
　　　　［性］とその絶対的価値にとってのパーソン［性］の意義が込められていると
　　　　思われます。

　こうしたパーソン［性］なる言葉の，いわば“上位性”は，ヘーゲルがその

平等を言う経済的・市民法的な抽象的パーソンについてもまた，マルクスの言う交換価値のみを代表するにすぎないパーソンについても言えるかもしれません。つまり市場秩序が全面化しているなら，人間［性］も経済的・市民法［権］的な主体や商品所有者——労働能力商品所有者を含む——を意味するパーソン［性］の内にあって，パーソン［性］が顕わにする人間［性］でなければ，いくらパーソン［性］と異なる人間［性］の意義等々を訴えても，人間［性］は現実的諸個人として存在するものではないとされて現実からは放逐されかねないからです。

　しかし同時に以上のペルソナやパーソン［性］は全て，舞台上の役者についてにせよ，経済的・市民法［権］的主体についてにせよ，市場秩序における商品所有者についてにせよ，また不平等とされるにせよ，平等とされるにせよ，それら全てのパーソン［性］なる言葉は，時々の状況において人間［性］を隠す意味を持ってもいます。少なくとも人間［性］とは区別されたままになっており，人間［性］とは分裂しているとさえ言えるのが，パーソン［性］なる言葉なのです。この意味で，パーソン［性］なる言葉は現実的諸個人全般を代表しうる言葉ではありません。

パーソン［性］で人間［性］は代替できない

　パーソン［性］は，確かに市場秩序が全面化した市民社会においては，現実的諸個人がいわばひとかどの者として存在しうるには必須でしょう。この点はアーレントが指摘した権利義務の主体の議論からしても，カントやヘーゲルやマルクスのパーソン［性］の位置づけからしても明らかです。しかしそうした理解をする際には同時に，カントが，「パーソンの内にある」としながらもこの手段視されるパーソン［性］とは区別される目的とすべき人間［性］を提示したことが，踏まえられるべきでしょう。またヘーゲルが，パーソン［性］の平等を抽象的で悟性的な平等に過ぎず，能力を含む現実の資産の不平等を肯定するものにすぎないと批判した点も省みられるべきでしょう。

　こうしたカントやヘーゲルの議論からは，またマルクスの商品所有者（パーソン［性］）の議論からも，パーソン［性］と人間［性］とのたんなる区別を越えた，深い分裂・矛盾すら看取されるのであり，この点では，パーソン［性］なる言葉は，当該社会における支配的傾向にマッチしてはいても，目指すべき現実的諸個人のあり様を示す言葉ではありえません。この意味で，パー

ソン［性］なる言葉に真に肯定されるべき内容は付与されえないのであり，現実的諸個人の分裂・矛盾がパーソン［性］と人間［性］との分裂・矛盾として現れていると言っても過言ではなく，パーソン［性］なる言葉もこの分裂・矛盾の一方を示すだけの言葉なのです。[*]

* 　現実的諸個人のこの分裂・矛盾を，カントは総括的に，道徳的次元での自律性に担保された自由な人間［性］Menscheit と，外的強制に従わざるをえない市民法［権］的次元――市場への登場という点でも法的次元――で他律性に支配される不自由な人格性 Persönlichkeit との分裂・矛盾として把握したように思われますが，この現実的諸個人の分裂・矛盾という人間の危うさのカントによる把握については，カント研究の大家によっても，「カントの『人間学』にも，近世的人間主体の自覚という作業が，自己の存立基盤をあやうくする，そのぎりぎりの地点からすくなくともそれほど遠からぬところで成立していた，という一面があった」(坂部 1979：31)，と指摘されています。

　前章で見たパーソンなる言葉を肯定的に使うパーソン論のみならず，生命の尊厳論でさえもがその根拠を人間個人自体の能力・価値に求め，これらに左右されて人間を差別・抑圧する暴力的な議論に堕す一因に，それが潜在化している場合も含めて，時々の社会・文化の支配的傾向にマッチするにすぎないパーソン［性］，つまりは現実的諸個人の分裂・矛盾の一方を示すにすぎないパーソン［性］への過度の依存があるように思われるのです。

　付言すれば少なくともこれまでは，ペルソナ（仮面）由来のパーソン［性］なる言葉は，仮面が仮面を着ける主体，つまりは人間［性］の存在を大前提に，この主体＝人間［性］との区別・分裂，さらには矛盾においてのみ在りうる言葉なのです。ペルソナ＝仮面＝パーソン［性］なる言葉は，たとえ時に，この主体＝人間［性］より“上位”の言葉になることがあったとしても，この主体＝人間［性］という言葉に依拠し続けてこそ意味があるのであり，人間［性］という言葉に代替しうる言葉ではないように思われます。

　人間［性］が何であるか自体が明示されないとしても，人間［性］への依拠を忘却したり，人間［性］の“上位”に位置する言葉としてのみパーソン［性］なる言葉を使ってよいほどには，パーソン［性］なる言葉は豊かでも価値がある訳でもないように思われるのです。

　だから，人間［性］自体が何であるか，あるいは何であるべきかという問いは，パーソン［性］が何であるかによって応えるべき問いではなく，現実的諸

個人を成立させているもっとも広い意味での社会・文化のあり方がどうであるか，またどうあるべきかという，人類史全体を鳥瞰しながら将来をも展望する長くまた広大な視野から迫るべき問いなのです。

第9章　二重結果論と滑り坂理論

はじめに

　一般には生命倫理学は，環境倫理学やビジネス倫理学などと並んで応用倫理学の一つとされ，そのため，しばしば実用的な最終回答が生命倫理学に求められもします。しかし前章で示唆したつもりですが，功利主義や道徳主義などの倫理学説によっても，生命倫理学が扱う事柄への最終回答が得られることは，滅多にないでしょう。特に生命の真の擁護論に，既存の功利主義や道徳主義が至ることは，まずないと思われます。*

>　＊　明確な問題設定はしていませんが，本書では，生命倫理学なる名称の是非も含め，生命の深刻な問題を真に扱いうる，新たな理論構造の模索を試みているつもりではあります。

　だから生命倫理学では，理論的応答は無理で，ケースバイケースの応答しかありえないという，時に生命倫理学の教科書が示す傾向は，今でも根強いかもしれません。しかしそんないわば無理論的だとされもする生命倫理学——これが言いすぎならば，全般的に依拠しうる独自の倫理学説や理論構造を持たない生命倫理学——にあっても，二重結果論 double effects doctrine と滑り坂理論 slippery slope theory ——別名，クサビ理論 wedge theory ——は，珍しく既存の生命倫理学が，かなり広範に依拠している生命倫理に固有の理論だと言えるかもしれないのです。

　ただし二重結果論と滑り坂理論の二つは，本書冒頭（20頁の注）でも「単純化すれば」という限定付きでふれた，「死なせる［方向］か生かす［方向］か」という生命倫理の基本にある二者択一問題に対して，ほぼ正反対の立場をとる理論です。一方の二重結果論によれば，一つの行為が善い結果と悪い結果の二重の結果に至る——例えば，ある投薬が激痛除去と同時に死ももたらす——場合，苦痛除去という善のみが目的で死という悪が目的とされないなら——他のいくつか条件の充足も必要（本章第1節）——，この投薬は正当化されます。そ

の結果，苦痛除去に伴う副次的結果としての死も正当化されるので，二重結果論は簡単に「死なせる」結論を正当化します。

　他方の滑り坂理論は，例えば，最重度の（最重度が問われる！）障がいを持つ無辜な人を「死なせる」ことが，万が一何らかの理由で善とされ正当化されても，一度こうした無辜の人の殺害が正当化されれば，滑り坂を滑るように「死なせる」ことが，最重度よりは軽い障がいを持つ人へと次々と加速度的に及び，ついには全ての人の生命軽視という悪に至るので，どんな無辜な人も「生かせ」とする議論です。もっとも以下で見るように，滑り坂理論も殺害を禁止するに留まり，全ての生命の豊かなあり方の提起には至らないなどの弱点があるので，生命の真の擁護には至らない問題も抱えています。

　二重結果論には賛同が多く，滑り坂理論は非難されがちだという既存の多くの生命倫理学のあり方も含めて，本章ではこの二つの理論が示す内容の検討を通じて，人間の生命に突き付けられている問題を考えます。なお二重結果論も滑り坂理論も，共に行為結果に関する善か悪かを焦点としているので，この点では，前章で見た功利主義の枠内にあります。

1　二重結果論の行き着く先

二重結果論のための四つの条件

　二重結果論は，すでに中世のトマス・アキナスに見られ，16世紀のサラマンカの神学者たちが定式化しましたが，その基本的枠組みは，二重結果論の支持者であるレイチェルズによれば（Rachels 1986：15-17／27-31）——本節以下の二重結果論の紹介もこの箇所に依拠します——，ある一つの行為が善い結果と悪い結果という二重の結果をもたらす場合，次の四つの条件を満たせばこの一つの行為が正当化される，という点にあります。

　条件(1)は，行為にはその結果がどんなに善いものであっても，絶対に禁止されるものがあり，行為はこの点で許容される行為でなくてはならない，というものです。

　条件(2)は，悪い結果を決して意図せずに，善い結果のみを目的とせねばならず，可能な限り悪い結果を伴わずに善い結果に至るべく務めねばならない，ということです。

　条件(3)は，たとえ善い結果の実現の手段としてであっても，悪い結果を

使ってはならず，悪い結果は，いかなる意味でも行為の本質に属さない副次的
結果（副産物）でなくてはならない，となります。

　条件(4)は，上記三条件が満たされたとしても，ささいな善い結果のために
甚大な悪い結果に至ってはならず，結果の善さは結果の悪さを圧倒的に上回ら
ねばならない，とされます。

普通に通用しそうな二重結果論

　ちょっと考えるだけだと，一つの行為が善悪双方の結果に至ることは，生命
倫理に限らず日常に溢れていそうに思えますから，二重結果論は興味深いとい
うことになるかもしれません。[*]例えば授業中の居眠り学生に，他の多くの学生
による衆人監視の下で教師が厳しい叱責をすれば，当該学生は「皆の前で恥辱
を受けた」という教師への恨みの感情しか抱かないという悪い結果をもたらす
かもしれません。しかしこの厳しい叱責により，当該学生がその後一切居眠り
をしなくなり，これが後の職業生活等々においても役立つ習慣となれば，それ
は善い結果をもたらしたことにもなります。こんな場合の厳しい叱責の正当性
いかんを問うて，この叱責の是非を判断する場合にも二重結果論が該当しそう
です。

　　＊　もっとも一つの行為がもたらす結果が，単純に善と悪に二分されるとは限らな
　　　いどころか，よくよく思いをめぐらせれば，日常生活では善と悪の中間領域の
　　　複数の結果をもたらすのがより現実的なことでしょう。一つの行為がもたらす
　　　いわば多重結果について，確率論を導入する新たな多重結果論もありえますが，
　　　以下では，もっとも単純な伝統的な二重結果論のみを検討します。

　二重結果論に従えば，まず条件(1)により，教師による厳しい叱責が上記の
善い結果をもたらすとしても，居眠り学生に教師がナイフを突き付けたり暴力
を振るう叱責をするのなら，そんな叱責は正当化されません。また叱責する教
師が当該学生に，"居眠りをしないような習慣をつけてやろう"，といった善い
目的はもたずに，"恥辱を甘受させよう"，といった悪い目的から叱責するなら，
そんな叱責は条件(2)により正当化されません。

　さらに，"恥辱を与えた方が，居眠りをしない習慣を生むことになる"と考
え，教師が叱責するとすれば，そんな叱責も条件(3)によって排除されます。
叱責に伴って学生が甘受する恥辱はあくまで，居眠りを戒める際の副産物で

なくてはならないからです。そして条件(4)は，こうした叱責が，当該学生にとっての恥辱の甘受という悪さをはるかに上回るほどの善さ，つまり居眠りをしなくなる習慣づけをもたらすかどうかという判断基準になる訳です。

2　二重結果論の問題点

激痛排除の中にある二重結果論

　以上の例からみると，二重結果論はなるほどと思えそうなのですが，この説がしばしば安楽死を正当化する際に用いられていることなどからしますと，単純には称揚できないどころか，かなり問題含みの説であることもわかってきます。かのレイチェルズは，末期癌患者への麻薬投与がもたらす激痛の排除（善い結果）とその際に同時に生じる死（悪い結果）を，二重結果論に基づいて次のように正当化します。

　"たび重なる麻薬投与は麻薬への耐性を生みだすので，激痛排除のためには麻薬服用の増量が必要になる。そして最終的に増量した一滴の麻薬投与（一つの行為）は激痛回避（善い結果）をもたらしても，その際同時に増量した麻薬によるショック死（悪い結果）ももたらすが，そうした「安楽死に似たことを二重結果論は許容する」"，と。

　つまり現代医療で当然のようになされている麻薬の服用とその増量は，死という悪い結果を目的としたり手段とはせず，激痛排除という善い結果のみを目的とし意図しているし，激痛排除という善は死という悪を上回るのも当然だから，死とのバーターになる最終的な多量の麻薬投与は，二重結果論を正当化するかの四つの条件を満たす行為だとされるのです。増量した麻薬の「最後の一滴」の投与がもたらす死は，意図してない副産物としての悪い結果であって，この死は二重結果論により正当化されるということなのです。

　以上の議論でもっとも問題となる論点は，激痛排除のために増量された麻薬の「最後の一滴」の投与がもたらす副産物としての死について，二重結果論の唱導者レイチェルズの議論においては，「この死はあらかじめわかってはいるが意図してない forseen but unintended」と言われて，わかることと意図・目的とすることとは峻別できるとされる点です。なぜなら，麻薬の「最後の一滴」により患者が死ぬことがあらかじめわかりながら，この麻薬の「最後の一滴」の投与について，激痛制御のみが目的で死は目的ではない，と本当に言えるか

どうかが問題だからです。「あらかじめわかる」ことの中への「何らかの意図」の混入は，完全には除去できないのではないか，という濃厚な疑いがあるのです。例えば「死なせること」を正義として推進する意図ではなくとも，わかっている死を黙認したり黙認したいという気持ちには「死なせる」意図が混在しないでしょうか。二重結果説はこの問題をあえて，それこそ意図的に黙過している可能性が高いのです。

　特に第1章でふれましたが，癌末期患者の激痛回避は，これまでは希にせよきちんとした疼痛医療が行えれば実際にもほぼ可能だという現実があるので，激痛の残存は端的には手間暇のかかる激痛制御医療の不備によるものだということになります。そうであるなら，激痛排除がもたらす死——二重結果論に基づいて正当化される死——を容認すれば，そうした「安楽死」論は，この医療不備の現実を追認するものに他ならないことになります。

「死なせる」意図はなくても「死なせる」ことを正当化する

　二重結果論に基づく上記のような激痛制御に伴う死の正当化論は，上記の四つの条件を提示して議論を「複雑化」し，表面的には死という悪い結果を意図せずこれを避けているようです。しかし，かの「あらかじめわかっている」死の中に「安楽死」を含めて，末期癌患者などの激痛回避が可能な生を無視する現実を追認していることになりかねないのです。百歩譲って二重結果論における「あらかじめわかっている」ことには一切の意図が含まれないとしても，様々な現実の行為について不作為の作為があるように，二重結果論による上記の激痛制御に伴う死の正当化論は，直接の「死なせる」意図はなくとも，いわば不作為の作為や未必の故意として「死なせる」ことを正当化するのではないでしょうか[*]。

　　＊　注意してほしいのは，二重結果論は「死なせる」こと自体を悪い結果だと認めていて，これが同じ「死なせる」議論においても，例えばすでにふれたパーソン論のように「生物的生命」のみの人を「死なせる」ことは殺人にもならないから悪ではないとする議論や，終末期患者の「死」を善だとする安楽死論とは大いに異なる点です。そしてこのように，「死なせること」を善とするか悪とするかで大いに異なるパーソン論と二重結果論の双方を，レイチェルズやグラバーら「死なせる」議論に加担する多くの同一人物が推奨していることにも，留意してほしいところです。

加えてレイチェルズは，上記の条件(3)の説明で，“戦争で敵軍の士気を挫くために市民を殺す爆撃をするなら，そうした爆撃は正当化されない”と言い，また，条件(4)の説明で，“ささいな軍需工場の爆撃は，それが多数市民の死をもたらすなら正当化されない”などと言います。そもそも戦争という生命殺害の最たるものを例に，生命擁護を含まねばならない生命倫理の説明をすること自身が大問題だと思うのですが，付言すれば上記のレイチェルズの説明内容自体の酷さも看過できません。

　なぜなら，かの説明は戦争での勝利という目的に貫かれていれば，敵軍の士気を挫くための手段としてではない市民の殺害が正当化されてしまうからです。またささいでない重要な軍需工場の爆撃は，これが少数の市民の死をもたらすだけなら正当化されてしまうからです。こうした例証にも頼って推奨される二重結果論は，生命に関して真摯であるべき議論にふさわしいとはとても思えません。

3　滑り坂理論の概要

滑り坂理論の発端

　さて滑り坂理論の発端は，ナチスの戦争犯罪を裁いたニュルンベルク裁判に付随して開廷された，メディカルケースと呼ばれた医療法廷にあります。この法廷は，ナチスの T4（第3章 57–58 頁）を含む医学・医療を用いた戦争政策への医師・医療関係者多数の積極的関与を裁きましたが，この法廷を傍聴していたアレキサンダーという英国人医師が，次のような形での議論をしたのが滑り坂理論の最初です。

　＊　日本については，第二次大戦中に中国人捕虜などを人体実験に使い，細菌兵器などの生物学兵器の開発・作戦を進めた医師・医療関係者を主力とする陸軍731 部隊の総勢 3,560 名中わずか 12 名が，ソ連のハバロフスク裁判で裁かれただけです（加藤 2018）。多数のその他の者については，東京裁判での米軍との取引もあって──731 部隊の「成果」を米軍に引き渡して訴追を免れた──，東京裁判で裁かれることもなく，731 部隊の生き残りの多数は戦後，国立大学医学部や予防研究所などで安穏と研究生活を続けました。

“ナチス政権初期に，「遺伝病子孫防止法」や T4 などにより，国民全体から

すれば数少ないとはいえ，遺伝病患者や重度の障がいを持つ無辜の人が殺されたが，このことが，次々と人命軽視一般の風潮を生み，ついには600万人とも700万人とも言われるユダヤ人などのダッハウやアウシュビッツでの大量虐殺に至った。つまり，いかに重度の障がいを持つ人ではあっても，罪人でない無辜な人を殺す・死なせることは，全ての人の人命軽視につながるので一切認めてはならない"，と。

* 滑り坂理論に関する本書の内容の多くは，私の旧著（竹内 1993：64-74）に基づいていますが，この内容のおもな資料は，Rudinow 1974, Hare 1975, Lindsay 1975 であり，また特に，下記の論理的形態と経験的形態との区別とこれに基づく反滑り坂理論は，Glover［1977：164-169］によります。

滑り坂理論はその後，生命の始まりでの「殺害」——人工妊娠中絶や受精卵の実験使用等々——による人命軽視の議論を通じて精緻化されますが，論理的形態と経験的形態に分けて，大雑把には次のように説明されます。

滑り坂理論の論理的形態と経験的形態

論理的形態の滑り坂理論は次のようです。"いかに重度の障がいを持ったり，激痛に苛まれていても，またどんな社会・共同体においても，罪人でない無辜な人を，その人のゆえをもって——ここには障がいや痛みの程度の他，第1章で述べた本人のため論も含まれます——「死なせる」ことが一度でも正当化されると，「死なせる」側の権力・権威的正当化が伴うこともあって，次々と無辜な人の殺害は亢進し人命軽視に歯止めがかからない。だから安楽死を含む「死なせる」こと一切は認められない"。

経験的形態の滑り坂理論は次のようです。"たとえ道徳的に正当化しうる，個々の安楽死という名の「死なせる」ことがあったとしても，現在までの人間社会とその経験では，高齢者や障がいを持つ人等々を受容するよりも様々な形で排除する傾向が強いのは明白なので，安楽死は必ず濫用されて拡大する。この濫用は例えば，終末期患者への医療や苦痛除去の努力を放棄したり軽視したりすることの他，「脳死」者のみならず植物状態の人をもドナー化しようとすることなどに見られる。だから，安楽死という名の「死なせること」一切は認められない"。

能力主義の階梯や優生思想自体を，滑り坂にたとえた議論としても解釈され

る滑り坂理論は，さしあたりは，「最弱者」の排除を批判するのみならず，能力主義や優生思想による「弱者」排除全般の批判の原理にすら見えます。しかし「死なせない」議論よりは「死なせる」議論がはるかに多い既存の生命倫理学においては，滑り坂理論は非難の対象となることが多く，次のような反滑り坂理論が強いようです。

4　滑り坂理論への非難

論理的形態への非難

　その論理的形態に対する非難はこうです。"曰く，同じ重症者の安楽死でも現代では，自発的安楽死と反自発的安楽死とは明確に区別され，前者のみが推奨されるのであり，この二つがつながることはない。曰く，確かに非自発的安楽死——当人の意志が現在の文化の下では周囲にわからない安楽死（第1，2章）——という上記の区別が不明確なものもあるが，これもあくまで本人のために行われるのだから問題はない。曰く，一切の社会的実践には絶対確実の保証はないので，非自発的安楽死に不明確さや曖昧さがあるという理由で自発的安楽死までも否定するのは誤りだ"。

経験的形態への非難

　その経験的形態に対する非難はこうです。"曰く，歴史上，戦争等々による特定の殺人が殺人一般の正当化には至っていない。曰く，人命軽視の風潮は「豊かな現代」にはそもそも存在しないのだから，たとえ特定の安楽死実施が人命軽視だとされても，これが連続しはしない。曰く，一方に「死なせる」議論を支持する傾向があっても，他方で「死なせない」議論の圧力も相当に強力なので，滑り坂による「死なせる」圧力には歯止めがかかっており，滑り坂のたとえのように人命軽視の風潮が加速度的に高まる訳ではない"。

5　反滑り坂理論の問題点

安楽死論における自発性と「本人のため」論の問題の看過

　確かに自己決定論の重視からすれば，現在の安楽死も自発的安楽死に留まっているように見えますし，またたとえ不備な「脳死」判定で「脳死」患者が死

なされているとしても，そんな事態は植物状態の人や重度の障がいを持つ人には及んでいないようですから，滑り坂には歯止めがかかっていて反滑り坂理論に軍配があがりそうに見えもします。

　しかし，反滑り坂理論にはいくつもの欠陥があります。第一にすでに第1章で述べた議論ですが，自発的安楽死なら善いという発想の安易さです。たとえ「生前の意思」といった安楽死希望の事前の意思表明があっても，この「生前の意思」が安楽死実施段階で変わらず存続している保証はありません。例えば臨死状態の人に存在しうる内的意識や重症心身障がい児・者のコミュニケーションへの志向などは，現在までの社会・文化のあり方においては周囲の人々が了解できないことが多く，そこには安楽死拒否の内的意思が存在するかもしれないのです。ここに，いかなる状態の生命にも生を目指す合目的性がある点を重ね合わせますと（第2章），自発的安楽死にも，反滑り坂理論自身が否定する反自発的安楽死につながってしまう要因がないとは言えなくなります。

　第二にこれも第1章で述べましたが，非自発的安楽死の理由とされる「本人のため」論が，「重度の障がい」を持つ人たちへのキュア・ケアや受容がまだまだ貧困な現在までの社会・文化のあり方においては，そんな社会・文化や他者一般の都合を粉飾した議論となる場合がしばしばあります。親のような親密圏の人でさえ，あるいはそんな人であるがゆえに，「本人のため」と称する安楽死の主張内に，親密圏の都合を優先させる場合がありうるのです。

「安楽死」を促進する社会的現実の看過

　第三に，個人の自発性による安楽死の選択が，その合法化などの社会的強制力を伴う措置を制御しうると考えている問題があります。この選択論，つまり「自由意思」の尊重論・自己決定論は，一見現実的で望ましい議論のように見えますが，個人に対する社会的諸関係や文化の規定力を忘却した空理空論でしかないことも多々あります。

　能力主義や優生思想が浸透した既存の社会・文化は（第4章），安楽死の「自由な選択」をも確実に規定し，例えば，重度の認知症高齢者の処遇の貧困さ・惨めさとそのための彼らの惨めさという現状が，"ああなるより死んだ方がいい"という健常者による安楽死の「自由な選択」につながりもします。真の自発性の名に値しないこんな個人の「自発性」は，安楽死の合法化への歯止めにならないどころか，むしろ安楽死の蔓延を招きさえするでしょう。

第四に，最重症者の安楽死の容認や合法化を，「次の人」のそれにつながるか否かという次元でしか把握せず，この問題とより普遍的な事柄との関係が考えられていません。能力主義や優生思想を体現している滑り坂は，安楽死推進によって力を与えられ，たとえ直接の生命剥奪がなくとも，重症者や終末期患者などの「弱者」排除にも威力を発揮しているからです。ちなみに反滑り坂論者はまた，しばしば生きる権利がある以上，死ぬ権利とこれによる安楽死も認められるべきだと言います。しかし現代社会も「弱者」排除を真に克服していませんから，そうした死ぬ権利論と安楽死論は，「弱者」排除の現実を追認するにすぎない場合が圧倒的に多いのです。にもかかわらず，反滑り坂論者は，この点を看過しすぎているのです。

6　滑り坂理論を超えて

滑り坂理論は「弱者」を本当に擁護できるか？

このように反滑り坂理論にはきわめて問題が多いのですが，だからといって既存の滑り坂理論に全面的に依拠してよいかと言いますと，そんなことも言えません。生命尊重を旨とする滑り坂理論の，滑り坂的現実や反滑り坂理論に対する意義を充分踏まえた上のことですが，滑り坂理論はその大本のところで，滑り坂の最上段に「立たされる最重度の障がいを持つ人」などの生命を本当には擁護しておらず，この点を焦点としていくつもの問題点を抱えているからです。

第一に，滑り坂の最上段における最重度の障がいを持つ人たちの生命は，滑り坂に「立たされて」初めて擁護されるにすぎない点が問題です。しかも「次の人」の生命や滑り坂のどこかに位置する生命が危うくなるから，という理由で最上段の人の生命は擁護されるにすぎないのです。そうなるのは，滑り坂理論も，最上段の人の生命を，社会的文化的広がりの中における本当の人間の生命としては捉えず，〈抽象的孤立的生命〉として扱う既存の多くの議論に依拠してしまっているからです（第1章）。

そのため極論すれば，例えばこの最上段の生命は，生命の尊重の教育のために学校教育などで，"子どもらによる小動物飼育を推進すべきだ" とか，"生命尊重の軽視につながる動物虐待に等しい動物実験を禁止すべきだ"，といった議論における動物の位置と同じような位置しか与えられないことになりかねま

せん。狭い檻で子どもらに適当に飼育される動物が，本当に大切にされているとは言えないように，滑り坂の最上段の生命自身も，本当には擁護されてないのです。

「生かす」vs.「殺す」の対置は問題

　第二に，第一点の系とも言えますが，かの〈抽象的孤立的生命観〉のために，滑り坂理論は，最上段の生命については「生かすか」「殺すか」しか問わず，この問い自体が問題含みな点に非常に鈍感だという問題があります。

　つまり，この最上段の生命についてのより人間的な生の追求，あるいは「弱者」の生命の排除を真に克服する方途が問われず，結果的に「生かせばよい」式の，排除を伴いかねない貧弱な生命を肯定しかねないのです。だから，そんな貧弱な生命の放置という点を問題視して安楽死などを推進しもする反滑り坂理論に，既存の滑り坂理論は非常に脆弱だ，ということにもなります。

「歯止め」が扱えない

　第三に，確かに滑り坂理論の言うように，滑り坂的な人命軽視の風潮が彼方此方ではびこっている現実がありますが，同時に滑り坂をめぐる現実には，滑り坂上で外され流されかねない弱いものだとはいえ，一定の「歯止め」ができている場合がありますが，既存の滑り坂理論は，この「歯止め」問題が扱えません。

　例えば「脳死」の人は一方で死体とされながらも，他方で「脳死」患者，特に長期「脳死」患者として治療は無理でもケアの対象になる現実が，少ないとはいえない訳ではありません（第7章）。ここに，現在の社会・文化状況が続けばいずれは外されるであろうという意味では弱いながらも，「脳死」者でも死体としない「歯止め」――「脳死」・臓器移植推進論者からすれば，「脳死」＝死体論に納得しない人々への妥協――があり，またその意義も存在するのです。滑り坂理論は，こうした現実の「歯止め」が滑り坂的現実においていかに機能するかの問題が扱えないのです。

滑り坂をなくす提起がない

　第四に，本当は滑り坂理論の根底にあるはずの，全ての人間生命の擁護という意図を真に実現するための問題提起が，滑り坂理論自体にはありません。つ

まり優生思想，能力主義，社会効用論といった滑り坂を構築するものもしくは滑り坂自体を廃棄し，全ての人間生命が文字通り差別・抑圧なく豊かに生きうる社会・文化の形成への提起が，滑り坂理論にはないのです。そのため人間生命の擁護も，きわめて貧弱な形でしが提起できず，反滑り坂理論やこれと一体でもある生命の質論など（第8章）の攻撃にも耐えられません。

　こうした滑り坂理論の弱点を克服するには，社会・文化の〈水平的展開〉が必要なのですが，この点は最終章の第13章で述べるとして，滑り坂理論自体の意義には，もう少しふれておく必要があると思います。

滑り坂が示す深刻さ

　なぜなら，滑り坂理論に上記の弱点があるにせよ，優生思想，能力主義，社会効用論などをたとえた滑り坂という比喩は，断固反対すべきものとしての「弱者」排除の連続性を捉えた点で，非常に重要だからです。また滑り坂理論が示す，差別・抑圧・排除の廃棄に向かう姿勢に，大きな意義があることも確かだからです。確かに滑り坂理論自身は，いかなる人間生命も「生かせ」とするだけですが，滑り坂という比喩は，例えば当初の差別される側も差別する側に追い込むほどの，優生思想などの強力さ・根深さを非常にうまく表現しているのです。

　ここから滑り坂理論は，強力で根深い優生思想などに真に対抗しうるための基盤は何か，といったことを示唆してもいるように思われるのです。例えば，"手足はないけど普通の人間なのだから差別するな！"，と発言する身体障がい者にすら浸透しかねない優生思想も（第4章81頁），滑り坂という比喩は捉えており，この点を踏まえると，優生思想への真の対抗に本当に必要な営みとは何かが考えられるのではないでしょうか。

　また例えば私も実際に見聞しましたが，同じ特別支援学級（旧特殊学級）に通う障がい児の親たちの間ですら――協力して差別・抑圧・排除に反対できるはずの集団ですら！――，"こんな重度の子がいるからより軽度の我が子への教育・支援に先生の手が回らなくなる。重度の子は特別支援学校（旧養護学校）に行ってくれ！"といった発言が飛びかうこともあります。滑り坂理論はこんな事態にも警鐘を鳴らし，優生思想的な差別・抑圧・排除への真の対抗にいかにして至りうるかも示唆しているのではないでしょうか。

「できる」の強調も問題に

　さらに付言すれば，いわゆる知的発達において個人ごとに大きな開きがある
ダウン症児・者について*，出生前診断による胎児段階からの排除が進行しつつ
ある現状（第6章）に抗して，多くの事が「できる」実際のダウン症児・者の
姿を広報することに力を入れるダウン症児・者の擁護者たちが，「できない」
ダウン症児・者の実態にふれたがらない現実があります。この現実を指してた
だちに，ダウン症児・者とその擁護者たちの内部に優生思想などが浸透してい
るとまでは言えません。しかしダウン症児・者の「できる」を強調して，彼・
彼女らの「できない」にふれないことは，滑り坂が象徴する優生思想的圧力と
無関係だとは言えないのではないでしょうか。

　　*　ずいぶん前から知られていることですが，ダウン症者の多くが日常生活でのい
　　　わゆる自立が可能で，なかには運転免許を取得したり書家として大成した人も，
　　　また四年生大学を卒業し英語でのスピーチが得意な人もいます（岩元 1998，
　　　『日本経済新聞』1998年5月10日）。さらには，自らに関わる出生前診断につ
　　　いて，「苦渋の選択を迫るのではなく，生まれてくる子どもが幸せになれる社
　　　会を目指す方が大事」（『岐阜新聞』2013年5月13日），と明確なそして本書
　　　とも共通の見解を述べうるダウン症者もいます。しかし他方で同じダウン症
　　　児・者でも，身辺自立の三要素（排泄・食事・衣服の着脱）に全面介助が必要
　　　で，言語的コミュニケーション自体も成立し難く，いわゆる一般就労などは及
　　　びもつかない人もいます（竹内・藤谷 2013）。

　こうして見てきますと滑り坂理論については，その不十分さには留意しつつ
も，滑り坂という比喩が示しているその意義を充分に咀嚼しながら，この理論
を超えうる，より豊かな生命の擁護に至る新たな理論・思想を目指す必要があ
るのです。

第 5 部

病や障がいは
どのように捉えられるか?

第10章 病の捉え方と人間の捉え方の関連

はじめに

　本書で随時ふれてきた病を持つ人々がどのように把握されるかは，病の捉え方自体によっても異なりますが，この病の捉え方もじつは様々です。19世紀からの近代医学の主流が推進した特定病因論は，病因，つまり病気の原因を細菌やウイルスなどの人間外部に求めます。そのため，特定病因論は，社会で生活する人間のあり様を無視しがちな反面，原理的には人間個人に病の責任を押し付けませんので，そこに大きな意義もあります。

　他方の社会医学は，病因を主要には，栄養や労働や衛生などの大きくは社会のあり様に求めるので，病を生む社会の変革と健康の実現を進める意義があります。と同時に，不健康や障がいの非存在を夢想する健康至上主義に陥りやすく，常に存在する病者や障がい者の真の受容には弱点を抱えてもいます。

　また健康至上主義と一体化しがちな分子生物学や遺伝学は，遺伝子や染色体などの生物的根源から病を把握し，病の根源的治療に向かう意義があると共に，治療不可能な場合には原理的に病を個人の自己責任としかねません。病の捉え方，つまり病気観が生命や人間のあり様の把握も変えてしまうのです。

　例えば誰も風邪をひいても，普通に言われる人格や人間性までもが侵されたとは思いません。しかし重度の認知症で通常の意思疎通さえままならなくなると，人間存在自体も悪化したと思いがちでしょう。こうした思いの違いは，病の程度によると共に，病の捉え方の違いにもよるのであり，病・障がいが人間個人のごく一部の局在的・部分的故障と捉えられるか，人間存在の本質の侵害と捉えられるかの違いにもよります。つまり，病の発生や治療・軽減の把握やこれらに影響される病と人間存在との関連の把握次第で，人間個人のあり様が異なって捉えられ，人間個人は平等化されたり不平等化されたりするのです。

　ところで私たちには当たり前の病名を，古代ギリシャの医聖ヒポクラテスは一切記していません。彼は例えば，現代ではオタフク風邪という病名を付ければ一言ですむ病につき，複数の病者の仕事の状況や栄養状態や休息具合等々に

加えて，病者ごとの熱の具合や節々の痛み等々を事細かに記しています。それ
は，同じ病原菌等々の作用以上に，病者自身の体質・自然治癒力と暮らし方や
仕事の仕方などとの関係の崩れとして病を捉え，したがって厳密には一つとし
て同一の病は存在しない点を重視したからです。[*]

> [*] ヒポクラテス的病気観は，①病を外的原因に基づく因果決定としてではなく，
> 人体全体に関わる種々の要因の相互規定によるものとします。ですから②全て
> の病は諸個人ごとに異なり，人間と環境全体との関係に規定される心身医学的
> な内部環境・体質のホメオスタシス（恒常性）の崩れとなります。ヒポクラテ
> ス的病気観は，以下で示す社会医学的病気観と分子生物学的遺伝学的病気観そ
> れぞれの萌芽的形態が混在していた病気観だと考えられます（ヒポクラテス
> 1963）。

　このようにみると，病気観次第で同じ病名の病者は存在しなくなりますが，
病気観の違いはそんな話も超えて，通常は不治の病とみなされる障がいの把握，
つまり障がい観（第11章）とも関わり，人間の差別・抑圧問題にまで及びます。
こうした問題を考えるために，本章では，医学・医療史を参照して——漢方や
鍼灸の基盤である中国医学などの東洋医学には全くふれられませんが——，特
定病因論的病気観，社会医学的病気観，分子生物学的遺伝学的病気観としてま
とめられる三つの病気観を検討します。[*]

> [*] 医学・医療史の個々については，逐一引用しませんが，おもに以下を参考に
> しています。『病気の社会史』（立川 1971），『近代医学の発達』（シュライオッ
> ク 1974），『近代医学の史的基盤』（川喜田 1977），『健康という幻想』（デュボ
> ス 1977），『思想としての医学』（川上・増子 1979），『脱病院化社会』（イリイ
> チ 1979），『近代医学の壁』（ディクソン 1981），『医学革命』（ズヴァー 1984），
> 「ヒトは120歳まで生きるか　第1回ゲノム編集」（田原 2018a），「同　第2
> 回 iPS 細胞」（田原 2018b）。なおこの第10章及び次の第11章は，旧稿（竹
> 内 1985）とこれを所収した旧著（竹内 2005）の第3章で，すでに基本的には
> 論じた内容に，かなり手を加えたものです。

1 特定病因論的病気観

病は病原菌が引き起こす

　民族的また文化的要因による偏差を度外視すれば，現代日本でも病気観の支配的傾向の一つは，依然として医学史上の特定病因論と結びついた特定病因論的病気観です。コッホやパスツゥールの名に代表される特定病因論は，思想的には近代合理主義や要素還元主義に基づいていますが，19世紀末からの伝染病などの感染症に対する細菌学や血清学の発展を背景に確立されてきました。その特徴はおよそ次のようにまとめられます。

　(a) 人間の身体的自立性と外界の自立性とを対抗的に捉え，病原（人体自体）を重視せず，病因を自然科学的に把握される外界の微生物（細菌やウイルスなど）とし，病はこの微生物が引き起こすとする因果決定論をとります。

　(b) 17世紀のイギリス人医師のシデナム以来の疾病分類論の継承と，病理解剖学から病理細胞学への発展に依拠して，病状による病の系統的分類と人間の自然的（形態的・機能的・生理的）同一性の確定とがあいまって，病者や病や治療の無差別同一性・匿名性が主張されます。

　(c) 人体のホメオスタシス（恒常性）と病との関連への視点が非常に弱いため，病やその発症が，例えば病因たる細菌と生理的生体との局在的・部分的故障とみなされます。

　(d) そのため病の治療も，例えば魔法の弾丸とも呼ばれた抗生物質などの，外部からの力で特定病因のみを除去するという形で，人体にとっては局在的・部分的なものと観念されます。

　したがって特定病因論的病気観は，第一に，病因や治療の自然科学主義的把握や人体にとっての外在的・匿名的把握により，病気の社会科学的把握への視角を閉ざしている反面，後述の分子生物学的遺伝学的病気観のように病を人間個人の自然性に，ましてや人間存在自体に還元することは原理的にありません。*

　* 　近代医学＝特定病因論は，時に病の個人責任論だと言われますが，それはドイツにその出生証明を持つ特定病因論的医学が，特に「ビスマルク的疾病観」（野村 1969：67）に取り込まれ，労働階級の体制内化のための社会政策の一環に組み込まれたからであって，特定病因論自体によるものではないと私は考えています。

第二に，人間の自然的同一性論と病の諸個人にとっての無差別同一性・匿名性の主張は，人間の平等を生物的（自然的）同一性から基礎づけてきた多くの近代自然権的人間観と共通する考え方であり，特定病因論的病気観は人間存在の平等性を強く支持しています。

　第三に，病や治療の局在的・部分的把握は，いわば実体たる人間の自然性に対しては病や治療を偶有（偶然的なもの）として把握するので，人間の自然性によって支持された平等な人間存在にとって，病はその勝義の意味で本質的なこととしては捉えられません。

〈彼は病「を持つ」〉

　こうして病は，人間個人に固着してはいるが，人間存在にとっては局在的・部分的なもの，さらには副次的なものだから，この病気観からは，病や“病ゆえの能力不全”——“病ゆえの能力不全”という把握は訂正を要する（第11章）——が，直接的［無媒介的］に人間存在と結合して，人間存在全体を規定する傾向は原理的には生じにくいのです。*つまり病や能力不全や能力差が，病者の人間存在自体の「不全」や「差」へと連動したり，人間存在の平等性を否定することはあまり生じません。率直に言えば，私たちの日常生活で当たり前のようにあることでしょうが，病になって生活力などが落ちたとしても，だからといってその人の人間全体までが駄目になったとは考えない，ということです。

> ＊　直接的という言葉の日本語自体のニュアンスとは，若干異なるかもしれませんが，ドイツ語的には，当初は分離している目的と結果の間に介在（媒介）する手段 das Mittel があること，つまり媒介的 mittelbar という言葉が否定されて，無媒介的 unmittelbar となり，これが直接的ということを意味します。

　この特定病因論的病気観から提起される人間存在と病との関連は，一言では，〈彼は〜病を持つ［所有する］〉——さらに〈〜病を持つにすぎない〉——と所有論的に表記され，これは人間存在と病とを分離的［媒介的］に結合するイデオロギーを示します。この点は，後述の〈彼は〜病である〉という表記が，人間存在と病とを直接的［無媒介的］に結合するイデオロギーを示すのとは——彼と病とを等値して人間存在の平等性を病によって否定する——対照的です。平等な人間存在が〈病を持つ［所有する］〉という所有論的な表記は，病の人

間存在への直接的［無媒介的］な結合を否定しつつ，同時に病の個人への固着という不可避の事態を踏まえて，人間存在と病との分離的［媒介的］結合を示し，平等な人間存在を称揚しつつ具体的な病の治療なども位置づけうる意味があります。

> ＊ 次章で述べる障がい概念についても同様ですが，〈である〉や〈持つ〉という表記が示す内容をイデオロギーと呼称するのは，病という事実の記述に沿いつつも，〈病を持つ〉のか〈病である〉かによって，病が人間存在の平等性を左右する度合いが異なって現実に観念され，この現実的観念が人間の差別・抑圧や反差別・反抑圧に実践的に大きく影響するからです。このイデオロギーの意味は，「典型的なイデオロギーとは，分析的で記述的な陳述と，道徳的で専門的な規範との混淆体である」（イーグルトン 1999：113），という議論に基本的に依拠したものです。

なお本書の重要論点の一つとして，以下でも障がい概念や能力概念について繰り返し言及するこの〈持つ〉という所有論的把握に，私が注目し出したのは，じつは 1982 年冬に，「こやぎの会」（日本ダウン症協会の前身）の父親の会に参加させてもらって，ある父親の，"一緒にいると，娘はダウン症であるのではなくて，たまたまダウン症を持っているだけだとしか思えない"，という発言を聞いてからです。この発言を聞かないままに，私が本章の特定病因論，次章での国際障害者年行動計画の「障がいを持つ人」，次々章でのヘーゲルの私的所有論などにふれたとしても，本書の内容に至ってないのは確実です。この点では本書は，今では名前も覚えていない上記の父親の発言によっても創られた「能力の共同性」（第 12 章）の所産なのです。

特定病因論への批判

さて前項で述べたように，この〈〜病を持つ〉という表記・イデオロギーを提起した点で，大きな意義のあった特定病因論的病気観は，しかし，これが 19 世紀後半から 20 世紀初頭にかけて成立しかけた時に，すでに現実によって反駁されていました。多くの統計的事実が示すように，結核・コレラ・赤痢などの感染症は，特定病因論による病の把握や抗生物質などによる治療法の普及以前に，上下水道の普及をはじめとする衛生環境の充実や栄養状態の向上などによって大半は沈静化していて，特定病因論をその核とする近代医学の発達と

病の様相の変化とは，直接にはあまり関係がなかったからです。

　現在ではこうした事実に加えて，特定病因論的病気観は，共に既述のヒポクラテスの病気観に混在していた二つの病気観，すなわち社会医学的病気観と分子生物学的遺伝学的病気観によっても反駁されていますが，特定病因論的病気観を反駁する事実はより身近にもあります。例えばインフルエンザの流行で，学級閉鎖に至るほどに病原菌が学級に蔓延してはいても，感染しないか感染しても発症しない児童・生徒が一定数いる事実がそうです。

　にもかかわらず，特定病因論的病気観が示した，病気と人間存在との分離的［媒介的］結合を示す〈病を持つ〉という表記とそのイデオロギーには，〈障がいを持つ〉という表記とも重なり，能力主義差別や優生思想的差別への抵抗という点では，今でも大きな意義があるのです。がこの続きは次の第11章に譲り，本章以下では，特定病因論的病気観を反駁した社会医学的病気観と分子生物学的遺伝学的病気観をみます。

2　社会医学的病気観

病は社会が引き起こす

　明確な社会医学的病気観は，1848年二月革命の精神を医学に生かすことを主張した，フランス人医師のゲランが，公衆衛生と福祉的医学と法医学とを結合したことに始まります。また著名な細胞病理学者に留まらず，やはり1848年三月革命に関わって社会革命としての医学革命を追求し，人類学としての医学も提唱したドイツのヴィルヒョウが，シレジア地方の急性伝染病状況の大規模調査により，病を社会的諸条件の結果としたことも社会医学の誕生を告げていました。*

　　*　ごく短期間だったにせよ，1848年革命によって成立した革命政権では，社会
　　　医学的病気観に立って医学を社会革命の枢軸と捉えていたゲランやヴィルヒョ
　　　ウは，現在の日本で言えば厚生労働大臣も務めました。

　さらにコッホやパストゥールの反対者だったペッテンコーフェルが，現在からみれば毒素説なる誤った病の把握に基づいてはいましたが，自らを生体実験に供してコレラ菌の感染とコレラなる病の発症との相違を示して，特定病因論に反対した時の底流には，社会医学的病気観があったと言えます。ちなみに彼

は，大衆の面前でコレラ菌満載の水を飲んでみせ，一定の発熱などに見舞われたもののコレラ特有の症状には陥らなかったのです。

　社会医学的病気観の中核は，端的には病それ自体を社会的諸関係の所産とする点にあります。つまり病はたとえ感染症でも，外界の病原菌が原因として人間生体を侵襲して生じるのではありません。病は第一義的には，当人の栄養・疲労・労働・貧困はもとより，住居や公衆衛生を始めとする生活全般の状況や諸文化のあり方，さらには制度や階級等々のもっとも広い意味での社会的諸関係に規定されるのであり，疎外された社会が生みだすのです。

　社会医学的病気観は，この感染症の問題を離れても，現代では労災などによる傷病や各種公害——原発被害や薬害も！——による胎児までをも巻き込む病や障がいの把握を根底で支えているのみならず，高血圧症や糖尿病，心臓疾患などが食生活や喫煙などによるとして現代文明病だとされる場合にも該当します。さらには，イリイチなどが先鞭をつけた医療体系による医原病や，生活の疾病化に起因する病気の把握をも含みます。*

* 　インフルエンザに典型的な薬剤耐性菌による病の蔓延の他，車社会の蔓延による基礎的体力の弱化，またファストフードや清涼飲料水の普及による肥満や体質の悪化，抗菌グッズの普及による抗菌体質の脆弱化などもあります。さらに社会医学的病気観は，高血圧症や肥満体質の認定基準が，製薬会社の思惑とも重なる政策次第，といった病を測る基準の問題も捉えていると言えます。

　したがって，社会医学的病気観が提起する治療の方向性も，勝義の意味での病の医学的・臨床的治療というよりも，社会的規定としての病を社会的に葬りまた予防する観点から，諸個人の生活のあり方から社会的諸関係全般に至るまでの社会変革（疎外された社会の変革の一環）に向くことになります。それゆえ社会医学を，たんに特定病因論の臨床的破綻の上にのみ位置づけ，ゲランなどの試みを医学的ではないとする見解（ガルドストン 1973）は，社会医学の本質とその意義を見落としたものでしかない，ということになります。

〈彼は病気「である」〉

　社会医学的病気観からすれば，先の特定病因論的病気観は，病気をもたらす社会問題や政治状況を隠蔽した上で，実験室的に作成した問題——端的には単一病原菌による病の発症の把握——に，強引な自然科学主義的解答を与えたに

すぎません。したがってまた前節でみたように，病の個人責任論や個人還元主義を排するなど，きわめて積極的な内容を意味する〈彼は病気を持つ〉という表記も，諸個人に固着した病気という，それだけではいわば仮象に等しい病の現象を捉えたイデオロギーを示すにすぎない，ということになります。

　これに対して社会医学的病気観は，たんに病の個人責任論を排するだけではなく，より進んで病や不治の病ともいえる障がいなどの社会的責任を明確にし，病などの治療・軽減を社会保障的な諸個人の権利に高める上でも大きな力を発揮しました。しかしこの社会医学的病気観の意義を踏まえつつも，その先にある問題にも留意せねばなりません。

　なぜなら病や障がいは，いかに疎外された社会の疎外された社会的規定であっても当該社会では必ず存在し，同時に人間個人の自然性に固着し続けるからであり，そうした現に存在する病や障がいを持つ人々と健常者・健康者との平等性という理解が，社会医学的病気観だけからは生じにくく，時に病者・障がい者の不平等視すら社会医学的病気観は招きかねないからです。

　つまり社会医学的病気観には，病者や障がい者個人について，疎外克服の目標であり社会保障的観点の基盤である健康者・健常者との対置で，疎外状況を示す〈彼は病である〉という表記とこれが示すイデオロギーを，必然的に醸成する問題があるのです。このイデオロギーは，〈である〉という直接的［無媒介的］結合を示すコプラ（等値の be 動詞）によって，当該者個人全体を病や障がいにいわば侵された不平等な存在として捉えるのですが，この不平等な存在の確認が疎外克服にとってきわめて重要になるのです。

　なぜなら，疎外された社会的規定としての病や障がいによる生存権の侵害・人間性の破壊という表現が典型ですが，人間存在を病気や障がいと直接的［無媒介的］に結合して，平等な人間存在が病気や障がいにより社会的に否定される点の確認が，かの疎外克服に向かうには不可欠になるからです。そして，これを確認する〈彼は病［障がい］である〉という表記とイデオロギーに体現された疎外の極致，陰惨な差別・抑圧という事態を転換点に，体制変革・社会革命にもつながる病の克服＝疎外の克服という，さしあたりはきわめて重要で望ましい方向性が確立されるのです。

社会医学的病気観の弊害

　しかしもしこの正当な方向性のみが，つまり〈彼は病［障がい］である〉と

いうイデオロギーのみが支配的になれば，病者や障がい者を他の全ての人と平等な存在とする了解は必然的に弱体化します。その際に，一般的当為として，病者や障がい者の人間存在の平等性が主張されたとしても，それは病や障がいそのものとは切断された抽象的ヒューマニズム以上のものではなくなります。抽象的ヒューマニズムは具体的形態を持たないので，病や障がいの具体的内容とその治療・軽減が関わってくる際には，その具体性に振り回され，眼前の病の治療・軽減を至上命題とする治療至上主義に加担することにもなります。

　そのため，社会医学的病気観による〈病［障がい］である〉というイデオロギーからは，先述の体制変革につながる病の克服という方向性だけでなく，大きな問題を引き起こす極端な治療至上主義も生じてきたのです。具体的には，普通の意味での人格破壊すらもたらすロボトミーや，後代への悪影響すら懸念される受精卵のゲノム編集——内容的には，次節でふれる分子生物学や遺伝学に関わる病の治療・軽減——すら推奨されることになり，抽象的ヒューマニズムは，反ヒューマニズムに転化しかねません。[*]

---

* 　1935年開始のロボトミー lobotomy（ラテン語の前頭葉 lobo＋切る tomy）は，前頭葉の一部を脳構造の充分な分析もないまま切断して，一部の精神的病による「凶暴性」などを治療するとされた手術です。そして最初の提唱者のポルトガルのモニスが1949年にノーベル医学生理学賞を受賞したり，その普及に功績のあったフリーマンが一時期の米国医学会の寵児となる他，1950年代には日本医科大学の廣瀬貞雄などが日本でも普及させ，ロボトミーは正当な医療として世界各国で1960年代初期まで行われました。しかし往時は正当な医療とされたロボトミーも，人間を「廃人」にする深刻な後遺症を伴うことが明白になり，1950年代半ばからの向精神薬の向上と普及もあって，その後は医療界から抹消されました。ロボトミーをめぐるこうした毀誉褒貶は，毒素説等々についても医学史にはまま見られるので，現に今ここで正当とされる医療——そうなりつつある象徴が再生医療やゲノム編集医療（次節194頁）——の中にもありうる，将来否定されるべきものを見出す努力は必要だと思います。

　さらに抽象的ヒューマニズムに基づく社会保障や教育的営為は，容易に能力主義的差別や優生思想的差別に連動して，例えば隔離を原則とする施設処遇や“盲者は盲学校へ”等々の単純な分離教育ですらが，分離は平等に反しない Segregate is not equal ——もともとは，米国で1970年代まで黒人差別の正当化のために言われた標語——とばかりに，ヒューマニズムの名の下に正当化され

もします。

　またここからは，例えば公害病患者に対する補償を，犠牲に対するものとみる日常意識の内に，患者を平等な人間存在とは認めない傾向も出てきもします（最首 1984：284ff.）。社会医学的病気観のみに依拠する限り，これによる〈彼は病［障がい］である〉という表記とそのイデオロギーのために，人間存在の平等性の擁護はアポリアに陥らざるをえません。

3　分子生物学的遺伝学的病気観

病は人間の自然性が引き起こす

　社会医学的病気観と並んで特定病因論的病気観に痛打を与えているのが，分子生物学的遺伝学的病気観ですが，この病気観の一つの方向性は，メチニコフなどが先鞭をつけた免疫学の発展から出てきました。免疫学によれば，感染症すら“抗生物質が治療する”のではなく，抗生物質が一助になるにしても，個々人の免疫機構が作動して，抗原を抗体によって排除することこそが治療なのです。[*]

> ＊　だから，免疫機構を徹底して破壊する HIV（ヒト免疫不全ウイルス）に罹患してエイズを発症した患者には，通常の抗生物質は全く治療効果がありませんが，このことは，患者の身体が治療を「拒否した」ことと見なされかねません。

　しかも免疫学は治療に関わるだけでなく，免疫機構の欠陥による癌や糖尿病などの発生を説明してもいます。例えば，臓器移植に伴う人為的な免疫抑制処置は発癌率を高くしますが（第7章 134 頁），日常的に誰にでも発生している癌細胞を除けない免疫機構の弱い人が癌患者になるとか，糖尿病は本来は異物に作動する免疫機構が，本人の脾臓細胞への抗体を創出した自己免疫病である，といった具合です。

　分子生物学的の遺伝学的病気観の今一つの方向性は，1953 年のワトソンとクリックによる DNA の二重螺旋構造の発見や，1973 年のコーエンやボイヤーによる DNA 組換え実験などの遺伝子に関する知見の飛躍的拡大と共に出てきました。それはまた，出生あたり 6％超の遺伝子に関わる病が遺伝子病，配偶子病，胎芽病に区分されたことにもみられます。例えば 1956 年に 46 本であるのが確認された，遺伝子の担い手である染色体の異常が，ダウン症候群などの

病の原因となるように。また最近の ES 細胞・iPS 細胞の創出やゲノム編集も，いまだ実験段階にあるとはいえ，生物的根源の異常としての病を治療する再生医療の技術として，分子生物学的遺伝学的病気観を強化しています。

　ちなみに，iPS 細胞（人工多能性幹細胞）から作製された脳の神経細胞を使う再生医療が，パーキンソン病については治験段階だとされ，心筋細胞段階だが iPS 細胞からの臓器作製も試みられています。また人間の体細胞からの iPS 細胞作製は，その受精卵からの ES 細胞［胚性幹細胞］作製ほどの倫理問題もないとされがちです。さらに全ての遺伝情報（総称がゲノム）の編集を通じて，特定の変異遺伝子のみの操作による遺伝子治療が可能になり，これは，従来の DNA 組換えによる遺伝子治療に比べて遺伝子操作の費用・期間が劇的に圧縮されるとも言われます（田原　2018a，2018b）。

> ＊　本書では再生医療やゲノム編集，またヒトクローン胚作製などの遺伝子操作が，分子生物学的遺伝学の徹底だという点を確認するのみですが，難病治療の目的などの実現性が充分には予想されない現段階でのそれらの促進の多くを危惧してはいます。

最深部からの人間生体の規定

　分子生物学的遺伝学的病気観の根幹は，ヒポクラテス的病気観における体質とか自然治癒力などの曖昧な概念を，免疫機構や遺伝子などの生体の生物性（自然性）の最深部の概念で代替し，病を生体の深層における生物性の異常とみる点にあります。敷衍すれば第一に，病因より病原（生体）を問い，これを病者個人の生物性（自然性）に内在するものとします。また治療もこの生体自体のあり様に求めますから，治療不可能な場合には個人の生物性（自然性）がいわば「治療を拒否した」とみなされかねません，この点で，声高に言われることがないとしても実態としては，分子生物学的遺伝学的病気観は，勝義の意味で病の個人責任論・個人還元論を非常に強固にし続けています*。

> ＊　そのため例えば，遺伝子変異との関係が特に明確だと言われる癌の治療に典型ですが，同じ病（癌）でも原因となる遺伝子・遺伝情報に大きな個人差があるので，既存の医療のように治療も病（癌）についての医療というより，個人ごとの遺伝子に即した個別化医療（プレシジョン・メディスン）になるとも言われます。

第二に，人間の自然的同一性を特定病因論次元をはるかに超えて，遺伝子次元で詳細に確定しますが，この点が逆に遺伝子上での病＝遺伝子変異の把握を通じて，病者の人間存在の平等性を自然的同一性に仮託しえないばかりか，人間の自然的非同一性から人間存在の不平等性を導きもします。そのため，これまでは密かに言われ思われるに留まっているにせよ，分子生物学的遺伝学的病気観は，健常者とは全ての細胞が違う遺伝子病や染色体異常の病者を，「本来の人間」から排除する主張を強力に肯定しかねません。

　これは，分子生物学的遺伝学的病気観自体が優生思想に親近性があることを意味しており，優生学研究でもしばしば指摘されてきたように，遺伝子工学などが優生思想と一体化しやすいことを，病気観の次元から告げてもいます。[*]

> ＊　かなり以前から優生学研究が指摘してきたこの一体化については（米本 1985：188ff.），論者によってその憂慮への濃淡にかなり開きがあるとはいえ，増進的介入（エンハンスメント）にも，社会を二分するほどの優生思想的影響が事実上あるとして，優生学研究以外でも指摘されるようになっています（第5章93–94頁，サンデル 2010：18）。が，こうした指摘も，分子生物学的遺伝学的病気観の歴史的経緯の中に位置づけられるべきだと考えています。

より強固な〈彼は病「である」〉

　そして上記の第二点の別表現でもありますが，分子生物学的遺伝学的病気観においては，病はもはや人間存在の局在的・部分的故障，偶有的規定ではなくなります。病は，いわば人間存在の本質の実体的規定になるので，例えば染色体異常による「重度の知恵遅れ」のように，遺伝子次元での病が知情意全体での能力不全に関わっていると，病や障がいは人間存在自体の本質となり，ここから病者や障がい者と健常者・健康者との不平等性が導かれることになります。

　この分子生物学的遺伝学的病気観は，原理的に特定病因論的病気観とは違い，病や障がい，さらにはこれらに関わる能力不全が人間存在の平等性を否定する傾向を支持しているのです。だから分子生物学的遺伝学的病気観も，社会医学的病気観とは位相を異にしますが，当該病者個人全体を病や障がいにいわば侵された不平等な存在とし，人間現存在と病［障がい］とを直接的［無媒介的］に結合する〈彼は病［障がい］である〉という表記とそのイデオロギーを，おそらく社会医学的病気観以上に広範に醸成してきたのです。

　しかも社会医学的病気観と異なり，分子生物学的遺伝学的病気観の〈彼は病

である〉という表記とそのイデオロギーは，その強固な病の個人責任・個人還元論のために，人間の平等性の否定について一切社会の問題を問いません。そのため診断と治療との乖離が甚だしい場合は特に——遺伝子診断と治療との乖離を想起！——，遺伝子工学的発想に典型的に現われますが，不治の病であるにもかかわらず治療幻想が振りまかれ，病や障がいを持って生きる人の真の受容への観点を社会的に非常に弱めもするのです。

　しかも分子生物学的遺伝学的病気観による〈彼は病である〉という表記は，典型的には旧優生保護法第1条の"不良な子孫の出生防止"論——1996年に母体保護法に改正されてこの条文は文言上は削除（第4章74頁）——に見られるように，法制度的また政策的な「弱者」排除の医療技術化に直結してもいます。そのため現代では，当該病者・障がい者全体を病や障がいにいわば侵された不平等な存在とする〈彼は病［障がい］である〉というイデオロギーは，出生前診断による病［障がい］をもつ胎児の中絶と「脳死」患者の死体視の自明視を双璧とし，これの延長上で，重度の認知症者や終末期患者の忌避の自明視にいっそうの拍車をかけ，病者や障がい者を排除する健常者幻想を——誰しも健常でなくなりうるにもかかわらず——，さらにはこの健常者幻想と通じた優生思想を強化しかねません。

4　病気観のあり様の深刻さ

健康至上主義の高まりとともに

　もちろん，以上の三つの病気観とこれに伴う人間観やイデオロギーのどれかが，社会的にもまた各個人ごとにも決定的だということはないでしょう。人間存在と病［障がい］，さらにはこれらに関する能力不全との関連の把握が，〈病［障がい］を持つ［所有する］〉——さらには〈病［障がい］を持つにすぎない〉——のか，〈病［障がい］である〉のかは，各個人自身においても時と場合で異なるのが，普通かもしれません。しかし病の遺伝要因や環境要因への問いが多くなり，健康増進法や健康日本21テーゼによる健康至上主義が高まっていることもあって，現在の大勢としては本来の特定病因論的領域においても，〈病を持つ〉よりも〈病である〉という表記とそのイデオロギーが強くなっていて，病者を健康者・健常者と平等な人間存在とみなさない傾向が強くなっていると思います。

しかも前世紀半ばからは，社会医学的病気観と分子生物学的遺伝学的病気観との健康概念を介した，奇妙なしかしある意味では必然的で一貫した結合という問題も出てきており，そのために，人間存在と病［障害］とを直接的［無媒介的］に結合する〈病［障がい］である〉というイデオロギーがよりいっそう強まっている面もあります。その極端かつ有名な例は，ノーベル賞を二つ受賞したライナス・ポーリングです（パッカード 1978：408ff.）。

　彼はかたや，反核兵器を超える反原発のエコロジストとして，原発を推進する現体制批判の先鋭な論陣を張って健康志向を強調しましたが，これは社会医学的病気観によるものです。そして同時に，遺伝レベルでの「異常児」を求める「バカげた」欲求は何人も持たないはずだから，遺伝病の素因となるような遺伝特性を各人が刺青にして額に明示すべきだと主張したのですが，これは分子生物学の遺伝学的病気観によるものなのです。

　健康至上主義的観点から社会医学的病気観と分子生物学的遺伝学的病気観とを「統一した」このポーリング的発想は，生後数日間の検査で「重度障がい」の可能性なき場合にのみ新生児の誕生を認めるべきだとしたワトソンやイリイチらの提案（国際シンポ 1982：106）とも軌を一にしています。そして同時に留意すべきは，そうしたポーリング的発想とここにある強化された〈病［障がい］である〉というイデオロギーは，健常者幻想に囚われた私たち自身の日常意識が，病や障がいの全く存在しない社会・世界を夢想しかねないことを通じて，現代社会全般にまた私たち諸個人に浸透し続けるということです。こうしたことは，私たち一般庶民の日常意識における病気観やこれに基づく人間観が，本書第2部全体でみた優生思想に通じかねないことも示しているように思われるのです。

　＊　このポーリングやワトソンらの主張の中には，明らかに第3章で紹介した優生思想的差別主義 eugenicism そのものがありますが，「自律能力」を基盤にすることによって優れた医学・医療批判者たりえたイリイチも（イリイチ 1979），そうであるがゆえに，逆に障がい者差別には非常に鈍感になってしまい，やはり優生思想的差別主義に陥っています。

第11章 障がい概念の革新：
「障害者」という言葉，障がい概念の関係性

は じ め に

　多くの人は疑問にも思わないでしょうが，日本語では障害物競争の障害という漢字が，障がい者を表わす時にも使われます。今ではほとんどなくなったとはいえ，学校の運動会のプログラムでは，障害児学級なる言葉と障害物競争なる言葉とが，長い間しばしば併存していました。こんな言葉遣いで善いでしょうか。外国語ではこんなことはないようです。例えば英語では，遅滞者（リタード retard）や白痴（イディオット idiot）などの差別的表現もあるにせよ，障害物競争の障害を意味するハードル hurdle で，障がい者を表しなどしてきませんでしたし，本章で述べますが，1981年の国際障害者年を前後して，障がい者をより平等な人間として表現しうる新たな表記も提案されました。

　障害物競争の障害は，走ること自体にとっては邪魔な妨害物だから，日本語のように同じ障害という言葉を障がい者にも使うなら，障がい者は邪魔者になってしまいます。これはたんなる言葉の問題ではなく，大袈裟かもしれませんが，思想や文化の問題でもあり，障がい者を邪魔者のように表記する日本語の依拠する日本文化・思想は，障がい者差別に陥りやすく，逆に障がい者差別の克服には鈍感になってしまうのではないでしょうか。

　それに「障がい」と一言で言いますが，例えばダウン症候群という「障がい」は，21番目の染色体が3本（通常は2本）という異常か？　心臓疾患や弱い筋緊張等々の合併症か？　知的な遅れか？　社会生活上の差別か？　いったい何を意味するのでしょう。この「障がい」の多様さについても国際障害者年前後には，障がいは損傷，能力不全，不利へと三区分され（第3節参照），これを契機に障害学なる分野も国際的に開拓されてきました。

　そんな中で特に，能力不全を〈個人と環境との関係性〉だとする把握が注目されるのですが，この把握はまた，障がいについての現在の医学モデルと社会モデルとの区別の議論にもつながっています。しかし日本では，障害の「障が

い」や「障碍」などへの言い換えに留まることが多く，一部の障害学や障がい者運動以外では，国際障害者年前後以来の新たな障がい者表記や新たな障がい概念はあまり理解されていません。

　本章では，こうした障がい者表記や障がい概念をめぐる問題を検討します。

1　障がい者把握の新たな提起

〈障がいを持つ人〉という把握

　残念ながら日本人の多くには，今もほとんど知られていないのですが，1981年前後の OECD 文書や国際障害者年行動計画は，従来の英語の障がい者表記を根本から改めました。従来はハンディを負わすとか能力を駄目にするという意味の他動詞（handicap, disable）の過去分詞を使い，これが形容詞でもあることから，この形容詞に定冠詞を付けて障がい者 the handicapped , the disabled を表していました。

　しかしこの障がい者表記だと，前章でみた病と人間存在とを直接的［無媒介的］に結合する〈〜病である〉という表記の場合と同じく，障がいが障がい者個人の全てを覆い規定し尽くすかのような，障がいが人間存在に直接的［無媒介的］に結合する〈〜障がい［者］である〉というイデオロギーを生んでしまいます。それは人間存在の平等性を否定して，障がい者を平等な人間とは見なさない差別意識の自明視にもつながりかねません。

　じつは上記の OECD 文書は，障がいの有無にかかわらず，まず平等な人や市民であることを確認し，障がいや障がいに関わるニーズを所有論的に付加して，次のような新たな表記を提起したのです。「障害を持つ人 a person with a disability は，異なる種類の市民ではなくて，特別なニーズをもつ普通の市民 an ordinary citizen with special needs である」（CERI 1981：19）。本当は障がい自体も，三区分されねばならないので（本章第3節），上記の障がいは，そのうちの一つである能力不全 disability なのですが，ここでまず確認して評価すべきは，障がいや障がいに関わる特別なニーズについて，「持つ with」という所有概念が使用されていることです。*

　　*　日本ではマスコミなどで全米障害者法と訳されることの多い，1990年に連邦
　　　法として成立した意義ある法律——公的機関中心や知的障がい軽視等々の限界

があるにせよ，日常生活や雇用での障がい者差別廃棄の方向性が一定程度は明確な法律——も，the Americans with Disabilities Act ですから，障がいを持つ米国人法と訳すべきです。なお寡聞にして訳語成立の経緯を知りませんが，日弁連は，障害をもつアメリカ人法という訳語も採用しています。

なぜなら第一に，OECD 文書の「障がいを持つ人」や障がいに関わる「特別なニーズを持つ普通の市民」——例えば，"彼は脳性麻痺を持つ"，"彼は移動の際に車椅子へのニーズを持つ"——という表記は，障がい者を障がいやニーズゆえに異なる人・市民として捉えることに反対し，障がい者と他の人々との同一性，障がい者の人間存在としての平等性——「人」や「普通の市民」としての障がい者の把握——を強く主張しているからです。

既存の the handicapped や the disabled は事実上，あたかも障がいを持つ人には障がい以外の特性がないかのごとく，障がいでその人全てを規定し尽くすという本来はありえないことを意味していました。障がい者の特別視から，彼らを不平等視し差別・抑圧するに至るような陥穽が，障がい者という言葉自身に即してあったとも言えます。対するに「障がいを持つ」という表記は，人や市民を前面に出すことを通じて，障がいがその人全てを規定する訳ではないという，少し考えれば当然のことを表現しているので，障がいを持つ人の特別視を排して，彼らを含む人間存在全ての平等性を強く打ち出しているのです。[*]

　＊　平等の本義は，同一性ではなく反差別・反抑圧であり，平等＝同一性，不平等＝非同一性だとは限りません。反差別・反抑圧に資する限りの同一性が平等を意味する場合もあれば（人間存在としての同一性），非同一性が平等を意味する場合もある（障がいに即したニーズ把握での非同一性），という平等把握が省みられるべきなのです（竹内 2010：7-14）。

「持つ with」という所有概念を使った表記に意義があるのは，第二に，この人間存在の平等性を抽象化せず，障がいや障がいに即した特別なニーズを障がい者の表記自身の内に適切に位置づけたからです。時に"いかに重い障がい者も同じ人間だ"などと言われ，この発言の強い反差別・反抑圧志向は評価されるべきですが，この抽象的な言葉を百万遍唱えたとしても，障がいに即したニーズにふさわしい生活上でのキュア・ケアをはじめとする諸施策が看過されるなら，実際には障がい者を差別・抑圧してしまいます。

と同時に，たとえ障がいに即したニーズ充足のためだとされはしても，人里

離れた山奥の施設への隔離収容や社会性無視の盲教育[*]等々が自明視されるなら，ニーズ充足——真のニーズ充足でもない！——が差別・抑圧をもたらし，障がい者の平等性が否定されてしまいます。しかし障がいや障がいに即した特別なニーズが，障がい者の平等性を保持する障がい者表記の内で，同時に適切に——障がいや特別なニーズが障がい者の人間存在全てを規定することを避けて——位置づけられれば，障がいに即した特別なニーズとこれに対する生活介助や社会保障などを，障がい者の人間としての平等性を侵すことなく適切に捉える方向性が，〈障がいを持つ人〉自身に即して開かれるのです。

> ＊　学校教育法 72 条などの誤った解釈で——例えば，盲学校などの特別支援学校は視覚障がい者の教育を「目的」とする点から，盲者は「必ず」盲学校に通わねばならないとする解釈——，盲学校での盲教育などが自明視されがちですが，例えば自宅から遠く離れた盲学校での白杖の使い方の教育では，自宅近隣での白杖使用という社会性のある効果は生まれません。

　換言すれば，かの文書に言う「障害を持つ人」や「特別なニーズを持つ普通の市民」という障がい者表記は，平等な人間存在と障がいや障がいに即したニーズとの分離的［媒介的］結合を示すことを通じて，障がい者の人間や市民としての平等性を示しつつ，同時に障がい者表記の内で障がいに即した特別なニーズ——例えば移動の際の車椅子や介助者の必要性——も位置づける点で大きな意義があるのです。

普通の人間的ニーズの把握

　さらに上記の OECD 文書を「超えた」国際障害者年行動計画の障がい者表記は，次のように言います。「障がい者 disabled persons は，コミュニティの他の人々とは異なるニーズを持つ特別な集団 a special group with needs different from the rest of the community だと考えられるべきではなく，彼らの普通の人間的ニーズを満たすことにおける特別の困難を持つ普通の市民 ordinary citizens with special difficulties in getting their ordinary human needs fulfilled だと考えるべきである」（国際障害者年 1983：215）。この冒頭の障がい者 disabled persons なる表記は確かに，従来の障がい者 the disabled と同義で問題ですが，それ以後の「国際障害者年行動計画」の文章は，OECD 文書を「超えて」います。

　なぜなら OECD 文書ではまだ，障がい者が障がい（能力不全）に即したニー

ズ次元で特別視され，いまだ障がい者と他の人々との人間存在の平等性を支持する領域が狭かったのですが，国際障害者年行動計画は「彼らの普通の人間的ニーズ」を言い，人間存在の平等性を支持する領域をニーズ次元にまで拡大しているからです。つまりニーズ自体を，障がい者も含む全ての人に共通のものとし，特別や困難ということをニーズ自体にではなくニーズの充足に見出して，障がい者の人間存在としての平等をニーズ次元でも示したからです。

　そしてここではまた，ニーズが障がい者を含む全ての人に共通だという点から，ニーズ実現の際の特別な困難をもたらすものを障がい者諸個人の側にではなく，社会・文化全体の側に位置づける視野も開いています。だから国際障害者年行動計画は，障がい自体も障がい者にとって，いわば社会・文化次第で変容されうる〈持ってはいるが…すぎない〉問題にしているとも言えます。つまり国際障害者年行動計画は，原理的に，障がいに関わるニーズをはじめとする相当な領域を，障がい者個人の自己責任とはしない視野を開いてもいるのです。そして，これらのことを総括的に表現しているのが，〈障がいを持つ人 a person with a disability〉という表記なのです。

2　障がい概念における分離的［媒介的］結合から他者性，関係性へ

病気観と障がい観の共通性

　前章で，現実の病やその治療のあり様の把握では誤りの多い特定病因論的病気観を，〈病を持つ〉というイデオロギーを提起した点では評価しました。このことと，前節で〈障がい［者］である人〉という表記を否定して，〈障がい（能力不全）を持つ人〉という表記とそのイデオロギーを評価したこととは通じています。共に〈持つ〉という所有概念が人間存在と病や障がいとを分離的［媒介的］に結合することによって，病や障がいの有無に左右されない人間存在の平等性を強く意識させ，同時に病や障がいに伴うニーズの充足も含意させて，人間存在の平等性を抽象化させず具体的に擁護しているからです。

　〈病［者］である〉，〈障がい［者］である〉というイデオロギーが基盤になっていると，人間存在と障がい＝能力不全とが直接的［無媒介的］に結合して，障がいが丸ごとその人を蔽い規定することを惹起するため，平等であるべき人間存在を序列化し，障がい者差別・抑圧に至りやすい人間観に至るのです。

そのためにまた，この〈病［者］である〉，〈障がい［者］である〉というイデオロギーが体現する人間観の下では，当人たちに関わる医療・社会福祉・教育等々も差別的・抑圧的なものになりかねず，そんな事態も自明視されかねません。

しばしばあることで，病や障がいを見て人間を見ない医療や障がいの克服・軽減の絶対視が典型ですが，すでに指摘したロボトミーや人里離れた山奥の巨大施設への隔離収容等々の，非人間的な医療や教育や福祉が——本来の医療や教育や福祉ではない一種の差別・抑圧！——，〈病［者］である〉，〈障がい［者］である〉というイデオロギー下では，病の治療や障がいの克服のためだと称して自明視されやすいのです。*

> *　日本の障害者基本法（1993年成立）2条の，「身体障害，知的障害，精神障害（発達障害を含む。）その他の心身の機能の障害……がある者であって，障害及び社会的障壁により継続的に日常生活又は社会生活に相当な制限を受ける状態にあるもの」という障がい者の定義を，「社会的障壁」による規定という点から障がいも社会から切断できないことを示しているとする解釈もありますが，この法も〈障がい［者］である〉というイデオロギーに囚われているため，ニーズ充足とされることに伴う障がい者の差別・抑圧には無力になりかねません。

これに対して所有概念によって，人間存在と障がい（能力不全）との分離的［媒介的］結合を示す〈障がいを持つ〉というイデオロギーは，全体として反差別・反抑圧志向であり，一方の分離の面によって障がいに関する一切を平等な人間存在を否定する根拠にさせない志向をうみだします。また同時に他方で結合の面によって，この平等な人間存在を抽象化させず，個人に固着してもいる障がいという不可避の事柄をふまえて，障がいに即したニーズにふさわしい介助等々の生活支援も当然のものとし，これらにより平等な人間存在としての障がい者の具体的擁護につながるのです。

所有論の意義

すでに少しふれてきたように，〈病を持つ〉や〈障がいを持つ〉という表記における「持つ」は，所有，特に私的所有のことであり，私的所有は市場秩序が全面化した資本主義的な近現代社会の原理であり中核的事態です。つま

り〈病を持つ〉や〈障がいを持つ〉という表記とそのイデオロギーは，当該の個人を所有主体，病や障がいを所有客体とし，近現代社会で支配的な私的所有論のある部分（分離的［媒介的］結合）に即して人間を捉える人間観を示してもいます。だから，〈障がいを持つ〉というイデオロギーが示す反障がい者差別・抑圧志向（平等志向）が，障がい者差別・抑圧を存続させてきた近現代社会の只中から提起されるという弁証法が見られるとも言えます。[*]

> [*] 直接にはヘーゲルやマルクスの名と結びつく弁証法は，最近の哲学・倫理学の多くも無視しがちですが，非常に重要な考え方です。弁証法は端的には，否定と肯定という対立物——ここでは障がい者の差別・抑圧［不平等］と反差別・反抑圧［平等］——の矛盾と闘争状態の只中からの，あらたな事態の生成を意味します。

ただし〈障がいを持つ〉というイデオロギーも，障がい自体を否定的に捉えているので，必ずしも障がいを持つ人を丸ごと肯定しているとは言えず，この点では，けっして障がい者差別・抑圧の克服に至る際の最終的イデオロギーではありません。しかしそれは，優生思想にも塗れて，障がい者への差別・抑圧を亢進しもする資本主義的近現代社会の只中で，現実的に反差別・反抑圧を志向するいわば現実的イデオロギーたりうるのです。

だから今後当分の間，特に病や障がいの個人還元主義が強力で，病や障がいについて社会・文化をあまり問わない間は，現代社会の至るところで自明視される私的所有の中にある分離的［媒介的］結合に着目し，〈障がいを持つ〉，特に〈能力不全を持つ〉というイデオロギーを，[*]医療・社会福祉・教育をはじめとする障がい者に関わる営み一切において重視すべきだと思われるのです。

> [*] ホブハウスが自由主義の核心とした自由契約及び自己責任（ホブハウス 2010：210）の基盤は私的所有であるので，私的所有論は，たんに物的財貨や財産次元に留まらず人間観にも及ぶ広範なものです。この広範な私的所有における所有主体と所有客体との分離的［媒介的］結合への着目自身は，すでにヘーゲルにみられます（Hegel 7：106-110／236-242）。なお私的所有論には，この分離的［結合的］分離の面を無視して，単純な個人還元主義論に等しくなる論理もありますが，これらのやや込み入った議論は，次の第12章の「能力の共同性」論で行うことになります。

往々にして既存の障がい者についての平等論は，障がい自体という論点——障がいにふさわしいキュア・ケア等々を含む——を看過しがちで，他方の障がい自体に着目する議論は，障がい者の人間としての平等——反差別・反抑圧としての平等——を忘却しがちだという大問題がありましたが，〈障がいを持つ〉という私的所有論的表記とそのイデオロギーは，この大問題の解決の端緒にもなると思われるのです。

障がいにおける分離性・他者性

　こうした〈障がいを持つ〉という表記の分離の面は，さらに当該個人からの障がいの分離の分だけ，障がい自体に他者性——当人以外の他人の他，社会・文化のあり方などの環境全般としての他者性——がある事実を示してもいます。障がい自体に個人から分離している面があるなどと言うこと自身に，非現実的なおかしな話だという疑念を抱く人もいるでしょうが，さらに障がいに当該個人とは異なる他者性があるなどど言うと，疑念はいっそう深まるかもしれません。しかしちょっと考えると，これはそんなに非現実的なおかしな話ではないどころか，むしろ現実的でまっとうな話なのです。

　この疑念が払拭できないのは結局，述べてきた人間存在と障がいとの分離的［媒介的］結合のうち，結合の面に囚われすぎて分離の面が忘却され，障がいの個人還元主義的把握に陥っているからなのです。例えば通常の近眼という視力不全＝能力不全（障がい）は，適切な眼鏡によりなくなるので，眼鏡という当該個人の外部の社会的生産物次第，つまりは他者性次第で視力不全がなくなる点では，視力不全か否か自体に他者性の有無があるのです。だから，障がいを社会・文化を含む他者性との関係として把握するのは当然であり，この把握も，〈障がいを持つ〉という分離的［媒介的］結合の表記から出てきます。

　障がいにおける他者性からすれば，障がい自体を障がい者個人に固着した，その意味での個人の単純な私的所有［物］や個人の属性としてのみ捉える，通常の障がいの個人還元主義的把握は全くの誤りです。次節でみるように，この障がいの個人還元主義的把握を否定した国際障害者年行動計画は，従来一言で片づけられてきた障がい自体の内に，社会・文化のあり方を含む他者性を捉えた新たな障がい＝能力不全の把握を提起してもいます。

　こうした提起はその後，従来の個人還元主義的な障がい概念を医学モデルによる誤りとする，障がい概念の新たな社会モデルの提起にも通じています。こ

の両モデルについては，「医学モデルにおける『障害』が個人の身体的・精神的な医学的特徴｛生物的，自然的特徴｝をさしているのに対し，社会モデルにおける『障害』は，社会的障壁とそこから生じる不利益とをさしている」（西倉 2011：31）と言われます。確かに医学モデルが障がいの個人還元主義に陥り，さらにはそんな個人還元主義的な〈障がい［者］である〉というイデオロギーに陥りがちなことは見やすく，これは克服されるべきです。*

> ＊　この議論はまた，当該の問題多き社会・文化のあり方を大前提に，個人の障がい——厳密には後述の損傷としての障がい——の回復と社会復帰を重視する「リハビリテーション学」と，この点よりも社会・文化のあり方の変革を重視し，障がい把握の社会モデルとも親近性のある「障害学」とは大きく異なるとする比較的近年の議論（杉野 2007）とも関わります。なおリハビリは，もともとは中世社会での宗教的破門の取消・現状回復という意味ですが，この語を医療的また教育的意味を超えて障がい者の人権回復として捉えるのが，上記の「リハビリテーション学」です。この主張は，障がい者の人権を侵害する現状の告発という点では意味がありますが，障がい者個人の損傷の回復という意味を持ち続けるリハビリに人権回復まで意味させると，逆に障がい（損傷）ゆえの人権侵害という多くの現実の事態を容認しかねず，また〈障がい［者］である〉というイデオロギーを自明視しかねません。

　しかし同時に社会モデルだけだと，障がいの個人に固着した自然性（生物性）の面を無視しないまでも軽視しかねません。社会モデルが障がいの個人還元主義を克服する上で多大な意義をもつ点を確認した上でですが，障がいの社会モデルだけでは，障がいや障がいを持つ人に関わる全ての事柄を射程に収められないと思います。例えば 21 番目の染色体のトリソミーという個人の生物的「異常」も，全細胞がそうであるのかモザイク型ダウン症候群のように部分的であるのかで，同じダウン症者でも違いがあります。確かに社会・文化との相互関係次第ですが，こんな違いが社会モデルだけだと明らかになりません。

3　障がい概念の三区分と「訳語」から

三区分と損傷・能力不全

　さて国際障害者年行動計画は従来，また日本ではいまだに無区別なままに放置されがちな障がいを三区分して，まず次のように言います。「個人の質

である損傷と，この損傷に基づく機能的制限である能力不全と，能力不全の社会的結果である不利との間には区別がある　there is a distinction between an impairment which is a quality of the individual, a disability which is a functional restriction due to that impairment and handicaps which are social consequences of the disability」（国際障害者年　1983：25）。

　ちなみに上記の損傷，能力不全，不利という訳語は，この三区分にふれる多数文献が impairment を機能障害，disability を能力障害，handicap を社会的不利と訳すのとは違いますが，私は多数文献の既存の訳語には，かなり本質的な問題があると考えています。

　これら既存の訳語のうち，機能障害と能力障害については，従来の「障害」概念を精緻化し説明するための区分の中——従来の「障害」概念の下位の三区分の中——での話でありながら，そこにまたぞろ機能障害や能力障害として「障害」という言葉を登場させる点で，いわば論点先取りの虚偽を侵していて訳語として全くふさわしくありません。「障害」を説明するためにまた障害という言葉を使っていては説明にはならないからです。

　加えて，機能障害や能力障害と訳される際の機能と能力との相違も定かではありません。おそらく機能も人のある種の能力のあり方，つまり能力の作用・働きを示す言葉だから大きくは能力概念として捉えるべきで，この点で impairment という傷や欠損等々を意味するだけの言葉に，ただちに能力のあり様を意味する機能を読み込むべきではありません[*1]。そこで disability の訳語としてのみ能力概念を使い，これを英語——能力 ability とその不具合を表す dis との合成語——の語義をそのまま生かして能力不全と訳します[*2]。

---

*1　国際障害者年行動計画にも，impairment に能力（機能）の欠如を含ませた記述があるので，損傷という訳語も私の解釈によります。この解釈は，後述の能力不全の関係性としての把握や「能力の共同性」論（第12章）につながってもいます。

*2　ただし能力不全もある基準に即してのことであり，同じ能力不全が別基準では豊かな能力を示しもするので，本当は単純には能力「不全」などとは言えないことは，"能力不全"と言う際に，常に同時に意識されるべきです。例えば盲者の目の見えなさは，晴眼者では気づけない充実した福祉施策——点字ブロックの配置やガイドヘルパーのあり方等々——の提起につながったり，晴眼者以上の聴覚や嗅覚という能力の発揮に至ることはしばしばあります。

不利は社会的にのみ存在

　また社会的不利なる訳語は，対極に自然的不利なる事態を連想させる点で大問題なのです。なぜなら人間の存在自体は，いかに多種多様であっても必ず社会・文化と共にのみあって，不利の存否も社会・文化のあり様次第で決まるからであり，自然的不利はじつは全く存在しないからです。不利は社会的・文化的にのみ存在する点で，かえって自然的不利を連想させる社会的不利なる訳語はよくないのです。

　自然的不利は存在せず，などと言うと疑念を抱く人もいるでしょうが，ちょっと考えてほしいのです。例えば，あえて言えば車椅子を使用するだけの障がい者ですら，現在までの多くの社会・文化の下では，確かに移動の際に不利を被ります。車椅子不適応の道路・建物の構造にしても，車椅子適応のバスの少なさにしても，鉄道利用の際の事前の補助依頼にしても，数えればきりがない不利を確かに被ります。

　しかしそんな不利は全て，脚の欠損や下半身麻痺などのその人の肉体自体——自然性（生物性）上の損傷 impairment ——によるのでもなければ，自然に生じた不利でもありません。現代リベラリズム哲学の表現に頼れば，「自然の配分は正義に適うわけでもそれにもとるわけでもない……。正義に適ったり，正義にもとったりするものは，制度がこれらの事実を処理するやり方にある」(Rawls 1971：102／78) のであり，[*1] 社会・文化やこれに規定される制度など次第で不利か否かが決まることこそ現実なのです。また障がいを持つ人を社会・文化が不利にすることは，事実上ほぼ差別 discrimination に等しいので，この差別，さらには抑圧をも含意させて handicap を不利として捉えるべきです。[*2]

＊1　19世紀初頭にヘーゲルが，すでに「自然は自由ではなく，だから正義でも不正義でもない」(Hegel 7：113／245)，と述べた点も省みられるべきであり，不利という不正義を問う際に自然概念を持ち出すことは完全な誤りなのですが，自然概念への依拠が事柄の真の根拠を隠蔽しもする点は，すでに述べました（第1章30–31頁）。

＊2　不利を差別・抑圧とほぼ同義に捉えるのも私の解釈によりますが，2016年施行の日本の障害者差別解消法（障害を理由とする差別の解消の推進に関する法律）でさえ——罰則規定が伴う禁止法にはならず，差別解消のための「合理的配慮」も「過大な負担」があるならその未実施を許容するなど，全く穴だらけの法律——，障がい者に対する「合理的配慮」を欠く事態を，事実上，差別と

している点からすると，不利に差別・抑圧を含める解釈は妥当でしょう。

4　能力不全 disability の関係性

損傷，能力不全，不利≒差別

　以上から私は，impairment を損傷，disability を能力不全，handicap を不利（差別・抑圧も含意する不利）と訳すべきだと考えます。損傷は例えば，遺伝子の欠損や染色体異常や特定ホルモンの欠如や白血球の異常増殖や血栓等々から，神経回路の切断や，さらには四肢の欠損等々にまで至る，まさに傷自体なのです。

　障がいの三区分全体をダウン症候群に即して言えば，同じダウン症候群を持つ人にも相当な違いがありますが（第9章182頁），21番目の染色体のトリソミーや合併症の心臓疾患や弱い筋緊張や頸椎の不具合等々が損傷にあたり，通常知的障がいとされること全般や，歩行をはじめとする動作の緩慢さや発語のある種の不明瞭さ等々に能力不全が該当します。

　不利≒差別は，ダウン症を理由に希望する普通学級から排除されたり，排除されないまでも通学に親等々の付き添いを求められることなどから，成人後の労働の場や生活の場が極端に少ないことなどにも該当します。が，何よりも出生前診断の対象となってダウン症ゆえの中絶という胎児段階での排除が，不利≒差別の典型です（第6章）。だから不利≒差別は，すでに随所でふれてきた安楽死の強要（第1章）や「脳死」患者の死体視（第7章）等々を含む，優生思想的差別や能力主義差別全般に該当します。

〈能力不全の相互関係性〉

　さて障がいの上記の三区分のうち，能力不全についての国際障害者年行動計画の以下の内容は，非常に意義深いものです。「能力不全は，本来，個人の問題ではなくて，個人と環境との関係性の問題であり，社会全体に関わる disability is not primarily a problem of the individual but a relationship between the individual and the environment and concerns society as a whole」（国際障害者年　1983：224）。この議論が意義深いのは，通常自明視される能力不全の個人還元主義を完全に否定し，また，損傷を原因とし，能力不全を結果とする単純な因果決定

論も否定した上で，能力不全を環境にのみ還元することもせず，当該諸個人と環境との関係性自体として能力不全を捉えたからです。

　もっとも，能力不全の規定としての「個人と環境との関係性」の個人は，障がいの根源に即してより正確に言えば，先に国際障害者年行動計画が「個人の質」とした損傷 impairment，つまり当該個人の自然性（生物性）に固着したものとしての損傷です。

* ここで自然性（生物性）としたことは，ある意味では身体性と換言してもよいのですが，通常は身体が身体能力をも含んで理解されることが多いので，既述のように能力自体を含まない損傷が存在するところは身体性とはせず，自然性（生物性）とします。

　また環境は法や制度はもちろん，当該個人以外の他者やその意識現象等々全て──これらは当該障がい者にとっては全て他者性──を含む社会・文化全体であるはずなので，より正確には能力不全の根源は，〈当人の自然性（生物性）としての損傷と他者を含む環境（社会・文化）との関係自体〉──この関係性も〈相互関係性〉──です。能力不全の根源は，〈当人の自然性（生物性）としての損傷と他者を含む環境（社会・文化）との相互関係自体〉なのであって，時々の新たな能力不全も，この根源に新たな〈当該障がい者と他者を含む環境との多種多様な相互関係自体〉が新たに加わって生じるのです。以下，こうした能力不全の把握の多くを，〈能力不全の相互関係性〉，〈相互関係自体としての能力不全〉と略記します。

能力不全の意味

　こうした〈能力不全の相互関係性〉の把握が，〈障がいを持つ人〉という表記における障がいの当人からの分離性・他者性の延長上に登場する点を（本章第2節），再度確認してほしいのですが，同時に気づくべきことがあります。それは〈能力不全の相互関係性〉の把握が真に生かされるなら例えば，"彼には識字能力不全がある"や"彼女には知的障害［知的能力不全］がある"──もっと日常的には"彼は字が読めない"や"彼女は知恵遅れだ"──といった通常の発言自身も簡単に言えることではなくなるはずだということです。

　なぜなら，字が読めないことや知恵遅れといった能力不全自体が，彼・彼女だけによること（彼・彼女の単純な私的所有［物］）ではなく，彼・彼女（より正

確には彼・彼女の損傷）と他者を含む社会・文化という環境——療育・教育や周囲の彼・彼女の受容や理解の程度等々——との相互関係自体として生じるからです。この能力不全の理解次第で、"彼は字が読めない"といった日常的発言の意味もニュアンスも相当に変わるはずです。

　そして〈能力不全の相互関係性〉は、通時的次元と共時的次元の二重性において理解される必要があります。つまり能力不全が、当該個人の自然性（生物性）上の損傷に関わる点は大前提ですが、〈能力不全の相互関係性〉についてはまず、能力不全をもたらす過去から現在に至る社会・文化（環境）を問う能力不全の通時的（歴史的）次元があります。がさらに〈能力不全の相互関係性〉は、そうした過去からの経緯とは相対的に区別して、今此処（この瞬間この場）での能力不全、つまり機能・作用・発揮自体としての能力不全について社会・文化（環境）を問う共時的（現在的）次元もあるということです。

通時的次元の能力不全

　通時的次元での〈能力不全の相互関係性〉の把握は、従来の能力の環境決定論に近いものなので、さほど説明の必要はないでしょうが、例えば遺伝病を含む種々の病による損傷を治療できない医療が能力不全をもたらすことや、たとえ損傷の治療が不可能でも、養育・教育や福祉等々の社会・文化のあり方次第で、能力不全になったりならなかったりすることに見られます。有名な例ですがフェニールケトン尿症という遺伝病は、現在までの医療では遺伝病自体という損傷は治療できないので、放置されれば知的障がいという能力不全が生じます。しかし生後直後からの、特殊な蛋白質を使ったミルクでの養育により、放置すれば顕現する知的障がいという能力不全を防ぎ通常の知的能力が確保されます。

　逆に多くの遺伝病をはじめとする、様々な病がもたらす損傷が治癒・軽減できない医療・養育・教育等々の社会・文化（環境）ゆえに、能力不全が生じるのです——あえて言えば、そんな環境ゆえに能力不全が生じるに「すぎない」のです。通時的次元における〈能力不全の相互関係性〉の把握が、すでに社会・文化（環境）のあり方を問わずに、能力不全を単純に"損傷ゆえに能力不全が生じた"として、損傷を原因とし、能力不全を結果とする単純な、しかししばしば自明視されている因果決定論を否定して、損傷と損傷を治癒・軽減できない社会・文化との相互関係自体として能力不全を把握しています。

共時的次元の能力不全

　他方の共時的次元での〈能力不全の相互関係性〉という把握は従来，あまり強調されてこなかった点ですが，今此処（この場この瞬間）での能力の発揮に関わる能力不全に該当することです。これは先に見た近眼といった視力不全（能力不全）が，これに適合する眼鏡の存否次第だという点にすでに見られます。つまり，視神経や眼球の調節に関わる損傷があってこれが治療できなくても，通常の近眼などの場合では，眼鏡を可能にした社会・文化（環境）により近視という能力不全は生じないからです。

　また既存の社会・文化の下では，眼球喪失という損傷の治療は不可能ですから，その場合は視力不全（能力不全）――眼球喪失の治療ができない医療との関係自体として通時的次元での〈能力不全の相互関係性〉――がある訳ですが，この視覚障がい者に点字教育をはじめとする盲教育が保障されていれば，後は周囲が点字を理解しているか否かという点字環境（社会・文化）の存否次第で，識字能力が不全になるか否かは分かれてきます。

　また内耳などの損傷が治療できず失聴状態の聴覚障がい者は，確かに音声言語によるコミュニケーション能力の不全がありますが，だからといってコミュニケーション能力全般の不全に至る訳ではありません。聾文化で育まれた聾手話を嚆矢とする手話環境があれば，コミュニケーション能力不全にはならないからです。もっともその場合，手話可能な健聴者が手話環境を創っていなければなりませんから，聾者にコミュニケーション能力不全があるとするのは，健聴者が手話環境を形成していないがゆえのことでもあるのです。

　脚の欠損（損傷）があっても，適切な義足があれば歩行能力も担保されるはずです。もちろん現在までの義足は，健常者の脚を完全に代替するにはほど遠いので，多くの場合，健常者と同等の歩行能力を保障するには至りません。しかしその歩行能力不全も脚の欠損だけによるのではなく，不完全な義足との相互関係によるのです。その場合さらに移動能力が問われるなら，それも例えば車椅子と車椅子での移動を可能にする道路・建物次第です。これらは全て，共時的次元における〈能力不全の相互関係性〉を示しています。

＊　例えば陸上競技用の義足は，走力や跳躍力の不全を一定程度防いでおり，走り幅跳びなどでは義足使用者が，一般の陸上競技会で健常者と対等に競技することもあります。

能力不全における他者

　共時的次元での〈能力不全の相互関係性〉について特に留意すべきは，その際の社会・文化（環境）には，眼鏡や義足や車椅子といったモノだけではなく，他人というヒトも含まれる点であり，この環境に属するヒトの不備が能力不全をもたらしもするのです――通時的次元での〈能力不全の相互関係性〉の際の医療・教育等々の不備でも同様＊――。

> ＊　共時的次元での〈能力不全の相互関係性〉という把握におけるヒトにつながる議論は，次のようにずいぶん前に抽象的にはなされていました。なお，以下の引用文中では「A 及び特定の他者」が障がい者に，「B 及び我々」が健常者などの環境≒ヒトに該当し，「傷つきやすさ」や「左右されやすさ」がほぼ能力不全を意味するとみてよいでしょう。「『傷つきやすさ vulnerability』と『左右されやすさ dependency』とは交換可能な用語で……，B の行動や選択が A の利害に大きな影響を与える場合……，A は B に対して傷つきやすい……。『傷つきやすさ』及び『左右されやすさ』という概念の中核にあるのは，両者が関係的だという事実である」（Goodin 1985：779）。

　重度の知的障がい者と言われる人には，例えば言語的コミュニケーションによる意思表示一切や自力での排泄一切ができないといった能力不全があるとされます。しかしこうした能力不全は，障がい者〈当人の自然性としての損傷と他者を含む環境（社会・文化）との相互関係自体〉に加えて，〈当人と他者との相互関係自体〉によるものであり，けっして当の障がい者の損傷にのみよるのではありません。それが証拠に，重度の障がい者の表情ひとつ，視線ひとつを見逃さない障がい者施設等々の優秀な指導員・ケアラーとこの重度の知的障がい者との間では，その表情・視線を通じて一定の意思表示能力が示され，また定時排泄能力などが発揮されることがあるのです。

　そうした能力は，重度の知的障がい者の単純な私的所有［物］ではなく，彼・彼女らと指導員・ケアラーといった他者との関係自体として成立する能力なのであり，逆に言えばこの能力が不全なままに留まるのは，この優秀な指導員・ケアラーが存在しないがゆえのことでもあるのです。ここには共時的次元での〈能力不全の相互関係性〉があるのです＊。

> ＊　共時的次元での〈能力不全の相互関係性〉は，知的障がい者の定時排泄能力など多くの日常の場面で確認されます（竹内 2007：160-163，竹内・藤谷 2013）。

共時的次元の〈能力不全の相互関係性〉の一事例

　いま少し具体的な次のような現実もあります。染色体異常（損傷）があり欲求の伝達としては一語文の発話が精々で——"水が欲しい"という欲求表現が"ミズ"という一語文の発話——，実際の発話の大半がその場での他者の発する短い単語の鸚鵡返しでしかない重度の知的障がいを持つ人がいます。こんな人が数を扱う能力を持つなどとは，普通は想定されもしませんし，実際にも一人で放置されれば数の言葉を発することはありません。

　しかし毎晩の風呂で体を洗う際に，自力では洗えないので，石鹸のついたスポンジを握った手をケアラーの手が補助しつつ，腕・手を一緒に動かしながら，例えば脚を洗う際には"足，足"，首を洗う際には"首，首"とケアラーが言い，これを鸚鵡返しに"アシ"，"クビ"などと，当人が言う風呂での経験・体験を 20 年以上も積み重ねてきました。

　そんな長年の風呂での体験の中で同時に，一緒に湯船に温もる際にケアラーが人差し指を湯から出して"一"，続けて中指も出して"二"，さらに薬指も出して"三"と言い，これの鸚鵡返しで当人が"イチ""ニ""サン"と言うといった発語をやはり 20 年以上も毎晩続けると，こんなケアラーとの体験・雰囲気の中では，ケアラーが何も言わず指を上記の順次で出すだけで，当人のかの"イチ""ニ""サン"の発話が出てくるのです。

　この事実に，完全な数概念を扱う能力を看取するのは不可能かもしれません。長らく続く風呂での体験・雰囲気，特に体躯の洗浄と一体の指に誘われた"イチ""ニ""サン"の発話は，数概念抜きの発語にすぎない可能性もあるからです。それでも，湯上の指の数に対応した発話に，数概念に至りうる一定の能力は見出しうるのではないでしょうか。

　この数概念に至りうるかもしれない発話は，こうした経験を積み重ねているケアラーとの関係において成立しているのであり，ケアラーとの一緒の体験・雰囲気がなければそんな発話も不可能であり，ここに共時的次元の〈能力不全の相互関係性〉が見られる訳です。

障がい概念における関係性の意義

　こうした〈能力不全の相互関係性〉の把握からすれば，本章 206–207 頁の国際障害者年行動計画の「損傷に基づく機能的制限である能力不全」という，損傷を原因とし能力不全をその結果とする単純な因果説明は誤りです。また能力

不全ですら関係性であるのだから，この把握の延長で把握される不利自体の関係性——社会・文化のあり様との関係次第で不利もなくなる——は明白なので，「能力不全の社会的結果である不利」という国際障害者年行動計画の把握もやはり誤りです——これら同一文書内の不整合は，宣言的文書ゆえの理論性の不十分さによるやむをえざるものかもしれませんが——。そしてこの不利≒差別・抑圧は事実上，優生思想的差別であり，優生思想を許容している社会・文化がもたらすものですから，なおさら，単純に「能力不全の社会的結果である不利」などとは言えません。

　加えて損傷ですら厳密に捉えるなら，関係性として把握されねばなりません。現に存在する損傷自体は確かに，個人に固着した個人の自然性上にありまた私的所有範疇にあります。しかし，なぜ病や損傷が生じたのかと言えば，薬害を含む公害による病や損傷は無論のこと，通常の軽微な感染性の疾患等々も，それらの原因との関係において病や損傷を捉えるべきだからです。

　さらには遺伝病としての損傷についての関係性の把握も重要です。生物たる人間には遺伝病が一定の確率で必然的に生じる事実に加えて，「誰でも劣性遺伝病の遺伝子を五個くらいはもっている」（木田 1982：208）ので，こうした変異遺伝子の結合により遺伝病者が生じ，この遺伝病者の存在が他方の非遺伝病者（健常者）の存在を支える点で，遺伝病と健常との，また遺伝病者と非遺伝病者との関係性があるからです。[*]

* 2006年に国連で採択された障害者権利条約——日本は2014年にようやく批准——の前文は，「能力不全 disability は損傷のある人と態度及び環境に関する障壁との相互作用であって，かれらが他の者との平等を基礎として社会に完全かつ効果的に参加することを妨げるものから生じる」としているので，本章での能力不全の把握に近いものです。しかし，障がいの三区分を詳細化した，カナダモデルと言われる障がい区分論や国際障害分類改定版（茂木 2003：40f.）では，特に能力不全における社会・文化（環境）を固定的に捉えて，関係性自体の把握は国際障害者年行動計画よりもかなり弱くなり，その分，能力不全の個人還元主義的把握が復活しているようです。ただ日本の障害者差別解消法が，「社会的障壁」を「障害がある者にとって日常生活又は社会生活を営む上で障壁となるような社会における事物，制度，慣行，観念その他一切のもの」とし，本章で述べた障がい者に働きかけるケアラーなどの他者の能力のあり方には踏み込んでいないにせよ，「社会的障壁」に「観念その他一切のもの」まで含めている点は評価されてしかるべきでしょう。

―――― 第6部 ――――

より豊かな人間の命のために

第12章 「能力の共同性」論

はじめに

　能力不全の根源は，当該個人に還元されてはならず，〈当人の自然性（生物性）としての損傷と他者を含む環境（社会・文化）との相互関係自体〉でした（第11章）。この能力不全の把握を延長しても，また以下で示す様々な事例や議論からしても，能力自体の根源も，〈当該個人の自然性（生物性）と他者を含む環境（社会・文化）との相互関係自体〉という生動的な媒介運動自身であり，またこの個人の生物性と社会・文化とを軸とした〈相互関係自体〉に，さらに新たな〈当該個人と他者を含む環境との多種多様な関係自体〉という媒介運動が加わって，時々の新たな能力も成立する，というのが本章の主旨です。

　こうした能力自体のあり方を，以下では簡略に，〈能力の相互関係性〉また〈相互関係自体としての能力〉とも表記しますが，"〜ができる"という能力の実現の多くは，肯定すべき好ましい事柄なので，さらにこの表記を価値的により望ましいものとした言葉が，〈共同的な能力〉であり，本章の表題でもある「能力の共同性」なのです。

　確かに普通は，能力は単純な私的所有［物］として個人還元主義的にのみ捉えられがちです——ただし私的所有に分離性や他者性につながる意味もあることは，前章から本章にかけての大きな論点です——。この個人還元主義的な能力把握を，以下では個体能力観とも呼びますが，常識ともなっている個体能力観からすれば，「能力の共同性」などと言うと，非常識の極みだと謗られるかもしれません。しかし誰しも，自らの能力に他者や環境に依存している点があることは認めるでしょう。通常の能力の環境決定・規定に近いこの誰しも認めることの延長上に，〈相互関係自体としての能力〉の時系列的な把握，つまり「能力の共同性」の通時的（歴史的）次元もあります。

　が本章でより強調したいのは，今此処（この瞬間この場）で発揮され新たに成立する〈相互関係自体としての能力〉という，「能力の共同性」の共時的（現在的）次元です。共時的次元での〈相互関係自体としての能力〉が，通時的次

元で蓄積され諸個人に内在化して，能力は，通常意識されるような諸個人の私的所有［物］になるのです。しかし，私的所有［物］となりそのように把握されても，〈共同的な能力〉は作用し続けています。

その根源においても時々の新たな能力の成立においても，能力の私的所有が最初にあるのではなく，〈共同的な能力〉が「まず先」で，私的所有［物］としての能力は「その後」なのです。そして〈相互関係自体としての能力〉・〈共同的な能力〉が，諸個人に内在化して能力の私的所有が成立する際には，また社会・文化が，制度等々——その最たるものが市場秩序の根幹にある私的所有制度——を通じて，〈共同的な能力〉を個人の私的所有［物］として規定し「配分」することが伴っているのです。

「能力の共同性」論に基づけば，能力に関わる差別・抑圧，つまり「殺す・死なせる」を焦点とする優生思想的差別や能力主義的差別は，"かわいそうだ"とか"人間的でない"等々の道徳的非難以前に——道徳的非難も大切——，客観的に全て正当化できません。なぜならこの差別・抑圧の根拠となる"彼は能力が劣る"なる言い分自身が，すでに個体能力観を金科玉条視した誤りだからです。たとえそんな言い分が出てきても，もし「能力の共同性」論が確立していれば，言われた瞬間に"劣ること"自身への他者・環境の大きな影響が意識され，そこからは能力に関わる差別・抑圧克服への新たな視野も開かれるはずなのです。

普通に言う"優れた能力"も，そこに遺伝的（生物的）要因があっても当該個人の個体能力に還元される訳ではなく，その根源は〈当人の自然性（生物性）と他者を含む環境（社会・文化）との相互関係自体〉だから，"能力の優秀さ"も当該個人のみの「功績」ではありません。[*]

---

[*] ほぼ同趣旨の見解は，20世紀後半に法哲学者として著名で高校社会科の教科書にその名が載るロールズも示しました。「社会の中の最初の出発点の位置に誰もが価しないのと同じく，生来の資質 native endowments の配分での位置には誰も価しない」（Rawls 1971：104／79）。ただし後述しますが（本章229頁），彼は障がい者への偏見もあってこの見解が徹底できず，結局は能力の個人還元主義に戻っています。なお能力の個人還元主義は，能力が社会的評価の対象になる点から，「能力というものを，個人の所有ということだけでは規定できない」（勝田 1964：34-35）として批判されたことはありましたが，「能力の共同性」論は，たんに社会的評価の対象となるという認識論的議論に留まるもので

はなく，そうした認識をも規定する存在論的議論です。

1 「能力の共同性」論の概要と私的所有論

「沈黙育児」実験

人間は，皮膚一枚で他者からも環境からも区切られた個体の自然性（生物性）が十全に保たれなくては生きられませんが，同時に皮膚一枚を超えて他者や諸環境（社会・文化）の中に存在してこそ生きる能力もありえます。この事実の端的な例であり，したがってまた「能力の共同性」論の端緒とも結論ともなっているのが，「沈黙育児」という 13 世紀の酷い人体実験です——あってはならない酷すぎるこの人体実験に依拠することに，内心忸怩たるものがありますが——。少し長いですが，以下が「沈黙育児」実験の概要です。

* 　英語では能力は，ability, capacity, capability, endowment, power, talent に区分され，本格的な能力論にはこの区分を踏まえることが必要です。しかし大括りな「能力の共同性」を扱う本章では，それらをまとめて扱い，思考力や知識力や想像力（感性や悟性や理性）などはもちろん，生命力や視力や聴力や身辺自立力，また優しさといった性格の力や努力等々の活動力全てを含めて能力を考えています。

「"沈黙育児"実験　　もし，生まれたての赤ちゃんから，母親またはそれに代わる人の愛ある話しかけや，ほほえみを奪ってしまったらどうなるでしょうか。その回答として，一つの"おそるべき実験"を紹介してみましょう。13世紀の神聖ローマ帝国，フレデリック二世は，いったい人間の言語は自然発生的なものかどうかという問題に興味を持ちました。そして，もし赤ん坊にことばを教えなかったら，その結果として話すのはラテン語か，ギリシャ語か，それともその人種の国語かを確かめるために，全国から家庭のない新生児をたくさん集めて実験にとりかかったのです。王は，設備のよくととのった施設にこれら乳児を収容したのち，保母たちに『子どもに話しかけたり，あやしたり，愛情を表現してはいけない』と厳命して育てさせました。世にも奇妙な"沈黙の育児"がはじまったのです。授乳，オシメのとりかえ，入浴，日光浴，室内の温度調節などの世話は至れりつくせりでした。しかし，墓場のようなしじま

のなかで，乳児たちはみるみる元気がなくなり，一年もたたないうちにひとり
のこらず死んでいったのです。かくて王の観察は失敗におわりましたが，記録
には『乳児は成人とのふれあい——顔の表情や，親しみのある身振りや，愛情
に満ちた世話なしには生きていけないものだという，貴重な実験になった』と
書きのこされています。愛撫の欠乏が赤ちゃんの命まで奪うという極限の現象
は，医学的にどう説明されるでしょうか。ドイツの医学者プファンドラは，乳
児院の死亡率の高いことを研究した結果，それを精神身体医学的にこう説明
しています。つまり，乳児に愛ある世話が欠乏すると，“快の情緒”が少なく
なって，連続的に“不快の情緒”を起こさせることになり，それが自律神経系
に影響して，抹消血管の収縮作用がつづき，内臓器官への栄養補給がたりなく
なってしまい，したがって抵抗力も弱くなり，死亡率が高まるというのです」
（読売 1963：84-85）。

　この紹介文に解題は不必要でしょうが，若干の留意が必要です。なぜなら，
それらの欠乏を含む「愛情」や「親しみ」や「愛撫」や「あやす」や「ほほ
えみ」と，「話しかけ」や「顔の表情」や「ふれあい」や「身振り」や「世話」
とは，次元が異なるからです。後者の「話しかけ」や「顔の表情」などのある
種の望ましいあり方として，前者の「愛情」や「親しみ」などがあるはずです
が，この紹介文にはこの両次元を混同している問題があります。

　例えば嬰児に「顔の表情」を全く見せないことと，「愛情」が皆無でも「顔
の表情」は見せることとの間には，深淵とも言えるほどの距離があるはずです。
おそらくこの「沈黙育児」実験では，嬰児に対して「愛情」や「親しみ」など
が欠如する以前に，「顔の表情」や「話しかけ」などという，もっとも広い意
味でのコミュニケーション自体——より直截には人間関係——が欠如していた
ために，生命力という根底の能力が不全・無となり赤ん坊全てが死に至ったの
です。もちろん「愛情」等々の欠如が，種々の意味でより十全な生命力（能力）
の成立を不可能にすることも確かでしょうが……。

　「沈黙育児」実験の要点は，栄養・衛生・運動などについて完璧な養育をし
て，一見したところは嬰児の自然性（生物性）を十全に保ったとしても，もっ
とも広い意味での他者とのコミュニケーションが欠如すれば，つまり「話しか
け」はもちろん，視線や頬に現れる「顔の表情」，頬ずりや抱きしめるなどの
「ふれあい」が欠如すれば，「自律神経系に影響して，抹消血管の収縮作用がつ
づき，内臓器官への栄養補給がたりなくなって」，生命力と言われる能力自体

すら成立しないということなのです。この話がすでに，生命力という根底の能力ですらが，特に共時的次元での〈嬰児の自然性（生物性）と他者を含む環境（社会・文化）との相互関係自体〉であることを，したがって「能力の共同性」を直截に示しています。

頬笑む能力における他者性・分離性

　もっとも広い意味での他者とのコミュニケーションが欠如すれば，嬰児個人の生命力（能力）すら成立しないという能力不全の極致は，別角度からすれば，他者・環境に依存している分だけ嬰児の根底の能力（生命力）にすら他者性があり，この他者性はまた能力自体における当該嬰児からの分離性を意味するということです。常識にもなっている個体能力観からすれば，かの「沈黙育児」実験を知っても，個人の能力における他者性・分離性ということも，奇妙でおかしな話だと思われるかもしれません。

　しかし能力における他者性・分離性は，すでに相当以前から乳児期の優れた発達論研究でも，事実上指摘されてきました。つまりもっとも広い意味でのコミュニケーション的関係があってこそ，乳児の身体のこわばりや抱きつきや頬笑みといった様々な能力が，共時的に成立し継時的に形成・蓄積されるのです（浜田・山口 1984：19-30）。

　例えば他者の身体の動きが伝わり感じられて，同じ型で動くという点で「同型性」と言われますが，乳児を抱く母親が何かのひょうしに身体をこわばらせるからこそ，乳児も同じく身体をこわばらせます。また「相補性」と言われますが，母親に抱かれるという他者からの働きかけを受けるからこそ，乳児にもこの母親に抱きつけるのです。乳幼児が最初に頬笑むのも，母親などがこの乳児に対して微笑の視線や表情を向け，この志向性に応じて乳幼児が見られる中で自ら見るという受動－能動のやりとりの中でこそ可能になるのです。

　普通は生後1カ月半くらいで生じる乳児の頬笑むという能力，またこわばり抱きつくなどの能力においてすら，このように少なくとも母親などに依存している分は乳児からの分離性や他者性があり，この能力は〈乳児の自然性と他者を含む環境［社会・文化］との相互関係自体〉であり〈共同的な能力〉なのです。もちろんこわばりや抱きつきや頬笑みなどの〈共同的な能力〉は，筋肉運動や視覚などを可能にする乳児の自然性（生物性）が備わってなければ不可能で，周囲からのコミュニケーション的働きかけだけで実現する訳ではありませ

ん。自然性（生物性）としての筋肉や眼球に重度の損傷があれば，この〈共同的な能力〉は成立しないからです。

　しかし逆方向からすると，重症心身障がい児に対する「工夫に満ちたケアによって彼・彼女らに頬笑みが生まれるという現実」（第1章）からして，自然性（生物性）における損傷だけが頬笑みの欠如の原因ではありません。つまり通常の乳児には，普通の母親などの微笑による働きかけが乳児の頬笑みという〈共同的な能力〉の成立に見合っていますが，重症心身障がい児には，たんなる微笑ではなく様々な工夫に満ちたケアが当人の頬笑みに見合っているのです。いずれにせよ頬笑みといった能力にすら，他者性や当該個人からの分離性があり，この能力は〈乳児などの自然性と他者や環境との関係自体〉なのです。*

> ＊　根底の生命力にしろこわばりにしろ抱きつきにしろ頬笑みにしろ，それら〈共同的な能力〉は，まずは今此処という共時的（現在的）次元でのことですが，同時にそうした能力の形成・蓄積に注目すると継時的（歴史的）次元のことでもあります。

近代所有論と能力の他者性・分離性

　文脈は異なりますが，能力自体における当該個人からの分離性を，19世紀初頭にヘーゲルの近代私的所有論が次のように示してもいました。商品交換≒市場秩序が広がった近代社会では，人間自身に関わる事柄も含めて全てに所有論が適用され，所有客体としての能力自体を含む「知識，学問，才能 Talent などは物件 Sache〔商品のこと〕という規定の下におかれる」。だから知識，学問，才能は所有主体の私的所有［物］ではあっても，所有主体から「分離されるもの，直接に相違するもの」「外面的なもの」になる，と言われたのです（Hegel 7:104-105／238）。商品化されている知識などの能力が当人から分離しているということは，そうした能力が商品交換の只中で他者に関わる点からすれば，当人にとっての他者性を意味してもいます。

> ＊　他方でヘーゲルはもちろん，同じ箇所で「知識，学問，才能は自由な精神に固有なもの，この精神の内面的なものであり外面的なものではない」とも言います。対象化され商品交換される物件（商品）になる点で，精神に固有で内面的なものである能力も，外面的なもの・分離されるものになる訳ですが，精神に固有なものである能力も，商品交換に依拠する点では当人から分離性・他者性を帯びるのです。

ヘーゲルの議論では，能力（所有客体）の当該個人（所有主体）からの分離性・他者性は，おもに能力が市場秩序で商品（物件）になる点から言われます。だから「沈黙育児」実験や発達論研究が示したような，生命力を含む能力の成立に能力の他者性・分離性があるという話と，全く同じだという訳ではありません。しかしそれらは全て，自明視されがちな能力の個人還元主義的把握，個体能力観の誤りを強く示しています。つまり，能力自体の当該個人からの分離性・他者性は，嬰児や乳児の生育というミクロな人間領域でも，近代的所有というマクロな社会領域でも存在するのです。

　現実に市場秩序での商品交換（売買）を伴う「活動」──例えば購買した本の「読書」や塾での「学習」等々──を通じて[*]，新たな思考力や知識力等々の能力が実現しますが，そこでは商品交換によって他者から得たという，他者由来の要因が新たな能力の実現を可能にしており，こうした能力にはそもそも他者性・分離性があります。もともとは当該個人の私的所有［物］ではない新たな能力が，「他者」を通じて獲得されるのですから。

　　＊　この段階の「活動」自体は一見，個人の個体能力ですが，これら能力も，最初
　　　　には共時的かつ通時的に成立する〈共同的な能力〉が諸個人に内在化したもの
　　　　なのです。

　ちなみにヘーゲルが「全面的相互依存の体系」（Hegel 7：340／414）と言った市場秩序＝市民社会が[*]，19世紀初頭とは比較にならないほどに生活の隅々にまで，それこそ全面化している20世紀以降の現代社会では，また，新自由主義の浸透もあって（第5章97-98頁），様々な能力の商品交換依存もはるかに進んでいるので，能力の他者性や当該個人からの分離性はますます明らかになってきています。

　　＊　若きマルクスは「この市民社会 diese bürgerliche Gesellschaft ｛≒市場秩序｝が全
　　　　ての歴史の……真の竈 der wahre Herd である」（MEW 3：36／32）と言い，資
　　　　本主義的近代社会以前でも市場秩序がいわば歴史を牽引する駆動力だったとし
　　　　ましたが，この点からすれば，商品交換依存に見られる能力自体の他者性や当
　　　　該個人からの分離性に，ある種の歴史的普遍性があることになるはずです。

　加えて，市場秩序の全面化と一体のフーコー的生権力──たんなる政治権力を超えて個々人の日常性をも支配し続ける権力──が浸透している現代社会

では（第 5 章 98–99 頁），能力把握についてのみならず人間把握全般についても，個人還元主義一般に成立の余地がないとも言えます。だから「『個人』という身体の統合性を解除し，その身体の器官や断片あるいは機能や感覚を，もはや人称的には匿名の次元で把握する……。一つの身体への帰属を超えて，それらの部分身体をある種のつながりやまとまり，あるいは大きな集合態の中に統合する」（内田 1995：26）とすら言われます。この指摘の援用によっても，個人への帰属，つまりは個体能力を超える匿名の能力が捉えられるので，能力自体について個人の「内」に他者や諸環境を位置づけ，能力自体への「外」からのいわば補塡を認めて，〈能力自体の相互関係性〉，「能力の共同性」を主張しても，何ら不思議なことではないはずなのです。

* 2012 年 5 月の第 71 回日本哲学会大会シンポジウム「現代を生きる身体」のある報告も，個人が意のままにできるという意味での身体の私的所有を指摘しつつも，同時に身体がこの面には尽きず，個人の「もっとも意のままにならない存在の次元にこそ，人びとの社会性もしくは相互依存の関係が根づいているのではないか，という問い」を身体に関するもっとも重要な問いとしていました（鷲田 2013：56）。

2 所有概念から「能力の共同性」論へ

能力の個人還元主義への疑義

17 世紀末のロックは，前近代的封建社会の否定と近代社会の開示を意図して，「誰しも自分自身を所有している Every man has a property in his own person」（Locke 1963：353／176）と述べ——このパーソン person は身体や能力全てを含むその人自身——，個体能力観を強調しました。そして，このロック的原理とされる個体能力観はある種自明視され，その後も「所有的個人主義 possessive individualism」などと批判的に言及される場合もあるにせよ（マクファーソン 1980），長らく歴史的命脈を保ってきました。

* 個人の個体能力の成果はその当該個人の所有物だから，前近代的封建的な家系や生まれに基づく所有は否定——原理的には相続財産の否定——されるという訳です。このロック的原理は，近代社会成立上で大きな意義がありましたが，

同時に，能力主義差別を惹起するものでもありました（第5章85–89頁）。また この原理によりロックは『市民政府二論』で，17世紀後半，農業生産能力 に「優れた」英国人たちの欧州諸国が，その能力の「劣る」ネイティヴ・アメ リカンたちの肥沃な大地を奪うことを推進し，欧州諸国による植民地主義・帝 国主義を正当化しました（平子 2005）。

　今も，現代の支配的思想（支配者の思想）である新自由主義≒リバタリアニ ズム――〈財政的には小さい場合もあるが強力な国家権力を内在させた市場至 上主義〉（竹内 2010）――の根幹に，「『各人は自分自身の所有者である』とい う『自己所有権』テーゼ」（森村 2001：34）が，「それ以上正当化できなくても， 否定しがたい直観」（同：75）だとして位置づけられて正当化されることがあ ります。この単純な能力の私的所有に依拠した個体能力観（「自己所有権テー ゼ」）は，その主張者からすれば直観的に正しいと居直れるほどに強力なので しょう。

　しかし「自然」概念に依拠した議論の正当化が，もっとも説明を要する事柄 の根拠を不問に付す大問題をはらむのと同じく（第1章30–31頁），「直観」に 頼る「自己所有権テーゼ」の正当化も，この「直観」の根拠をあげなくてはた んなる恣意的妄言になりかねません。能力の他者性・分離性を否定する個体能 力観には，さほどの根拠はないと言うべきでしょう。

所有概念・言葉の多様性

　同時に考えるべきは，そもそも所有概念・言葉自身に他者性や当該個人から の分離性を意味する場合がある点です。日本語では所有と一言になる所有概 念・言葉自身が，市場秩序が全面化した資本主義的近現代にもっとも適合した 英語*では多様で，かの他者性・分離性を伴う「所有」を意味する場合があるの です。英語では所有概念・言葉は，少なくとも意味内容の異なるプロパティ property，オウナーシップ ownership，ポセッション possession，ハヴィング having の4種類はあります。後述のように，オウン own やハヴ have には，所 有自体における所有者当人からの分離性・他者性という意味が入っています。

　　＊　エミール・バンヴェニストの言語論に依拠したフロムの議論の紹介ですが，
　　　「多くの言語が"持つ to have"という単語を持たず」，資本主義からは殊の外
　　　縁遠い古代の「ヘブライ語では，"私は持つ"は jesh li（"それは私にとってあ

る it Is to me") という間接的な形で表現されねばなら」ず（Fromm 1992：18／44)，じつは所有概念がありません。また日本語では所有概念を使わない"頭が痛い"や"兄が二人いる"という事態が，英語では"I have a headache""I have two brothers"と表現されるように，英語は所有概念に頼りがちだということがあります。

確かにプロパティ property という所有概念・言葉は，「固有の」や「本来の」といった当該者へのいわば固着を意味する形容詞プロパー proper が名詞化された概念・言葉です。そしてこれら当該者の「固有性」や「本来性」が，それらの獲得・所有行為と一体化した概念・言葉がプロパティです。だから，プロパティは個人に固着した私的所有そのものとしての所有・所有権を意味していて，他者性や分離性を意味してはいません。*

  ＊　英語のプロパー・プロパティは，ヘーゲルが「自由な精神に固有のもの」（本章223頁）と言う際の「固有なもの」であり，ドイツ語の，アイゲン eigen・アイゲントゥーム Eigentum と同じです。

しかし，オウナーシップ ownership という所有概念・言葉は，所有における他者性・分離性を直接に意味します。なぜなら語源学的に立証されていることですが，オウン own は，"御蔭をこうむる（オウ owe)"と語源が一緒で，ここから私的所有にも，単純に自己のものとは言えない意味があることがわかるからです。例えば"私は貴方の御蔭をこうむっている I owe you"は，"私には貴方（他者）に依存している"ということを意味します。
　この点と重なってオウン own は，私個人の私的所有ではあっても，その所有は私個人のみによって可能になったのではなく，他者の御蔭で他者に依存して可能になった所有だという意味になるのです。つまりオウンやオウナーシップは，私的所有だとはいっても他者に依存している分だけ，当該個人からの分離性・他者性があることを意味するのです。
　もちろん他者性・分離性があっても，能力は個人から乖離した浮遊物ではなく，能力不全と当該個人との分離的［媒介的］結合の場合と同じこと（第11章）が，能力自体にも該当します。つまり能力の他者性・分離性を含めて，能力自体と当該個人との分離的［媒介的］結合があり，このことを端的に示す所有概念・言葉がオウンなのです。そしてこうした意味をも含むもっとも包括的な所有概念・言葉が，ハヴ have・ハヴィング having なのです。*

* 　今一度，〈障がいを持つ［所有する］〉という，障がい者把握の意義を省みてください（第 11 章）。なおポゼッション possession という所有概念・言葉では，その過去分詞の形容詞化ポゼスト possessed が "とり憑かれる" ことも意味し，守銭奴が貨幣にとり憑かれるように，所有対象たる所有物に所有主体がとり憑かれて支配される事態を表現するのにふさわしい所有概念・言葉でしょう。

　こうしたオウンやハヴは，〈能力の相互依存性〉・「能力の共同性」の中の，能力の分離性・他者性を特化して示しているのです。別角度からは，このオウンやハヴが示す能力に関する分離的［媒介的］結合の内実全体を描いているのが，〈当人の自然性［生物性］と他者を含む環境［社会・文化］との相互関係自体〉・〈相互関係自体としての能力〉なのです。

3　「能力の共同性」論に至る諸議論

カソリック保守派の議論

　カソリック保守派は，"受精卵から命が始まるので受精卵廃棄は殺人に等しい！" といった極端な道徳主義（第 8 章）を金科玉条視するだけで，様々な豊かな理論的展開には欠けると思われがちです。しかしずいぶん以前に，カソリック保守派のラムゼイは，「能力の共同性」論の契機とも見なせる「行為者愛の倫理」もしくは「役割と関係性の倫理」を提唱していました。

　「行為者愛の倫理」は，医療に通ずるキュアが不可能な死に行く人 the dying も含めて，全ての患者に対するケア（介助・世話・介護等）を終焉させる理由はないとします。そのうえで，ケアラーなどの行為者たる「我々の側からのいかなる人間的コミュニケーションにも患者が全く到達しえない」場合，つまりケア一切への患者の「完全な到達不可能性」がある場合を問います。普通はこの「到達不可能性」によるケアの終焉は，特に死に行く人個人の広い意味でのコミュニケーション能力のなさによるとされます。しかしラムゼイは，ケアを終焉させるのはむしろ行為者・関係者のコミュニケーションの無力さ，ケアラーの役割の限界にあるとして，これら無力さや限界の克服を強調するのです（Ramsey 1978：214-227）。

　つまり，患者のケアへの「到達不可能性」という能力不全を，ケアラーの無力さによるものだと逆転させる形で，事実上，ケアに到達する能力を，患者個人とケアラーとの〈相互関係自体〉として捉える「能力の共同性」論に，ラム

ゼイは一歩踏み出していると思われるのです。

ロールズの能力の分布の共有資産論

　日本ではあまり紹介されませんが，20世紀後半のリベラリズム哲学の一部は，おそらく現代社会の深刻な能力主義差別に真摯に取り組んでいました。そうであるがゆえに，通常の個体能力観を疑問視し，そのぶん「能力の共同性」論に近づいていたと思われます。口火を切ったロールズは，「正義に適う貯蓄原理と整合して，もっとも不遇な人の便益を最大化する」(Rawls 1971：302／232) という格差原理の提唱で有名ですが，この原理は，その根幹では，次のような能力の分布の共有資産論と称される議論によって正当化されていました。

　端的には，「生来の才能 natural talent を共有資産 common asset とみなすことに同意し，その配分の便益が何になろうともその共有に同意する」(op.cit.：101／77)，と主張されます。これは，能力の個人還元主義や個体能力観とは異なり，個人ごとには相違する様々な能力が社会全体に分布する状況を，能力全体の社会の共有資産と捉えています。そこから"優れた能力"が生む便益や基本的社会財を，この能力の所有者に単純には帰属させず（ロック的原理の否定），格差原理にしたがって"優れない能力"ゆえにもっとも不遇な人に再配分されるべきだとします。

　留意すべきは，能力に関わる便益や基本的社会財の計測次元に留まるにせよ，能力の分布の共有資産論が個体能力観の貫徹を許さず，また"もっとも不遇な人"への再配分を主眼とするにせよ，能力に応じた便益の適切な配分のために，共有資産としての能力分布の中で個人所有の能力差を捉えた点です。「ロールズの手立てとは，不平等な生来の資質 endowment を根絶することではなく，その便益と負担とを計画的に調整することで，最も有利でない者も，幸運な者の資力 resource を共有するように」（サンデル 1992：115）することなのです。

　だがロールズには，次のように個体能力観が根深く残ってもいました。「全ての人は，正常範囲内の肉体的必要性や心理的能力 psychological capacity をもっている，と私は想定する。だから，特別のヘルスケアや精神障害者の処遇に関する問題は生じない。こうした困難な場合の考察は，我々を正義論を越えたところへ連れて行き……，我々と隔たった人々を考えざるを得なくし，我々の道徳的知覚を混乱させる」(Rawls 1985：206)。ロールズが障がい者を「我々と隔たった人」として排除し，事実上能力主義的差別を容認するのは，能力の

分布の共有資産論が，一定程度以上の能力の私的所有者にしか該当せず，個体能力観を払拭しきれないからです。

ドゥオーキンの資源の平等論

　物的財貨を含む全ての資源 resource の諸個人への平等配分——同一配分とは限らない——を説いたドゥオーキンは，一度は能力自体もこの資源に含めて，「諸個人の能力 power はもちろん資源である。なぜなら能力は，物質的資源と一緒になってある人の生活（生）の何らかの価値あるものを作り出す上で，使用されるからである」（Dworkin 1981：300）と言います。こうして能力をも資源とするドゥオーキンは，能力の分布を共有資産とみなすことを超えて，累進課税制によって再配分される税金と同じく，各個人の能力自体を共有資産とみなし能力の再配分による能力の平等を主張したことになります。この論点を維持する限りドゥオーキンは，ロールズ以上に個体能力観を否定し，能力主義的差別を克服する上で一定の役割を果たすことになります——ただし能力の共有資産論は「能力の共同性」論とは違います（次節）。

　もっとも当然のように能力の共有資産，能力の再配分，能力の平等などと言えば，それらは一方で人間個体を他者などの「外」に拡散させ，他方で人間個体の「内」を他者などに分割する荒唐無稽な議論だという強烈な非難が，日常意識からもリバタリアニズムからも浴びせられるでしょう。日常意識は，皮膚一枚で一切の外界から遮断された人間個体の個体能力を大前提としがちなので，能力の再配分などもっての他ですし，リバタリアニズムは人間個人の識別のための個人の「自己所有権」を一切の議論の起点とするので（森村 2001：35f.），自己の解体に至りかねない能力の共有資産論など噴飯ものだという訳です。

　そんな非難もあってドゥオーキンも，ただちに次のように述べてロールズ的格差原理論と個体能力観に後退してしまいました。「能力は資源だが，その所有が資源の平等の何等かの解釈と合致して政治によって規定される資源だ，と考えるべきではない。つまり能力は平等論にとっては，通常の物的資源という正確な意味での資源ではない。能力は……，操作されたり転移されえない。障がい handicap の問題につき，資源の平等は，可能な限り肉体的及び精神的構造において人々を同一にすべく努めねばならない，と言うことは誤った規定である。むしろ問題は，肉体的及び精神的な能力における差異によって，別個独立の物的資源の所有がどの程度左右されるべきかを決定するという問題であ

る」（Dworkin 1981：301）。しかしこのドウォーキンの議論を超えて、「能力の共同性」論により近いセンの議論も登場していました。

センの基本的潜在能力の平等論

「長生きするという潜在能力 capability」（セン 1988：99）を最重要視するセンの基本的潜在能力の平等論は、財の再配分を、「ひとの『機能』｛事実上能力自体｝にまで、すなわち彼／彼女の所有する財とその特性を用いてひとはなにをなしうるか」（同：32）にまで及ぶものとして捉えます。この観点を通じて財の再配分を、個人所有の能力（機能）差、特に「弱者」の能力を補填すべきものとして捉え、ここから能力自体に財という当該個人の「外」を内在させる議論に至るのです。そしてセンは、能力（機能）自体及び能力がもたらす有利さを「人と財との間の関係性」（Sen 1980：216）と捉えて、能力という個人の「内」自体を財などの「外」と人とへ分割し、事実上、この両者の関係自体として能力を把握するに至るのです。

だからセンの基本的潜在能力の平等論は、例えば障がい者の能力が財による補填の程度によって異なる点（セン 1988：22）――前章での能力不全 disability としての障がい規定に近い――や、欲望する能力について極貧困といった環境が「過大な欲望を持たないような習い性を身につけさせる」問題（同：36）も指摘できます。つまり個人の私的所有［物］としての能力差の特定があっても、ただちに財や環境との関連が強く意識されるので、個人の個体能力としてのみ捉えられがちな能力差が、財や制度の不備の問題でもあることになる訳です。このセンの議論は、能力主義的差別を正当化する能力の個人還元主義を原理的に否定しています。

ただセンの基本的潜在能力論には、「財が人に対して為すことと、人がこの財によって為しうることとは同一視されない」にもかかわらず、これを同一視したり（Cohen 1989：944）、能力の実現における他者（人的要因）――「沈黙育児」実験におけるもっとも広い意味での他者からのコミュニケーション的働きかけを想起――を省みない難点があります（竹内 2001：198-199）。しかし「機能｛能力｝とはひとの生存状況の諸側面なのであって」、ひとの「外」によって「機能のうちの多くのものは……、『生産され』ている」（セン 1988：28）という発言、つまり能力把握における個人と「外」との関係の重視は、「能力の共同性」論に直結します。

ごく一部の遺伝決定論者を除く多数も，個人の能力が成育環境と遺伝的要因との相互関係の所産である点を認めるでしょうが，センの議論は，この総じて「能力の共同性」論における通時的（歴史的）次元に含まれる内容には留まっていません。つまりセンは，所産という通時的（歴史的）次元で能力の個人還元主義を否定するだけではなく，時々に今此処で機能する共時的（現在的）次元での能力が，個人と「外」——他者（人的要因）の除外は問題——との関係自体である点も捉えています。センの議論は，「能力の共同性」論とかなり近いのです。*

> ＊　「男女関係の内でこそ……，人間がその最も個人的なあり方において，同時にどれほど共同的存在であるかが示される」（MEW.E：535／456），「他人の諸感覚や享受もまた私自身の領有するところとなる」（*ibid.*：540／461），という若きマルクスの議論も，その後は未展開でしたが，「能力の共同性」論の契機になっています。

4　「能力の共同性」論の射程——能力の私的所有の成立

「能力の共同性」論への非難への応答

　「能力の共同性」論は，時に，人間の自然性（生物性）を無視・軽視して，全てを社会や文化に帰属させる社会決定論や文化構築論だ，といった非難を浴びます。しかし「能力の共同性」論は，能力の根源を〈当人の自然性（生物性）と他者を含む環境（社会・文化）との相互関係自体〉として捉えるので，遺伝特性を初めとする個人の自然性（生物性）自体のいわば個別実体性は前提にしています。それは〈能力不全の相互関係性〉の把握が，障がい概念の三区分における損傷 impairment を前提とするのと同じです（第11章）。

　もちろん現に存在する個人の自然性（生物性）の多くも，例えば医療による治療などで社会・文化に媒介されているので，たんなる個人の私的所有［物］ではありません。しかし時々に実現する能力は，その時々の個人の個別実体性としての〈自然性（生物性）と他者を含む環境（社会・文化）との相互関係自体〉なのです。したがって新自由主義者のノージックらは，能力に関わる何らかの平等を目指す人たちを，"彼らは，治療可能なら眼球のない全盲者に晴眼者の眼球の一つを配分すべしとする荒唐無稽な眼球の再配分を，財貨の再配分

と同一視している"，と罵倒しますが（森村 2001：51f.），こんな非難も「能力の共同性」論には何ら該当しません。

「能力の共同性」論は，また能力を物的財貨のような静的なモノと見なして，能力の共有や能力の共有資産化を説く論だと誤解されて非難されもします。しかしそもそも「能力の共同性」論は，能力を〈相互関係自体〉という媒介的運動自身，つまり生動的な作用・動きそのものとして捉えており，物的財貨のような何か静的なモノなどと見なしてはいません。もちろん，こうした〈相互関係自体としての能力〉も，例えば点数化される場合のように，特定の区切りでは媒介運動の結果として，静的なモノのように表現されはします。

しかし，マルクスが商品という静的なモノの価値も交換過程という動的な媒介的運動の結果だとして，およそ「媒介的運動は，運動の結果自身においては消えてしまって，なんの痕跡も残してない」（MEW 23：107／124），と述べたように，媒介的運動自体である〈相互関係自体としての能力〉，つまり生動的に作用し続ける能力を捉える「能力の共同性」論は，第一義的には，この運動が消失した結果である静的なモノのように能力を捉えたり，静的なモノとしての能力の共有や共有資産化を主張している訳ではありません。

「能力の共同性」論については，さらに個人の「努力」次第で能力は変わるのだから，〈共同的な能力〉というのは誤りで，例えば"優れた能力"はそのために「努力」した個人の個体能力だとして，非難されもします。しかし結局は個体能力観に陥ったロールズですら，能力の開花に至る「努力を可能にする優れた性格」が個人のものだというのは「疑わしい。なぜならそうした性格は，我々が何の功績も主張することもできない幼年期における幸運な家庭とか社会的諸環境に相当に依存しているからである」（Rawls 1971：104／79）と言います。ロールズは努力する「性格」と「能力」とを区別しますが，「性格」も活動力としては能力ですから，努力する能力が環境に依存している点では，努力もたんなる個人の個体能力やたんなる個人の私的所有［物］ではなく，努力自体にも「能力の共同性」が該当するのです。

能力の私的所有はやはり「後から」

「能力の共同性」論をめぐる最大の論点は，通常の単純な能力の私的所有論自体，つまりは個体能力観自体による非難でしょう。それは，"「沈黙育児」実験が嬰児の生命力に関する「能力の共同性」を示しはしても，他者との接触

なしに生きられる成長した人間個人の生命力は完全に個人の個体能力であり，「能力の共同性」論は誤りだ"，という非難です。この非難には，さしあたり，共時的次元で成立する〈共同的な能力〉としての嬰児段階の生命力は，その後内在化して私的所有［物］になっても，通時的次元での〈共同的な能力〉として作用し続けるので，「能力の共同性」論は否定できない，と応えておきます。

　こう応答しても，"「能力の共同性」論を否定する良い例が，お前（私）が今一人で考えてワープロで原稿を書いていることだ"，という非難があるかもしれません。確かに一見，考え書くのは私個人の個体能力であるかのようだし，〈相互関係自体としての考え書く能力〉が私に内在化して私的所有［物］になってはいます。しかし今此処で私が，例えば障がい者に関わる「工夫に満ちたケア」（第1章）や「数概念につながる風呂での指さし」（第11章）等々を，新たに書ける（能力を持っている）のは，私一人によることではありません。

> ＊　書く能力（識字能力の一部）も，最初は養育・教育などにより多種多様な〈相互自体としての能力〉として共時的に成立し，通時的に蓄積されたものであり，これが個人に内在化して私的所有［物］になっているのだから，「能力の共同性」の所産です。このことは，識字能力全般にはもちろん，全ての能力に該当します。

　共時的次元の「能力の共同性」ということですが，私がこの新たなことを書ける（書く能力を持っている）のは，資料類から得た知識——そもそもは私の私的所有［物］ではない——を脇においても，障がい者や障がい者施設の指導員たちとの濃密な交流といった彼らとの多様な関係が，イメージ的には背後霊のように私に作用し続けているからこそのことです。この新たに書ける能力は，私の個体能力でもなければ他者と共有しているモノでもなく，私と障がい者や指導員との生動的な相互関係自体という機能そのものなのです。

　嬰児期以降は「たいていの場合」，生命力（能力）は個人に内在化しているので，〈共同的な能力〉として作用し続けながら，個人の私的所有［物］でもあります。しかし生命力の次の段階の頬笑むなどの能力は，嬰児に内在化した通時的次元での〈共同的な能力〉としての生命力と共に，新たに共時的［現在的］次元で母親から乳児への頬笑みかけなどの働きかけに伴う新たな相互関係があって，そこに新たに〈当人の自然性（生物性）と他者を含む環境（社会・文化）との相互関係自体〉が成立するからこそ可能なのです。

* 「たいていの場合」というのは，例えば集中治療室 ICU で生きる重症心身障が
いを持つ嬰児には，生命力の維持のためにレスピレーターなどが不可欠である
ので，生命力という〈相互関係自体としての能力〉も，この嬰児に内在化して
ない面があるからです。

　当該時点までに話し・考える等々の多くの〈共同的な能力〉が個人に内在化
していることが前提ですが，例えば聴衆の前で講演する場合，聴衆が熱心に講
演を聞こうとするか，無視に近い状態で講演に臨むかでは，講演者の伝えよう
とする意思をはじめ，話す内容から話し方に至るまでの講演する能力は大いに
変わります。通常は熱心な聴衆を前にすれば講演能力は上がり，そうでなけれ
ば低い講演能力しか示せないでしょうが，そこには講演者と聴衆との間に心理
的精神的なものも含む共時的次元での「能力の共同性」があるのです。
　総じて，前の段階の共時的次元で成立した〈共同的な能力〉が通時的次元で
個人に内在化して私的所有［物］となり，この能力と共に新たに次の段階での
〈当人の自然性（生物性）と他者を含む環境（社会・文化）との相互関係自体〉
や〈当該個人と他者を含む環境との多種多様な相互関係自体〉が加わって，新
たな〈共同的な能力〉が実現するのです。*

* 本書では展開できませんが，この「多種多様な関係自体」が諸個人ごとに異な
るがゆえに，精神や思想などにも及ぶ諸個人ごとの多様性が生まれるのです。

私的所有制度・私的所有権のある種の普遍性

　〈相互関係自体としての能力〉の個人への内在化と私的所有化の際にもっと
も大きな力をもつのが，市場秩序の根幹にある私的所有制度です。このことは，
先に見た近代所有論や歴史の竈としての市民社会＝市場秩序論の中での能力
の他者性・分離性の話からしても，ある程度は明らかですが（本章223–234頁），
私的所有制度の威力には絶大なものがあります。
　確かにマルクスも言うように，「所有は，どんな時代でも……，一定のさし
あたりは経済的な生産力及び交通の発展段階に依存した諸条件に結びつけられ
ており，そしてこれらの諸条件が必然的に一つの法律的及び政治的表現 {とし
ての所有制度など} を得る」（MEW 3：339／379）。つまり私的所有制度も，生
産力や生産諸関係の一定の発展段階において成立したのだから，市場秩序の根
幹にあるとはいえ，アプリオリに絶対的なものではないでしょう。
　そうではあるにせよ，「人間社会は一連の市場関係（商品交換関係）から成り

立ち」，その中核として一度成立した私的所有制度は，人類史を通じて多大な力をもってきました（マクファーソン 1980：297f.）。特に近代以降，新自由主義が支配する現代ではなおさら，私的所有制度の威力はますます増大しています。

　しかも一般には，財貨・財産に関してのみのこととされがちな私的所有制度は，市民法［権］を直接に規定するのみならず（第5章 87–88 頁），人間観をも規定し支配するほどに大きな影響力をもってきたのです——特定病因論的病気観を想起してください（第10章 186–187 頁）——。資本主義成立以前から，それこそ歴史の竈として歴史を牽引してきた市場秩序の根幹として，私的所有制度にはいわば人間社会を規定しつくすほどのある種の普遍性さえあります[*]。だからこそ，〈相互関係自体としての能力〉も私的所有［物］になってきたのです。

　　*　私的所有制度による規定は，社会的配分による割り当て，ということでもあるので，私的所有制度に基づく「社会的配分」によって，〈相互関係自体としての能力〉の一定部分が諸個人に「割り当てられ」て能力の私的所有が成立する，とも言えます。

私的所有制度の下でも「能力の共同性」はある！

　私的所有制度が人間観をも支配することは，例えばマクファーソンの「所有的個人主義」という言葉にすでに明瞭であり，人間にとってきわめて重要な自由でさえ，「個人は……自己自身の所有主であるかぎりにおいてのみ自由である」（マクファーソン 1980：297f.），とされます。つまり個人の自由も，当該個人が私的所有者であるという私的所有制度の枠内に位置づけられ，私的所有［物］次第のことになってしまうのです[*]。例えば日本国憲法 22 条が保障する「居住の自由」も，私的所有［物］たる所持金がなければ実現できない，といった具合です。

　　*　ただし市場秩序下では，「個人は自ら自身の身体に対する彼の所有権の全体を譲渡することはできないけれども，彼は自分の労働する能力を譲渡することはできる」（マクファーソン 1980：297f.）ので，労働能力の譲渡状態では，かの自由も失われます。

　だから，自由の証を私的所有［物］に求めて，貨幣を焦点とする私的所有［物］の多寡次第で自由か否かも決まるのは当然だ，といった日常的感覚がや

やもすれば生じるのではないでしょうか。また例えば名刺の内容が象徴的ですが，職業や資格や学歴，さらには好みや趣味や性格までもが，当該個人の私的所有［物］として示されると，個人の人となりがわかった気になりがちになるのではないでしょうか。しかし，個人の自由も人となりも，本当は，生き生きとした生動的な諸個人間の交流・コミュニケーションといった，相互関係性が主導する「在る様式」の中にあってこそ，それらの本来の姿が現われるはずです。だからこそ，例えば"入手したファッションも，人前で着てこそだなあ"とか，"一緒に仕事をしてみて初めて，彼がわかったよ"，といった日常経験が語られもするのではないでしょうか。

それゆえにこそ例えばフロムは，本来の生き生きとした生動的な人間のあり方として，「過程，能動性，運動の概念」を中核とする「在る様式」を高く評価した上で（Fromm 1992：21f.／47f.），私的所有という「持つ様式は，主体と客体との生き生きとした生産的過程によって確立されておらず，主体と客体双方をモノ things とする。その関係は死んだものの deadness のそれであり，生動性 aliveness のそれではない」（*op. cit.*：66／113）と言って，本来は生動的である人間のあり方を，私的所有されるモノとして扱う「死んだ様式」としての私的所有を徹底して批判したのです。*こうした点では，私的所有という「持つ様式」は，本来の人間のあり方を表しておらず，むしろ隠蔽している，とさえ言わねばならないはずなのです。

> ＊ このフロムの批判は，若きマルクスが往時のブルジョアイデオロギーを非難した次の発言と通じています。「現実においては，私は商いするものを持っている限りにおいてのみ，私的所有を持っていることになるが，私の固有性 Eigenheit は，徹頭徹尾商いするものではありえない」（MEW 3：211／229）。

フロムが「死んだ様式」として批判した私的所有制度は，しかし，現実には非常に強大で人間観をも支配するほどに普遍的な威力があるので，通常の単純な能力の私的所有論や個体能力観がはびこり，能力も単純にモノ化されがちになります。しかし，〈共同的な能力〉の諸個人への内在化と私的所有化が一方の現実だとしても，同時に根源では，〈当該個人の自然性（生物性）と他者を含む環境（社会・文化）との相互関係自体〉，〈能力の相互関係性〉という生動的な媒介運動が，つまりは〈共同的な能力〉が作用し続けるのも現実なのです。*

* 第 10, 11 章は，私的所有制度に即した〈病を持つ〉や〈能力不全を持つ〉という現実から，逆に〈能力不全の相互関係性〉という根源にさかのぼる議論だと言えます。

　個人の私的所有［物］としての能力の成立については，私的所有制度によって〈共同的な能力〉の一定部分が，諸個人の私的所有［物］として「配分」され，他の部分が社会の側の所有［物］として「配分」される，というように捉えられもします。例えば歩行能力を原点とする移動能力は，多くの場合，諸個人に内在化した（すべき）私的所有［物］となっています。しかし，車椅子を使用する身体障がいを持つ人については，車椅子の操作能力などが当人に内在化し私的所有［物］になってはいても，車椅子のみならず，車椅子の移動を可能にする道路・建物の構造等々に見られるように，社会の側がこの移動能力の相当部分を担っています——歴史的にようやくそうなってきました——。そこには，全ての人に共通する〈共同的な能力〉としての移動能力の，車椅子使用者個人への「配分」と社会の側への「配分」がある，というように捉えることができるように思われるのです。
　なお「能力の共同性」論とこれに基づく人間観は，20 世紀現代哲学である程度評判だった，ハイデガーの「共存在性」に基づく人間観とは全く違います。彼の言う「共存在性」は，人間諸個人間の「取替え可能性」とそのための個性喪失による画一的世間人のあり方だからです（ハイデガー 1979：209ff.）。つまりハイデガーは，独立自存の個体としての人間個人の存在を「取替え」という相互性の前提としており，したがって能力については，結局は個体能力観を前提にすることになるからです。[*2]

* 1　この画一性を克服する「取替え不可能な個人」本来の姿を自覚する事態として当該個人の死が，ハイデガーにおいて称揚されることになりますが，これは第 2 章で述べた問題ある死ぬ権利論の増長に一役買うことになります。
* 2　近年知られてきた「社会脳」論は，個体能力観にあまり囚われておらず，「非言語的コミュニケーションを含む」「他者と自分との関係が自分の脳内に及ぼす影響を理解」（藤井 2009：14）しようとし，「複雑な社会構造の脳内操作が，ヒトの言語獲得を含む，脳の高度な深化を引き起こした原因の一つ」と捉えているので（同：15f.），今後の展開次第によるところも大きいでしょうが，「能力の共同性」論と相当な親近性が出てくる可能性があるように思います。

第13章 出来事の理由,
社会・文化の〈垂直的発展〉から〈水平的展開〉へ

はじめに

　事実や出来事のたんなる記述に留まらないあらゆる理論的営為と同じく, 本書で扱ってきた人間の生命に関する様々な議論も, 疑問があってこそ始まりますが, 疑問符には大きく二種類あります。一つは, 例えば "「脳死」患者が死体になるのはなぜか？" といった出来事・行為が生じる理由 (原因・根拠) を問う疑問符「なぜ」——「なぜ①」とします——です。

　もう一つは, "「脳死」患者が死体になるのはなぜ正当か [正当でないか] ？" といった出来事・行為の正当化・非正当化の理由 (原因・根拠) を問う疑問符「なぜ」——「なぜ②」とします——です。功利主義や道徳主義によって特定の行為を「為すべき・為すべきでない」とする従来の倫理学の多くは, この「なぜ②」には回答してきましたが (第8章), 出来事・行為が生じた理由を問う「なぜ①」は看過しがちでした。

　応用倫理学としての生命倫理学全般にも「なぜ②」のみを重視し, 「なぜ①」を看過しがちだという偏向がありました。これに対してこれまで明示しませんでしたが, 本書全体は「なぜ①」を重視してきました。例えば "「脳死」患者を死体にするのは, 心臓などの臓器移植を殺人罪を犯さずに行うためだ", という議論がそうです (第7章)。

　本章 (最終章) ではまず第1節で, 「なぜ②」も「なぜ①」と共にあってこそ意味があるという観点から, 「なぜ①」の重要性及び「なぜ①」と「なぜ②」との関連を明らかにします。そのうえで, 人間の生命に関わる出来事・行為全般がなぜ生じるのか, という「なぜ①」の追究は, 社会・文化のあり方にまで及ぶ必要があり, 社会・文化のあり方には, 端的に言って, 〈垂直的発展〉と〈水平的展開〉がある, というのが第2節以降の論点です。

　至極当然のはずですが, 「脳死」や「死ぬ権利」などの出来事・行為は, 現時点でいかに当たり前のように思われていたとしても, 特定の社会・文化の下

で生じています。だから，社会・文化のあり方が変われば変わり，なくなることもあるはずなのです。しかしこうした点の議論は，今もってきわめて脆弱なので，これを少しは糾したいのです。

　社会・文化のあり方が諸個人全般のあり方，特に能力や豊かさのあり方と密接不可分であることも当然ですが，この諸個人のあり方を含む具体的な〈垂直的発展〉と〈水平的展開〉については，本章第2節以降で示します。イメージ的には〈垂直的発展〉は，ちょうどエレベーターが垂直軸に沿って下から上へと昇るように，様々な出来事・行為が縦に下から上へと発展することを重視する社会・文化や諸個人のあり方です。

　他方の〈水平的展開〉は，エレベーターの各階フロアで様々な営みがあるように，垂直軸の各段階ごとにある各フロアでの水平軸に沿う出来事・行為の横への展開を重視する社会・文化や諸個人のあり方です。本書の最後で強調したいのは，“これまでは〈垂直的発展〉に偏り〈水平的展開〉をなおざりにしてきたからこそ，人間の生命に関する深刻な大問題も数多く生じてきた，だから，その解決には，よりいっそうの〈水平的展開〉が必要だ”，ということです。しばしばベッドサイドストーリーに狭く限定されがちな生命倫理も，広く社会・文化や諸個人全般のあり方の変革にまで及んで捉えねばならないはずなのです。

1　出来事・行為の生起と正当化・非正当化

出来事・行為とは何か？

　日本の生命倫理学には黎明期から，「なぜ①」は不要で「なぜ②」のみを追究すべきだという根深い傾向がありました。つまり一方で，出来事・行為が生じる理由を問う「なぜ①」を探求しても，「為すべき・為さぬべき」ことに至らないので，「なぜ①」は，「道徳的論争を直接問題にするのではな」い「超越型アプローチ」で実践的でない，と非難されました。他方で，出来事・行為の正当化・非正当化の理由を問う「なぜ②」の探求は，出来事・行為に「肯定的あるいは否定的評価を下す」「内在的アプローチ」であり，「為すべき・為さぬべき」ことを明示するので優れているとされたのです（森村 1986：108ff.）。しかし，今も生命倫理学の教科書の多くに残るこの傾向は，「なぜ①」と「なぜ②」との関連をあまりにも単純化して捉えており，以下で示すように，端的に

は「なぜ①」を踏まえない限り「なぜ②」も意味をなさないことを捉え損ねています。

なぜなら，出来事が生じる理由を問う「なぜ①」と出来事の正当化・非正当化の理由を問う「なぜ②」をめぐっては，少なくとも「なぜ①」の重要性を基盤とする，以下で示す三つの論点があるからです。第一に出来事・行為を把握してこそ，「なぜ②」による正当化・非正当化の問いも成立するのだから，「なぜ②」のみを問うだけだと，その生起の理由を問う「なぜ①」が解明されてこそ把握される出来事・行為を，本当には把握せず下手をすると捨象しかねません。「なぜ①」を重視して対象とする出来事・行為に迫らねば，「捨象により分析している気になり，対象から離れれば離れるほど対象を見抜けると妄想する形而上学者」（MEW 4：127／131）の，本当の意味での反実践的結論になりもしてしまいます。[*]

> ＊　メタフィジィックス metaphysics の翻訳語である形而上学なる言葉は，もともとはアリストテレスの学問体系で，物質や自然等々の形あるものに関する学問 physics の「後に meta」登場する学問が，魂や精神等々の形あるもの以上の［形より上の］ものを扱ったことに由来します。がここでの形而上学の意味は，空理空論の代名詞で，同時代のドイツ観念論が現実を適当に捨象して扱いながら大仰に時代精神を吹聴したことへのマルクスの非難に由来します。

しかも「なぜ①」の重視は，「なぜ②」に拘泥する生命倫理学を離れれば一般的にも当然とされているはずです。例えば，子どもの自死や職場での自死について，誰もすぐに「なぜ②」を問うて自死の正当化・非正当化などを云々しません。まずは「なぜ①」を問うて，例えば子どもへのいじめや上司のパワハラがあったのではないかなどを問うでしょう。そうせねば，正当化・非正当化が問われるそれら出来事・行為が何たるかが，明らかにならないからです。

また例えば激痛に関わる「死ぬ権利」について，「なぜ②」に回答して正当化・非正当化の理由を言う以前に，激痛が回避できない現実などの大きくは社会・文化のあり方を捉えねばなりません。そうせねば，やはり正当化・非正当化が問われる「死ぬ権利」の意味もわからないからで，それは，「なぜ①」への回答を探求してこそ把握されます。出来事・行為をキチンと把握せずに，その正当化・非正当化を問うことなど論外のはずです。

普遍性の標榜の問題

「なぜ①」と「なぜ②」との関連について，第二に「なぜ②」のみを重視する傾向は，出来事・行為の正当化・非正当化の理由には，現実を超越した普遍性があると標榜しがちなのですが，それは不可能だという点があります。つまり，現実を超越した普遍的理由を標榜しても，この理由を主張する際には，結局は出来事・行為を生む現存の社会・文化の只中に舞い戻って，事実上「なぜ①」の探求と深く関わらざるをえないのです。特定の出来事・行為を正当化・非正当化する理由を，普遍性を標榜する功利主義や道徳主義に求めても，功利性（有用性）の基準や人間生命の尊厳の内容の多くは，当該の社会・文化によって規定されざるをえません。だから，重度障がい者には功利性（有用性）がないという当該の社会・文化に規定された安易な判断が自明視されたり，現実を超越した普遍性の下にあるはずの人間生命の尊厳も，そんな功利性（有用性）に左右されがちだったのです（第8章）。

ある米国の女性生命倫理学者は，医療への平等な権利を正当化する際に，この権利への「合意の考えられる限りの社会学的決定要因を調査しようと」せずとも，現実を超越した普遍的な「理性的根拠に基づき……当然と思われる主張が提案できる」（アウトカ 1988：310）と断言しました。またこの理性的根拠をアリストテレス的匡生的正義に求めて，「〈類似した事例に対しては類似した取り扱いを〉という方式は，平等な受益という目標ときわめて一致した方向へ現実の選択を導く」（同：330）とも主張しました。

しかし彼女が，「なぜ②」への回答とし医療への平等な権利の正当化理由とした匡正的正義は，実際には「健康の危機は……分け隔てなく……正義の人にも不正の人にも……同じく降りかかる」（同：315）現実と，米国アラスカ州で1960年代に生じた腎臓透析機器使用に関する「あからさまな社会的経済的なもの」による差別（同上）という現実に依拠していました。つまり当時は透析機器が少なくその使用順序について，同じ腎臓病患者でも生命の質が高いとされた「有能な」白人弁護士等々を最上位に，「知能の低い」妊娠した売春婦を最下位にといった，明らかな差別という現実が彼女に匡正的正義を選択させたのです。「なぜ②」の正当化・非正当化のために，超越的で普遍的理由を挙げようとしても，結局は，「なぜ①」の探求に関わらざるをえなくなるのです。

正当化・非正当化以前に

　「なぜ①」と「なぜ②」との関連について，第三にもっとも本質的な論点として，「なぜ①」への回答次第では，「なぜ②」が無意味になり消失しさえする点があります。例えば"なぜ「死ぬ権利」が生じるのか"という「なぜ①」への回答が，ある程度は実現している激痛制御が一般化せず（第1章 26–28 頁），今此処では不備なことやこの不備を放置する社会・文化といった問題ある現実に至り，この回答が確定するなら，*「死ぬ権利」の正当化・非正当化の理由を問う「なぜ②」は，ほとんど無意味になります。なぜならこの「なぜ②」は，ある程度は実現している激痛制御が一般化してないがゆえに生じる矮小な問いで，そんな問いの探求は，問題ある現実を自明視するだけになりかねない，ということが明確になるからです。

> ＊　「死ぬ権利」が生じる理由にはもちろん，この激痛制御の不備だけではなく優生思想などもあります。ここでは疑問符をめぐる議論のために事柄を単純化しています。

　そこからは，また，問題ある現実の自明視に陥るくらいなら，「死ぬ権利」の正当性・非正当性を問う「なぜ②」などやめて，ある程度は実現している激痛制御をより一般化するための理論構築を行うべきであり，この一般化のためにより実践的な生命倫理的課題を追究すべきだということにもなります。激痛制御のよりいっそうの一般化については，例えば，種々病状の初期からの疼痛医療の保険点数を引上げるための理論構築がまずはあるでしょう。この点はともかく，こうした理論構築にあっては，「なぜ①」を省みずに「死ぬ権利」の正当化・非正当化のみを問う「なぜ②」は消失しますし，「なぜ①」を離れては「なぜ②」への回答もありえないことも，より明確になります。

　「なぜ②」への拘泥は，また，「なぜ①」への回答から帰結する展望，つまりある程度は現実性のある社会・文化の改造次第で，「なぜ②」の問う出来事が克服しうるという展望を看過させます。つまり「なぜ①」を無視し「なぜ②」のみに拘泥すると，問われる出来事・行為を生む問題ある社会・文化という現実を問わない最悪の実証主義 positivism に，つまり問題多き現実を肯定する現実肯定主義 positivism に陥りかねないのです。

　確かに「なぜ②」への回答は，特定の出来事・行為を正当化・非正当化し，「為すべき・為さぬべき」ことを明示するので，一見実用的 pragmatic で

す。しかしこの回答は，問題ある現実の出来事・行為の容認とその正当化に陥りかねず，真に実践的 practical ではありません。そこには，なぜをめぐる問いの定式について若きマルクスも言った，「問いの定式化は問いの解決である」（MEW 1：348／385），ということがあります。つまり，出来事・行為が生じる理由を問う「なぜ①」を重視する定式化と，出来事・行為の正当化・非正当化の理由を問う「なぜ②」のみに頼る定式化とでは，雲泥の差がある「解決」に至るのです。

矛盾する行為の現実性

こうして出来事・行為の生じる理由を問う「なぜ①」こそ，まずは重視されるべきですが，「なぜ①」をめぐってはたしかに難題があります。それは出来事・行為が生じる理由が一定明らかになっても，その理由が生じた理由は？さらにその理由の理由は？　といった形で，「なぜ①」の徹底した解明は無限累進に陥り最終結論に至らないことです。例えば出生前診断による中絶は，現代の商業的優生学のため⇒商業的優生学は近代初期からの優生思想による⇒この優生思想は古代以来の遺伝決定論的優生思想による……。そもそも優生思想はなぜ生じたか？──また優生思想と資本主義や階級の存在との関連も──，といった具合です。

しかし最終結論には至らなくとも，一定程度は社会・文化のあり方にまで「なぜ①」の回答が至り，これが無限累進の中にあることが踏まえられているなら，そこでは当該の出来事・行為は真摯に受け止められています。そんななかでの個人の行為は，例えば「なぜ①」から行き着いた優生思想の克服を求めつつも優生思想に連なりかねない，といった悩みや逡巡に満ちた矛盾する行為になるかもしれません。しかしヘーゲルが喝破したように，「矛盾が真理の規則であり，無矛盾は誤謬の規則」（Hegel 2：533）なのであり，矛盾する行為こそ当然の現実なのです。「なぜ①」の追究の中での矛盾する行為は，優生思想の克服に至る契機もはらんでいるのだから，少なくとも，例えば優生思想的だからこそ無矛盾であるような，「なぜ②」の回答に安易によりかかる行為よりもはるかに意義があるはずです。

2　社会・文化の〈垂直的発展〉から〈水平的展開〉へ

〈垂直的発展〉と〈水平的展開〉への視点

　たとえ最終回答が得られないにしても，「なぜ①」を徹底して問えば，同時に「生かす」を焦点にこれに連なる豊かな生・生活を目指す方向性と，「殺す・死なせる」を焦点にこれに連なる差別・抑圧に至る方向性のどちらを歩むべきか，といったことを考えるはずです。そんななかではまた，誰しも求めるであろう人間性や人間らしい生・生活とは何かも，また，優生思想など，様々な思想・理論についても考えることになるはずです。

　そんな思考を進めて人間の生命に関わる事柄の源を探ってゆき，それらがはらむ様々な問題点を少し別の大きな角度から考えると，諸個人のあり方を含む既存の社会・文化のあり方について，根底からの反省を迫られるように思うのです。この反省の核心こそ，これまでは〈垂直的発展〉に偏りすぎで〈水平的展開〉がなおざりだった，ということなのです。

　〈垂直的発展〉には，不便な交通手段を資源の大量投入によって速くて便利にするとか，手間暇のかかる非効率な学業を排除してひたすら効率化するなど，多くのことが該当します。もちろん不便でも景観を楽しみ資源を大切にする交通にするとか，非効率でもゆったりとした人間味溢れる学業にするなどの多種多様の〈水平的展開〉もあるのですが，これらは看過されがちです。諸個人により即した社会・文化のあり方も，子どもの誕生から始まる時間軸に沿った成長を典型に，新たな能力の獲得や発達を求める〈垂直的発展〉こそが，望ましいとされてきました。* もっとありふれた言い方では，次のようなことです。

　　*　子どものいる夫婦を自明視して，体外受精や代理母も当然だとするのも，大きくは社会・文化の〈垂直的発展〉への偏りがもたらす，と言えると思います。

　私たちは無能よりも能力があることを，また無教養よりは教養があることを，さらには文化が高度であることを善いこと，また人間らしいことだと考えるでしょう。もちろん能力も教養も文化も何か単一の基準がある訳ではなく，能力や教養が知的なものなどに限られず生命力から道徳性なども含み，また知的なものも私たちに親しい近代文明の中にのみある訳ではないのも確かです。だから能力や教養等々を測る基準も，いくつもあります。

しかし，能力や教養や文化や生活などの尊重とそれらの豊かさへの私たちの期待においては，そうした基準は何本も想定されるにせよ，総じてエレベーターを下から上昇するような垂直軸であり，この垂直軸に沿う〈垂直的発展〉のみが追求されてこなかったでしょうか。逆に言えば，エレベーターに各階ごとのフロアーがあるように，垂直軸の各段階には水平軸があるにもかかわらず，この水平軸に沿った能力や教養や文化や生活の〈水平的展開〉や，これらに即した豊かさや人間らしさには，無関心すぎたのではないでしょうか。

〈水平的展開〉を阻害する〈垂直的発展〉

　そもそも病や障がいを持つのは人間らしくなく，その治療・軽減，さらには健康・健常によってこそ人間らしくなるとして，そんな志向のみを推進する健康至上主義が跋扈しがちですが，それは，社会・文化の〈垂直的発展〉至上主義なのです。つまり病が治らず障がいを持ちはしても，適切で豊かなキュア・ケアにより人間らしい豊かな生・生活があるはずですが，一般には社会保障や社会福祉の不十分さに現われるそうしたキュア・ケアがきわめて不十分でしかないのも，社会・文化の〈水平的展開〉が脆弱だからです。[*]

> 　＊　関連して，〈垂直的発展〉至上主義は，加齢とこれに伴う様々な人間のあり方を忌避する老人忌避症（ジェロントホッビア）（森 1989）を強化しもします。

　癌の末期状態で激痛に苛まれ，「楽になる」死か激痛に耐える生存かの選択となるのも〈垂直的発展〉に偏った医療のためです。激痛による無残な苦しみと生存延長とを並存させるのではなく，激痛緩和やより痛みの少ない生存とその普遍化は，社会・文化のあり方の一つである医療の〈水平的展開〉によって可能になるはずです。具体的には，比較的初期の痛みも弱い頃から癌患者に，手間暇はかかるが計画的にモルヒネが投与されるなどすれば，末期状態での激痛は回避されます。しかし，そうした〈水平的展開〉を軽視する癌治療という〈垂直的発展〉が，いまだに多くの医療現場の現実なのです（第 1 章 26–28 頁）。
　ベルギーなどでは，安楽死の理由とされる「耐え難い軽減不能な心理的苦痛」に，予測される要介護状態や重症の認知症をも含ませて，そんな患者も安楽死の対象にしていますが，そこにも要介護状態や重症の認知症についてのキュア・ケアの〈水平的展開〉の看過・軽視があるのは明らかです。なぜならケアのあり様について，要介護状態や認知症が重症化しても豊かに生きられる

という，希にせよ現在でも一部では実現している〈水平的展開〉が充分になされていけば，そんな状態での死への選択はなくなっていくはずだからです。

　75歳以上を後期高齢者とし，高齢者医療の社会保険制度を壮年層以下と分断した新たな制度により，高齢者に医療を受けにくくした日本の現状も，諸個人や社会・文化の〈垂直的発展〉偏重のなせる業です。今も時に政治家が，“老人医療に金をかけるのは枯れ木に水をやるような無駄なことだ”などと言いますが，こうした発言も，社会保険制度のあり方を〈垂直的発展〉に沿って無駄か否かを判断しています。〈水平的展開〉がもたらす適切な医療などによって豊かに生活できる高齢者は，けっして枯れ木にたとえられなどしません――このたとえは〈抽象的孤立的生命観〉（第1章）の現われでもあります――。

　しかも，上記の諸例も示唆しているのですが，〈垂直的発展〉は，垂直軸の当該段階に留まることを是とせず（非ともし！），この段階を否定してより上を目指してこそ実現しがちなので，〈垂直的発展〉は，本来的に当該段階での〈水平的展開〉を阻害しもします。それはちょうど跳び箱を飛ぶ際に，踏み板を強く踏みつければ踏みつけるほど高く飛べるように，垂直軸の当該段階の水平軸を踏みつけて否定してこそ，垂直軸の高い段階に至れるのが〈垂直的発展〉なのです。

　病や障がい（損傷）の軽減・克服によって〈垂直的発展〉を目指すことへの反動として，〈垂直的発展〉が不可能な重症の病・障がい（損傷）を持つ人の受容――〈水平的展開〉が可能にする――が脆弱になってしまうのも，〈垂直的発展〉による〈水平的展開〉の阻害の一例です。根深い優生学が積極的優生学と消極的優生学から成り立ってきたことにも（第3章），この種の阻害があります。病者や障がい者が存在しない「優れた」者のみの世界を夢想する点では，きわめて特異な積極的優生学も，ある種の垂直軸上の上方化を目指す点では〈垂直的発展〉と軌を一にしていますが，消極的優生学はこの上方化のために下方に位置する生命を踏みつけにすることなので，そこではこの下方に位置する生命を豊かにするための〈水平的展開〉が〈垂直的発展〉によって阻害されているのです。

パラリンピックポスター事件
　あえて言うと障がい者「内部」にも，〈垂直的発展〉による〈水平的展開〉

の阻害はあります。マスコミも大きく報道しましたが，2018年10月にJR東京駅に掲示された東京都作製の東京パラリンピック宣伝ポスターに，パラアスリートの競技写真と共に次のキャッチコピーが掲載されました。「障がいは言い訳にすぎない。負けたら自分が弱いだけ」。

* 以下も含めこのポスターに関わる話は，相模原事件（第3章54–55頁）3年とパラリンピックとを関連させた優れた連載特集（『神奈川新聞』2019年7月26〜28日）によります。その興味深い見出しは，「共生社会実現へ教訓どう生かす」，「障害の克服観，傷つく人」，「パラ高度化『超人』生む」，「超人への憧れ 弱者の否定 表裏一体の善悪」，事件被告の「揺るがぬ独善」，「優生思想をなくすために」，「社会との不一致 アスリートに学ぶ 生きづらさの先」，「差別のない明日へ」，やまゆり園での「新生活 膨らむ希望」，「受け入れる できないこと 勝負はそこから」などです。

　このポスターを見た統合失調症で幻覚などに加え，集中力に大きな不安を抱えながらも障がい者雇用枠で働く人が，"都庁の障害者雇用では，障害で出来ないことがあっても「言い訳だ！」と詰められるのですね"，とツイッターへ投稿したのです。たぶんポスターの上記の文言は，パラアスリート自らを鼓舞するセリフであって，そこには他の多くの障がい者を傷つける意図はなかったでしょう。つまり，障がいを克服して競技力を高めるという〈垂直的発展〉そのものを示すこの文言は，確かに一方で，「競技が高度化したパラリンピックは『超人の祭典』」と評価されることに連なり，障がい者の可能性拡大や地位向上に貢献しはするでしょう。

　しかし「障害は言い訳」とするこの文言は同時に，パラアスリートにはなれない一般の障がい者が，安心して豊かに労働・生活できる〈水平的展開〉を阻害しかねません。〈垂直的発展〉上にある「『障害は乗り越えるべきもの』とするパラアスリートの能力主義が浸透し，一般の障害者が負い目を感じてしまう」という点で，〈水平的展開〉の脆弱さが顕わになっているからです。なお上記の投稿が共感を集め，東京都への非難も集中して，かのポスターは掲示から約1週間で撤去されましたが，この点自身も多くを考えさせます。

* ポスター撤去は，本当の〈水平的展開〉への萌芽なのか，非難を浴びたという理由だけからなのかを初め，非難を誘発した一障がい者の投稿の大きな反響の

意味や，そもそものこのポスター作製・掲示の意味など，多くの考えるべきことがあります。

　ちなみにロンドンパラリンピック時に，英国ではリーマンショックの余波がありながらパラアスリート強化費は増額され，次のリオデジャネイロ大会でのメダル獲得増につながりましたが，他方で同時期，障がい者支援費は緊縮財政を理由に縮小されました。つまりパラアスリートの競技力向上という〈垂直的発展〉のために，普通の障がい者が少しでも豊かな日常を過ごすための〈水平的展開〉は阻害されたのです。

〈水平的展開〉も逆円錐形（すり鉢型）

　社会・文化の〈垂直的発展〉への偏りと〈水平的展開〉の脆弱さについては，さらにそれらが逆円錐形（すり鉢型）だという問題もあります[*]。つまり既存の社会・文化の〈水平的展開〉も，垂直軸の下から上に向けて逆円錐状（すり鉢型）になっていて，健康・健常者などの垂直軸の上方に属する人にはそれなりに豊かですが，逆に下になればなるほど貧弱で病や障がいを持つ人には非常に不足しています。例えば健常者の多くには，種々のイベント・友人との交流・スポーツや芸術等々による楽しみは当然のことでしょう。しかし重い障がいを持つ人には，ちょっとした楽しみどころか，コミュニケーション全般の成り立ちにくさすら放置され，一日の大半を"テレビにお守りをさせる"ようなことが，しばしば特養などの施設の現実となりもします。

　* 「逆円錐形（すり鉢型)」という言葉は，私にインタヴューしてくれた際に，ある雑誌の編集長が言ってくれてから，私が使うようになった言葉です（竹内 2017）。だから，この言葉に依拠した以下の話も，彼との「能力の共同性」（第 12 章）によるところが大なのです。

　人間個人に即せば逆円錐形の底に位置づく人は，おそらく「脳死」患者を典型とする死に近い生を生きる人ですが，〈水平的展開〉の一翼を担うそうした人へのキュア・ケアは，長期「脳死」患者との充実した生活を営むごく一部の家族などに見られるだけです（第 7 章 130–132 頁）。しかし，死に近い生を生きる人から順次，重症・重度の障がいを持つ人から健康・健常者へ，さらには並はずれた身体能力や知的能力を持つ人等々へと，上へ伸びる垂直軸に沿って広

がる逆円錐形の間口は，無限ではないにせよ相当に拡大しているはずです。

　安楽死を合法化したオランダでは，安楽死実施と重症脳損傷の治療とがバーターになっていますが——死に近い生を軽視する医療の〈垂直的発展〉——，同時に25歳以上の人への重症脳損傷患者専門の治療機関が存在しません（児玉 2013：45）。同じ重症の脳損傷でも，脳の可塑性により回復見込みのある若年者には実施される治療が，回復見込みの薄い壮年期以降の人からは剥奪されて彼らは安楽死の対象になるのです。つまり逆円錐形の底に近い人には拒否される医療の〈水平的展開〉が，彼らよりは垂直軸の上にいる若年者には実施される訳だから，〈水平的展開〉が逆円錐形の上方ではまだ広がっているのです。

グループホーム制度も逆円錐形

　障害者総合支援法の下での障がい者への給付費用が，昼間のケアに手厚くグループホームなどでの夜間ケアには非常に薄いことも，逆円錐形の〈水平的展開〉の現われです。例えば，長くても9時〜16時の7時間程度の昼間の施設での種々のケアに関わる生活介護サービス費（税金からの補助金）の最高額は，定員21人以下の施設の場合，障がい者一人につき1268単位です——一単位はおよそ10円（総合支援 2018：164f.）。[*]

> 　　＊　生活介護サービス費は，第4章80–81頁でふれた就労支援サービス費以上にはなっていますが，それは，就労が一定は見込める障がい者への就労支援以上に，生活介護は，身辺自立の三要素をはじめケア全般に人手を要するからです。

　しかし短くても18時〜翌8時まで14時間にはなる夜間のグループホームでは，施設職員は排泄・食事・風呂・衣服の着脱などについて昼間以上の福祉的ケアに従事する場合がありますが，その際の共同生活援助サービス費（基本は578単位）は，重度支援加算や看護職員配置加算等々（224単位）を加えても，その合計額は，障がい者6人につき世話人一人の場合，障がい者一人に対して合計802単位（同：566，508-571，604）に留まっています。

　この夜間の共同生活援助サービス費の低さの原因は，直接には，グループホーム制度の基本が，夜間生活については，一般就労可能等々の一定程度「自立」した障がい者のみを想定しがちな点にあります。だから，重度の障がいを持つ人が入れるグループホームはほとんど存在しないか，あっても通常では，ケア自体は非常に貧困になります。このことは端的には，重度障がい者のため

のグループホームの無視を意味していますが，障がい者の中でも〈垂直的発展〉軸の上位に位置する人には，下位に位置する人より夜間生活が手厚くなっているということでもあるので，ここにも〈垂直的発展〉に偏った逆円錐形の障がい者福祉という〈水平的展開〉の脆弱さが見られるのです。

　社会・文化の〈垂直的発展〉と〈水平的展開〉に関するこの逆円錐形について，何よりも重要なのは，この逆円錐形を円柱形へと社会・文化のあり方を変革する課題，つまりは逆円錐形の底の人にも充分な〈水平的展開〉が可能となるように，社会・文化を変革する課題です。この課題は，労働のあり方や財源などの経済から，社会保障・社会福祉などの法制度，さらにはこれらの研究・教育，生活のあり方に至るまで多種多様で複雑で膨大です。そんな膨大な課題を前にすると，何から手を着ければよいのか困惑し，拱手傍観状態になりかねません。しかし，こうした課題を示唆していたと思われる発言もありました。

3　これからの社会・文化のあり方に向けて

「この子らを世の光に」をさらに問う

　福祉の勉強をした人なら誰しも知る，重症障がい児の「この子らを世の光に」，という故糸賀一雄氏による次の発言があります。「どんなに重い障害をもっていても，だれととりかえることもできない個性的な自己実現をしている……その自己実現こそが創造であり，生産である……。重症な障害をもったこの子たちも，立派な生産者であるということを，認めあえる社会をつくろう……。『この子らに世の光を』あててやろうというあわれみの政策を求めているのではなく，この子らが自ら輝く素材そのものであるから，いよいよみがきをかけて輝かそうというのである。『この子らを世の光に』である」（糸賀　1968：177）。

　この内容自体の解題は不要でしょうが，重症障がい児を哀れみの対象とせず，個性的な自己実現する存在として捉え，しかもこの自己実現を生産という，多くの人と共通の活動を行う存在だとしているのです。この発言のより具体的な内容は，ほとんど示されていませんが，その内容には少なくとも，ケアラーのあり方も含め生産者としての重症心身障がい児を可能とする社会・文化の〈水平的展開〉が含まれるはずです。

　重症障がい児が自己実現・生産しうるには，それにふさわしい環境が必要だ

からです。その根底では，例えば「おしめ交換のときに，その子が全力をふり
しぼって，腰を少しでも浮かそうとしてる努力が，保母の手につたわ」（同：
175）る，重症障がい児と保母らケアラーとの関係性が必要ですが，それは〈水
平的展開〉こそが可能にするはずです。

　「この子らを世の光に」とは，逆円錐形のかなり底に近く位置する重症障が
い児を基準にした豊かな〈水平的展開〉が，上記のおしめ交換から日常的なコ
ミュニケーション，さらには衣食住に関わる諸活動全てについて営まれてゆけ
ば，世間一般の生活にとっても，ゆったりとした人間味溢れる生活や労働等々
につながってゆくことを示唆している，と思います。それは，逆円錐形の〈水
平的展開〉を円柱形にしていくことを意味しています。[*]

* 　通常の労働を細分化しふさわしいケアがあれば，相当な重度障がいを持つ人の
　労働が可能になるのは，相当数の障がい者福祉現場におけるある種の日常です。
　例えば，二個一対の化学製品として生産される種苗用の小さなビニール製カッ
　プを「二つにちぎる労働」──相当数のカップを束ね紐を通して一連の労働が
　完成──が，ケアラーの助力を得て成立します。

障がい児の豊かな人格

　また，かつての優れた障がい児教育論は，知的障がいを持つ「障害児の人格
が希薄なようにみえるのは，じつは障害児をとりまく社会関係じたいが『希
薄』であることに他ならない」（川合 1982：254），と発言していました。[*]この
発言にもいっそうの具体的展開はさほどありませんでしたが，上記で言われる
社会関係の「希薄さ」は，〈垂直的発展〉軸のある段階での〈水平的展開〉の
脆弱さであり，上記の発言に，社会・文化の〈水平的展開〉の円柱状化の示唆
を読み取ることができるように思います。

* 　この発言は，知的障がい者が長らく「精神薄弱者」と呼ばれ，これが法律名
　にも使われていることを（第4章 79–80 頁），告発してもいましたが，「精神薄
　弱」の知的障がいへの言い換え自体にそれほど意味があるのか，という意見も
　あるにせよ，法律名全般についてもかの逆円錐形の円柱化という課題はあるで
　しょう。

　というのも，近しい重度の知的障がいを持つ人との，こんな日常的経験が
あるからです。彼とは通常の言語的コミュニケーションは，まず無理ですが，

彼のお気に入りの CD を聞きながら，一緒にソファーに座る私が「ゆったり
とした気持ちで」，手を握り頬をさすったり視線を合わせつつ頬笑みかけると，
彼も私に頬笑みを返し，その場を楽しんで，私ににじり寄り上半身を傾け分節
不可能な声をあげて喜びの表情を示す，そんな状況になります。[*]

    *   もちろん，こんな状況を可能にする私の「ゆったりとした気持ち」は，例えば
      非正規の長時間過密労働などによる非常に厳しい生活，結局はそんな労働など
      を強いる社会関係の下では難しいので，こんな状況も社会関係次第の面が大き
      いのです。

　そんななかでは，例えばわずかに可能な“ジュース（ジューッ）”などの欲
求の言葉や，定時排泄時刻だ，とトイレを「強要」する私への全身での抵抗と
“ナシ，ナシ”の抵抗の言葉などもあります。何よりも，彼と私との，この状
況でこそわかり感じられる普通の意味での人間関係があります。そこには，彼
の人格を「希薄」にする雰囲気・気持ちなど一切存在せず，彼と私との相互の
頬笑みなどに具現する関係自体の豊かさがあるのみです。

　通常の職場の会議などで，肝心な論点は抜けたまま自らの正当性のみは形式
的に理路整然と言いつのり，他者の意見を封殺しながら自らの責任回避はちゃ
んと主張する，それこそ人格が疑われる「立派な」発言——論語の巧言令色鮮^{すく}
なし仁がピッタリで人格性が本当に「希薄」な発言——に，時に遭遇します。
こんな発言者と比べれば，上記のような状況で確認される重度の知的障がいを
持つ彼の人格がいかに豊かか，と私は心底思います。

　他者に対する丁寧な観察眼，真に相手の内面のあり様にまで至り，他者に自
己を置き換えられる想像力などがあれば，重度の障がいを持つ人の一瞬の表情
ひとつからもその人格の豊かさを見出すことは可能です。が，そこまで至ら
なくとも，上記の重度の知的障害を持つ彼との間で成立する関係自体があれば，
障がい児・者が通常位置づけられている社会・文化の〈垂直的発展〉の低いあ
る段階で，〈水平的展開〉は豊かになっていき，逆円錐形の〈水平的展開〉を
円柱形にしていくことにもつながるはずです。

食事ケアからの〈水平的展開〉

　社会・文化の逆円錐形の〈水平的展開〉を，より豊かに円柱形にしていくた
めの膨大な課題からすれば，ささいだと思われるかもしれませんが，次に引用

する重度の鬱病を持つ人への優れた食事ケアは，この課題を実現する上での直接の重要な契機になっているはずです。

「鬱病者の解放には繊細なケアが必要だ。すぐに傷つく，うぶ毛につつまれた桃をうまく持ち上げるように，むやみな力任せではなく，用心が足りずに落としてしまうほど頼りなくもなく，しっかりと柔らかに，まるで恋しい人にはじめて触れるかのような繊細さで，鬱に苦しむ人を救いあげることができればよいのだ。思い返してみると，『なんだか冷たいなあ』と思った先輩の淡々とした食事介助もちがった光景になる。先輩は思いやりの表情などは忘れたようにしていたが，患者さんの口元に差し出すスプーンの先には細心の注意が宿っていた。相手の唇に押しつけるわけでもなく，舌を出さねばならないほど遠すぎることもない位置に，かすかな口開けでも無理なく入れられるほどのお粥がのせられてスプーンは待っていた。少しの震えもなく穏やかな姿でスプーンは待っていた。熱すぎないお粥は，安心して飲み込めるものだ。先輩は，相手に声もかけず，視線に力も込めずに，自分の存在を拡散させて薄めてしまっていた。患者さんが，先輩がいることも忘れて，ただスプーンに口づけることができるようにしていたのだ。繊細なケアは口数少なく，目立たない……。洗練された繊細さとは，自然と身につくはずもない。仕事として看護するものが，たゆまぬ努力の末に支えられる『不自然な健全さ』なのだろう。ナースとして，普通の『憐れみ』から少し距離をとること，それは多少の後ろめたさを感じても，身にまとうべき技なのだ。おなじく弱いものでしかない人が，他人の苦しみに手を差し伸べるというのは，このような倒錯を抜きにしては不可能なのかもしれない」（西川 2007：192-193）。

「差し出すスプーンの先に宿る細心の注意」が象徴するケアに，誰しも大きな意義を認めるでしょうが，このケアは社会・文化の〈水平的展開〉の，小さいとは言え重要な一齣です。

ケアラーが，〈垂直的発展〉軸の上位者たる健常者として下位者たる重度の鬱病者を「思いやる」ケアではなくて，ケアラー自らの上位性を，「視線」のあり様からすでに拡散させて病者と真に対等になり，しかも「おなじく弱いものでしかない」として，ケア対被ケア構図すらも解消しうるような現場には，重度の鬱病者が健常者とのはなはだしい乖離に苛まれることもない，社会・文化の豊かな〈水平的展開〉があります。

「不自然な健全さ」や「倒錯」にも大きな意義があります。自明視されがち

な〈垂直的発展〉観では，例えば優れたケアラーの努力は，自然で健全なこととしてケアの現場でそのまま称賛されるでしょうが，それだけでは，上記のような患者との真に対等な関わりが成立しません。「相手に声もかけず，視線に力も込めずに」，努力すらも感じさせない振る舞いのケアは，〈垂直的発展〉軸上では「不自然」で「倒錯」していますが，〈水平的展開〉軸によってこそ評価されうるケアラーと患者との豊かな関係を示す「健全な」ケアなのです。

やはり膨大な課題が！

　こうした優れたケアを多くのケアラーが自家薬籠中のものとしていく上でも，多くの課題があるでしょう。そのほんの一端ですが，例えば，作業療法士等々を含むケアラーの養成上で重要な資格試験制度を，根本から改める必要があります。詳論は省きますが，例えば鬱病者に関する資格試験問題が，「認知行動療法で対象となるうつ病の自動的思考のうち『極端な一般化』にあたるのはどれか」という問いの回答を，誰しも陥りうる「①そのときの感情に基づいて現実を判断する，②全てに対して白黒をつけて割り切ろうとする，③着目していることだけから短絡的に結論づける，④『こうするべきだ』と行動を制限して自分を責める，⑤少数の事実から全てが同じ結果になると結論付ける」（2018年度実施　第54回作業療法士国家試験問題から），といったことから選ばせる程度のものに留まっていては，とても上記引用文中のケアには至らないのは明白ではないでしょうか。

　優れたケアラーを養成するには，ケアや介護一般に本当の意味での専門性をあまり認めない世間一般の常識の変革，ケアの研究内容自体の革新，上記の資格試験制度には留まらないケアラー養成の教育課程全般の改善等々，さらに多くの課題があります。当然ながら，ケアラーの地位や待遇の改善が本当に図られねばなりません。[*]

　　＊　制度的にも世間的にも医療に比べて福祉の地位が低く，例えば看護師とはむろん，理学療法士及び作業療法士と比べての，社会福祉士及び介護福祉士の地位や待遇の低さ，医療内部でも看護師の地位や待遇が，保助看法（保健師助産師看護師法）の規定もあり，医師に比べて低いこと——近年のかなり改善はあるが——などは大問題です。

以上のこと全てについて少しでも考えれば，すぐにわかるように豊かな財源

が必要であり，この財源の確保には，軍事予算との対抗をはじめ，税金・予算の配分構造の変革のみならず，徴税制度の変革や累進課税のあり方の変革もが必須となり，そうした変革が政治に及ぶことも必至です。このような膨大な課題がある社会・文化の〈水平的展開〉を真に豊かにしていく際には，既存の社会・文化の〈垂直的発展〉を，いわば曲げ戻して〈水平的展開〉に資するものにしていく，といった発想も重要でしょう。*

> * なお，1970年代に一部障がい者運動から生まれ，昨今は少数意見にせよ，時に障がい者擁護の「常識」とされることもある，個人の属性としての障がいを「個性」と捉える障がい＝個性論には，社会・文化の〈水平的展開〉の契機となりうる内容がある，と言えるかもしれません。しかし障がい＝個性論は，多くの場合，そのままでは主観的で恣意的な独断になりかねず，「障害を個性に転化していく」（大田 1983：167）議論も含めて，本章でここまでみてきたような社会・文化の〈水平的展開〉の真の充実があってこそ——長期にわたる過程が必要——，またこれに伴ってこそ，ようやく成立しうるかもしれない，と考えるべきでしょう（竹内 1995b）。

4　個人の内面と世界の俯瞰との結合

〈水平的展開〉論は心情論ではない

　今でも，「働けない者」には人間らしさがないと言わんばかりの風潮もあって，ただでさえ拙劣な生活保護のあり方は，受給世帯化がただちに人間的恥辱の甘受となるような形での受給世帯減らしにまで至りがちです。より一般に病や障がいに伴う場合のみならず，非正規雇用などによる貧困も，社会全体の問題として全く捉えられない訳ではないにせよ，結局は——特に諸個人の内面での受け止め方では——個人や家族単位の自己責任とされることが，新自由主義の跋扈もあって多いでしょう。私たちがこうした動きに本当には抵抗しきれていないことと，社会・文化のあり方が〈垂直的発展〉に偏り，〈水平的展開〉が脆弱な上に逆円錐形になっていることとは，一脈通じているのではないでしょうか。

　人間らしさの基軸の一つとしてのコミュニケーションについても，言語共同体の中での「理性的」コミュニケーションとそこでの民主主義的ルールとか，より合理性に叶う発話等々に関する議論に偏り，第1章でみたただし君や亜紀

ちゃんや認知症者たちとの身体的なものも含めたコミュニケーションに関する議論は，ほとんど無視されています。ボディランゲージなどを生かすコミュニケーション技法とこれを可能にする教育や財源等々といった，社会・文化の〈水平的展開〉によってこそ実現するコミュニケーション論はあまりにも貧弱ではないでしょうか。

　何よりの問題は，こうしたコミュニケーションについても多くの場合，せいぜい共感や同感といった心情論や抽象的な人間尊重論にしかなっていないことです。共感等々自体は重要であるにしても，そんな心情論に留まれば，事実上，コミュニケーションに関する〈水平的展開〉は無視されます。重度の障がいや認知症者とのコミュニケーションには，心情論で云々することなど絶対に不可能な，〈水平的展開〉軸にそった高い文化的状況と豊かな能力や教養，さらには豊かな技法［技術］が必要なのです。*

> ＊　徐々に日本でも実践されているフランス発の認知症ケア技術，個々のケアを四つの柱（見る・話す・触れる・立つ）と五つのステップ（出会い，ケアの準備，知覚の連結，感情の固定，再会の約束）から捉える「ユマニチュード」は，〈水平的展開〉に資するでしょう。例えばその柱の一つ「触れる」は，必要な触れるケアも，認知症者には攻撃と感じられかねないので，敏感な体躯を避けて大きな面積で包み込むように下から上へとゆっくり触れる点を重点としており，またステップの最初の「出会い」は，ケア自体の開始を，ケアラーによる親しい人への訪問と全く同じようにする点が焦点です（本田 2018：312ff.）。

知的生産にも必要な〈水平的展開〉

　社会・文化の〈水平的展開〉が重視されて，初めて豊かに育まれる高い能力や教養があまりにもなおざりにされてきたからこそ，「教養」があるとされるインテリが，「重度障害」なる言葉を全くいい加減に用い，そのため障がいを持つ人への無理解や偏見が増幅されもするのです。今もありそうなことなのですが，ずいぶん前に，ある有力月刊誌が，日本哲学会会長も務めた著名哲学者と有名なルポライターとが障がい胎児の中絶などについて設問し，各界著名人が答える記事を掲載しました。その設問の第一はこうです。

　「あなた……が妊娠中，検査によって胎児が（ダウン症などの）重度の先天性異常であることが判明した場合，あなたは中絶されますか……？」（加藤・立花 1986：110，傍点は竹内）。通常の日常生活を充分に楽しむ多数のダウン症者

の現実からして（第9章182頁），「（ダウン症などの）重度の先天性異常」という記述は，全くの誤りです。語弊があることを承知の上で，あえて言わせてもらえば，"たかがダウン症程度のことで，重度，重度と騒ぎ立てる"のは，無知蒙昧の極みなのです。

　上記の設問が，ダウン症者を知らない読者を出生前診断による中絶に導く誘導質問であることや，この設問者のインテリたちがもっともっと非難されるべきことは——寡聞にして往時から今までこの非難は聞いたことがない！——，これ以上はあえて問いません。ここで問いたいのは，自戒を込めても言うのですが，こんな記事が著名インテリたちによって書かれ，また有力月刊誌に堂々と掲載されることの背後にも，社会・文化の〈垂直的発展〉への相当な偏向，〈水平的展開〉のあまりの脆弱さがあるということです。

　もとよりすでに見てきたように，こんな〈水平的展開〉の脆弱さは，何も重度障がいとされることにのみ関わっている訳ではありません。別途挙げれば，能力形成を図るもっとも重要な場である学校教育は，科学技術の進展や情報化社会にふさわしい能力開発を進めながら，そうした教育的営為を，たとえ選択科目でもよいから，例えば手話や点字や白杖の技法や車椅子の使い方，さらには聾者が営々と築いてきた「ろう文化」（レイン 2000：397）等々にふりむけたことがあったでしょうか*——なお教育を離れても，「ろう文化宣言」（1995年）がなされ，「ろう者が言語を共有することによって強固なコミュニティを形成している」（同：397）〈水平的展開〉の現実は，もっともっと知られるべきです。

　＊　点字・手話教育が銀行等々の若干の企業で行われていることは，〈水平的展開〉
　　の進捗を示していますが，どれほどの社会的広がりがあるのでしょうか。

社会変革に及ぶべき生命倫理

　つまり社会生活のあり方を教えていながら，障がいや病を持って生きる人たちの生活やそのなかで育まれる文化や能力に言及し，これらを社会・文化全体の問題として本当に教育することは，ほとんどないのではないでしょうか。それらは，せいぜい抽象的な人間尊重を目途とした課外活動や強要された「ボランティア活動」に留まっているのではありませんか。

　そもそも科学技術の進展自体が，2050年には認知症者が人口の10％という予測もある超高齢化社会に向かう中にあっても，基本的には，加齢に伴うその障がい者予備軍という，全ての人々に該当する側面を忘却したものではなかっ

258　　第6部　より豊かな人間の命のために

たでしょうか。つまり，「健常者」や「健常な壮年」の快適さや便利さへの「欲求」にしたがう，〈垂直的発展〉のみを追い求めた科学技術でしかなかったし，多くは今もそうではないでしょうか。*

　せいぜい，例えば全ての交通網がそうなっている訳ではない中での，音声信号機や点字ブロック，また義務教育学校にほとんどない状況を放置したままでの，大学の身体障がい者用のエレベーター等々のレベルに留まっています。在宅中は何とか立ち，家族の援助を得てトイレに行けた認知症者が，入居後はオシメをつけられ数日で寝たきりにさせられる施設収容のあり方も，社会・文化の〈水平的展開〉の貧困さそのものです。

　「安楽死」や障がい胎児の中絶や「脳死」患者などを云々しているだけのように見えるいわゆる生命倫理の問題は，じつは私たちに，これまでの文化や能力や教養等々の捉え直しとそれらの変革を，社会・文化の〈垂直的発展〉からその〈水平的展開〉へという変革の原理的な方向性の転換を含めて突き付けているのです。

　これは，当然，既存の社会変革論自体の革新を要請し，その際には生産力を含む富そのものの捉え直しも必然となります。そしてしばしば誤解されていますが，生産力を含む富の本質は，けっして GDP などの貨幣形態や物的形態によって捉えられるのではなく，「富の本質は，具体的成因から stofflich 考察すれば，もっぱら欲求の多様性にある」（MEGA 2/1.2：427／463）のです。だから，富の本質としての私たちの「様々な欲求」のあり方自体も，本章全体で示唆してきたつもりですが，〈水平的展開〉志向へと変革されることになるはずなのです。

おわりに

　本書を脱稿してみて思うのは，やはり私一人の本ではないなぁということです。身近な障がいを持つ仲間との交流はもちろんですが，親族の一言にはじまり，研究仲間や編集者の様々な発言，お世話になった多種多様な文献や資料，それに，さほど多くはないけれども，身近な職場の人や授業の感想を寄せてくれる学生の皆さんなどなどとの関わりがあってこそ——この関わりには，私と全く考えの違う人たちからの批判，さらには非難も含みます——，本書のようなものでも出来上がるのだ，と本当に思います。

　そしてさらに思うのは，私が一応は「哲学」を専攻してきたことが，主要には生命倫理を扱った本書にも多大の影響を与えている，ということです。ただし，この「哲学」は，優生思想すら許容，さらには強化してきた通常の哲学史から想定される哲学とは全く違います。それは，私が今後も長く通用すると考える，熟読玩味されるべき，次のようなかつてのある哲学叢書の巻頭言が示唆している「哲学」です。

　「世界のラディカルな批判は個人の生活のラディカルな批判でもある。視点をずっと高い位置にもっていくことと，個人の内面をより深くえぐることが非常に近い作業になる。そういう時代にわれわれはいる。哲学が現実と格闘すべきときだ」（ラディカル：1994-95：3）。——この「格闘すべきとき」は，「いつもそうだ」，と私は考えています。

　私は，自分がズーッと無意識に目指してきたことを非常にうまく表現してくれていると感じたこの巻頭言に出会って以来，研究と称することだけでなく，自らの生活全体の根幹でも，この巻頭言を常に意識してきました。

　そして私は，自らの「内面をより深くえぐり」ながら「視点をずっと高い位置にもっていって」，本書を執筆してきたつもりです。特に優生思想に関わっては。もちろん，そうしたことが成功しているか否かは，読者になってくれた皆さんの判断にお任せすることですが……。

＊　　　＊　　　＊

　なお，本書成立の経緯を率直に言えば，本書は，もともと，拙著『いのちの平等論——現代の優生思想に抗して』（岩波書店，2005年）を，新たな資料など

も使ってリライトし，今後の私の生命倫理学などの授業用に再編しようとした
ものでした。しかし，この拙著出版の際にお世話になった編集者が代わって
いたこともあって，こうした当初の計画は頓挫してしまいました。そのときに，
救いの手を差し伸べてくれたのが，旧知の生活思想社の五十嵐さんでした。

　1980年代半ば，学会機関誌の仕事で初めてご一緒させてもらって以来，五十
嵐さんには，長年にわたって様々な形でお世話になってきました。いくつかの
研究会などでは，研究上の卓見を伺ったこともありましたし，日常生活の機微
に触れる貴重なコミュニケーションをとってもいただいてきました。

　私が関わってきたいぶき福祉会が編集した『障害者福祉がかわる　考えよ
う！支援費制度』（2002年）と，『この街で仲間とともに　障害者自立支援法を
こえて』（2008年）は生活思想社からの刊行ですが，これらも，私だけでなく
いぶき福祉会傘下のかなりの理事や職員や親と，五十嵐さんとの「能力の共同
性」の所産ともいえる2冊となりました。※

> ※　手前味噌を承知で言わせてもらえば，少し古いこの両書は，障がい者について，
> 当人の思いはもちろん，また施設現場だけでなく，家族や支援者の意見も重視
> して非常に生き生きと描いており，一福祉法人による刊行物としては出色の出
> 来栄えで，今も通用する内容になっていますので，ぜひご覧ください。

　とりわけ，藤谷秀さんとの共著『哲学する〈父〉たちの語らい　ダウン症・
自閉症の〈娘〉との暮らし』（2013年）を生活思想社から刊行した際には，内
容上のこともあって，私たち著者だけではなく，家族ぐるみで五十嵐さんとお
付き合いすることになり，本づくりでも，とても充実したものになりました。※

> ※　この本は，障がい者とその家族をめぐる日常生活を，福祉のあり方とも関連さ
> せてかなり細部にわたって平易に描いていますが，本書の基盤に流れる，いわ
> ば通奏低音のような内容になっています。特に，日常生活とその悩みや喜び自
> 身が，そのあり方次第で，優生思想への対抗につながりうることを示唆しても
> いますので，本書と併せて読んでいただければ幸いです。

　という具合で，これまでもお世話になっていた五十嵐さんに，出版事情が非
常に困難ななかでの今回の本書の出版についても，たんなる編集者以上に親身
になっていただき，内容的な話ではもちろん，筆致にまでいたる本書の完成の
道のりすべてにおいてたくさん手助けしていただきました——ここにも「能力

の共同性」（本書第 12 章）があります――。感謝のことばもありません。その
おかげで，頓挫した当初の計画をはるかに超える内容の本書の完成にいたるこ
とができた，と思っています。

　最後になりますが，この本を手にとっていただき読者になってくださった皆
さんに感謝すると共に，皆さんにとって，本書が何ほどかの意味あるものに
なってくれることを願っております。
　　　　2020 年 2 月

　　　　　　　　　　　　　　　　　　　　　　　　　　　竹 内 章 郎

文 献 一 覧

【A】

（アダムズ 1998）　アダムズ編著／佐藤雅彦訳『比較「優生学」史——独・仏・
　　伯・露における「良き血筋を作る術」の展開』現代書館，1998 年

（アガンベン 2003）　アガンベン／高桑和巳訳『ホモ・サケル』以文社，2003 年

（アーレント 1995）　アーレント／志水速雄訳『革命について』ちくま学芸文庫，
　　1995 年

（アリストテレス 1969）　アリストテレス／山本光雄訳『政治学』『アリストテレ
　　ス全集』15 巻，岩波書店，1969 年

（アウトカ 1988）　アウトカ／栗原隆訳「社会的正義と医療を受ける権利の平等」
　　エンゲルハート，ヨナス他／加藤尚武・飯田亘之編訳『バイオエシックスの基
　　礎——欧米の「生命倫理」論』東海大学出版会，1988 年

（粟屋 1999）　粟屋剛『人体部品ビジネス』講談社選書メチエ，1999 年

【B】

（ベーコン 1969）　ベーコン／服部英次郎・多日英次訳『学問の進歩』『ベーコン
　　世界の大思想　6』河出書房新社，1969 年

（Bentham 1962）　Bentham. J., *An Introduction to the Principles of Morals and Legislation*
　　(1789), in J. Bowring ed. The Works of J. Bentham, vol.1, Russell & Russell, 1962（ベン
　　サム／山下重一訳『道徳および立法の諸原理序説』『ベンサム，J.S. ミル　世界の
　　名著　49』中央公論社，1979 年）

（ビンディング・ホッヘ 2001）　ビンディング・ホッヘ／森下直貴・佐野誠訳
　　『「生きるに値しない命」とは誰のことか——ナチス安楽死思想の原典を読む』
　　窓社，2001 年

（ボウルズ・ギンタス 1986）　ボウルズ・ギンタス／宇沢弘文訳『アメリカ資本主
　　義と学校教育』岩波書店，1986 年

（ブロディ 1985）　ブロディ／舘野之男・榎本勝之訳『医の倫理』東京大学出版会，
　　1985 年

【C】

（カプラン 1999）　カプラン／久保儀明・楢崎靖人訳『生命の尊厳とは何か』青土
　　社，1999 年

（CERI 1981）　CERI, *The Education of the Handicapped Adolescent* (*Centre for*
　　Educational Research and Innovation), OECD, 1981

（Clouser 1977）　Clouser, K.D., "Biomedical Ethics: Some Reflexions and Exhortation",

The Monist, Vol.60, No.1.1977

（Cohen 1989） Cohen, G.A., "On the Currency of Egalitarian Justice," *Ethics, no.99*, 1989

【D】

（DB 2004） Deutscher Bundestag 15.Wahlperiode Drucksache 15/3700,13.09.2004,Zwisc henbericht der Enquete-Kommision Ethik und Recht der modernen Medizin,Patientenverfü gungen,2004. http://www.bundestag.de/parlament/gremien/kommissionen/archiv15/ethik_ med/index.html（山本達監訳『人間らしい死と自己決定』知泉書館，2006 年）

（ディクソン 1981） ディクソン／奥地幹雄・西俣総平訳『近代医学の壁』岩波現 代選書，1981 年

（デュボス 1977） デュボス／田多井吉之介訳『健康という幻想』紀伊國屋書店， 1977 年

（Dworkin 1981） Dworkin, R., "What is Equality? Part 2：Equality of Resources," *Philosophy and Public Affairs, vol.10, no.4*, 1981

【E】

（Engelhardt 1983） Engelhardt, Jr., H.T.,"Medicine and the Concept of Person", *T.L. Beauchamp & L. Walters (eds.), Contemporary Issues in Bioethics,* 1983（久保田顕二 訳「医学における人格の概念」エンゲルハート，ヨナス他著／加藤尚武・飯田 亘之編訳『バイオエシックスの基礎──欧米の「生命倫理」論』東海大学出版会， 1988 年）

（Ewald 1993） Ewald, F., *Der Vorsorgestaat*, aus Französischen ins Deutche von W. Bayer und H. Kochba, Suhrkamp Verlag, 1993（Titel der Originalausgabe, *L'Etat providence*, Bernad Grasset, 1986）

【F】

（Fletcher 1973） Fletcher, Joseph., "Ethics and Euthanasia", *R.H. Williams (ed.), To Live and To Die: When, Why and How,* Springer, 1973

（Flethcer 1978） Fletcher, Joseph., "Infanticide and the Ethics of Loving Concern", *Infanticide and Value of Life, ed. by M. Isohl*, Prometheus Books, 1978

（フーコー 1979） フーコー／渡辺守章訳『哲学の舞台』朝日出版社，1979 年

（フーコー 1986） フーコー／渡辺守章訳『知への意志 Ⅰ』新潮社，1986 年

（Fromm 1992） Fromm, E., *To Have or to Be?*（1976）, Bloomsbury Accademic, 1992 （フロム／佐野哲郎訳『生きるということ』紀伊國屋書店，1977 年）

（藤井 2009） 藤井直敬『つながる脳』NTT 出版，2009 年

（藤谷 2017） 藤谷秀「『人間の価値づけ』という差別と暴力」唯物論研究協会編

『唯物論研究年誌 22号 現在の〈差別〉のかたち』大月書店，2017年
（藤野 2001） 藤野豊『「いのち」の近代史』かもがわ出版，2001年
（福沢全集 3） 『学問のすすめ』『福沢諭吉全集』3巻，岩波書店，1959年
（福沢全集 5） 「時事小言」『福沢諭吉全集』5巻，岩波書店，1959年
（福沢全集 6） 「人種改良」『福沢諭吉全集』6巻，岩波書店，1959年
（福沢全集 19） 「国権可分の節」『福沢諭吉全集』19巻，岩波書店，1962年
（福沢全集 20） 「教育なる力」『福沢諭吉全集』20巻，岩波書店，1963年

【G】

（ガルドストン 1973） ガルドストン／中川米造訳『社会医学の意味』法政大学出版局，1973年
（ガザニガ 2006） ガザニガ／梶山あゆみ訳『脳のなかの倫理──脳倫理学序説』紀伊國屋出版，2006年
（Glover 1977） Glover, J., *Causing Death and Saving Lives,* Penguin Books, 1977
（Glover 1984） Glover, J., *What Sort of People Should There Be?,* Penguin Books, 1984
（グールド 1989） グールド／鈴木善次・森脇靖子訳『人間の測りまちがい』河出書房新社，1989年
（Goodin 1985） Goodin, R. E.," Vulnerabilities and Responsibilities: An Ethical Defense of the Welfare State," *American Political Science Review,Vol.79, No.3,* 1985
（Gordon 1978） Gordon, M., "The Politics of Birth Control, 1920-1940: The Impact of Professionalism," *The Cultural Crisis of Modern Medicine*, Monthly Review Press, 1978

【H】

（浜田・山口 1984） 浜田寿美男・山口俊郎『子どもの生活世界のはじまり』ミネルヴァ書房，1984年
（判例時報 1995） 『判例時報』1530号，判例時報社，1995年
（Hare 1975） Hare, R.M., "Abortion and the Golden Rule", *Philosophy and Public Affairs, vol.3, no.3,* 1975
（Hayek 1960） Hayek, F.A., *The Constitution of Liberty,* Routledge and Kegan Paul Ltd.1960（気賀健三・古賀勝次郎訳『自由の条件 Ⅲ』春秋社，1987年）
（Hegel 2） Hegel. G.W.F., *Habilitationsthesen (1801), G.W.F., Hegel Werke, Bd.2,* Suhrkamp Verlag, 1970
（Hegel 3） Hegel. G.W.F., *Phänomenologie des Geistes (1806), G.W.F., Hegel Werke, Bd.3,* Suhrkamp Verlag, 1970（金子武蔵訳『精神の現象学 上巻』岩波書店，1971年）
（Hegel 7） Hegel. G.W.F., *Grundlinien der Philosophie des Rechts oder Naturrecht und Staats-Wissenschaft im Grundrisse (1821), G.W.F., Hegel Werke, Bd.7,* Suhrkamp Verlag,

1970（藤野渉・赤澤正敏訳『法の哲学（自然法と国家学）要綱』『ヘーゲル　世界の名著　35』中央公論社，1976 年）

（ハイデガー 1979）　ハイデガー／桑木厳務訳『存在と時間　中』岩波文庫，1979 年

（ヘンディン 2000）　ヘンディン／大沼安史・小笠原信之訳『操られる死——〈安楽死〉がもたらすもの』時事通信社，2000 年

（ヒポクラテス 1963）　ヒポクラテス／小川政恭訳『古い医術について』岩波文庫，1963 年

（平塚著作集 1）　「元始，女性は太陽であった——『青鞜』発刊に際して」『平塚らいてう著作集』1 巻，大月書店，1983 年

（平塚著作集 2）　「避妊の可否を論ず」『平塚らいてう著作集』2 巻，大月書店，1983 年

（平野 1994）　平野武「医療における自己決定権と医の倫理」高島学司編『医療とバイオエシックスの展開』法律文化社，1994 年

（ヒトラー 2004）　ヒトラー／平野一郎訳『続・我が闘争』角川文庫，2004 年

（保健体育 1979）　『高校　保健体育』講談社，1979 年

（ホブハウス 2010）　ホブハウス／吉崎祥司監訳『自由主義』大月書店，2010 年

（ホッブズ 1971）　ホッブズ／永井道雄訳『リヴァイアサン』『ホッブズ　世界の名著　23』中央公論社，1971 年

（本田 2018）　本田美和子「フランス発『奇跡の認知症ケア技術』」『文藝春秋』7 月号，2018 年

【I】

（生田 1995）　生田房弘他「"脳死"例の部検解剖からみた個体の死の時刻」『医学のあゆみ』172 巻 10 号，医歯薬出版，1995 年

（石谷 1998）　石谷邦彦「緩和医療と『死ぬ権利』」『第 4 回日本臨床死生学会　第 17 回日本医学哲学・倫理学会合同大会予稿集』1998 年

（市野川 2000）　市野川容孝「社会的なものの概念と生命」『思想』908 号，岩波書店，2000 年

（市野川 2012）　市野川容孝「障害（障がい）——生命倫理への批判的視座」『シリーズ　生命倫理学　2 巻　生命倫理の基本概念』丸善出版，2012 年

（イーグルトン 1999）　イーグルトン／大橋洋一訳『イデオロギーとは何か』平凡社ライブラリー，1999 年

（糸賀 1968）　糸賀一雄『福祉の思想』NHK ブックス，1968 年

（岩元 1998）　岩元甦子・昭雄『走り来れよ，吾娘よ——夢紡ぐダウン症児は女子大生』かもがわ出版，1998 年

（イリイチ 1979）　イリイチ／金子嗣郎訳『脱病院化社会』晶文社，1979 年

【K】

（Kahn 1981）　Kahn, B.D., "Cosmos and Damian in the 20th Century?", *The New England Journal of Medicine, No.305,* 1981

（カミン 1977）　カミン／岩井勇児訳『IQ の科学と政治』黎明書房，1977 年

（金井 1989）　金井淑子『ポストモダン・フェミニズム』勁草書房，1989 年

（Kant 7）　Kant, I., *Grundlegung zur Metaphysik der Sitten*（1785）, *Immanuel Kant Werkausgabe VII,* Suhrkamp Verlag, 1968（深作守文訳『人倫の形而上学の基礎付け』，深作守文訳『実践理性批判』『カント全集』7 巻，理想社，1965 年）

（Kant 8）　Kant, I., "Über Ein Vermeintes Recht aus Menschenliebe zu Lügen"（1797）, *Immanuel Kant Werkausgabe VIII,* Suhrkamp Verlag, 1968（尾渡達雄訳「人間愛からなら嘘をついてもよいという誤った権利に関して」『カント全集』16 巻，理想社，1966 年）

（Kant 12）　Kant, I., *Über Pädagogik*（1803）, *Immanuel Kant Werkausgabe XII,* Suhrkamp Verlag, 1968（尾渡達雄訳『教育学』『カント全集』16 巻，理想社，1966 年）

（勝田 1964）　勝田守一『能力と発達と学習』国土社，1964 年

（カレル 1980）　カレル／渡部昇一訳『人間　この未知なるもの』三笠書房，1980 年

（カス 2005）　カス編著／倉持武監訳『治療を超えて――バイオテクノロジーと幸福の追求　大統領生命倫理評議会報告書』青木書店，2005 年

（加藤・立花 1986）　加藤尚武・立花隆「問題提起　臓器移植　あなたは応じますか」『中央公論』10 月号，1986 年

（加藤・加茂 1998）　加藤尚武・加茂直樹編『生命倫理学を学ぶ人のために』世界思想社，1998 年

（加藤 2017）　加藤泰史「思想の言葉：『尊厳』概念のアクチュアリティ」『思想』1114 号，岩波書店，2017 年

（加藤 2018）　加藤哲郎『731 部隊と戦後日本』花伝社，2018 年

（香山 2013）　香山リカ『新型出生前診断と「命の選択」』祥伝社新書，2013 年

（川合 1982）　川合章「普通教育としての障害児教育」五十嵐顕・矢川徳光・坂元忠芳・村山士郎編『講座　現代教育学の理論　2 巻　民主教育の課題』青木書店，1982 年

（川上・増子 1979）　川上武・増子忠道編著『思想としての医学』青木書店，1979 年

（川喜田 1977）　川喜田愛郎『近代医学の史的基盤』岩波書店，1977 年

（川口 1998）　川口浩一「『死ぬ権利』と刑法」『第 4 回日本臨床死生学会　第 17 回日本医学哲学・倫理学会合同大会予稿集』1998 年

（季刊メディカル 1992）　季刊メディカルトリートメント編集部編『四つの死亡時刻』さいろ社，1992 年

（木田 1982）　木田盈四郎『先天異常の医学』中公新書，1982 年

（木田 1994）　木田盈四郎「胎児診断とバイオエシックス」『第 6 回日本生命倫理学

会年次大会予稿集』1994 年

（季羽 1998）　季羽倭文子「死ぬ権利はあるか」『第 4 回日本臨床死生学会，第 17 回日本医学哲学・倫理学会合同大会予稿集』1998 年

（Kluge 1975）　Eike-Henner W. Kluge, *The Practice of Death*, Yale University Press, 1975

（国際シンポ 1982）　国際シンポジウム「科学と人間」『朝日ジャーナル』24 巻 24 号，1982 年

（国際障害者年 1983）　国際障害者年推進会議編『国連・海外関係資料集』全国社会福祉協議会，1983 年

（倉持 2001）　倉持武『脳死移植のあしもと』松本歯科大学出版会，2001 年

（児玉 2013）　児玉真美『死の自己決定権のゆくえ――尊厳死・「無益な治療」論・臓器移植』大月書店，2013 年

（小松 1996）　小松美彦『死は共鳴する――脳死・臓器移植の深みへ』勁草書房，1996 年

（小松 2000）　小松美彦『黄昏の哲学――脳死臓器移植・原発・ダイオキシン』河出書房新社，2000 年

（小松 2012）　小松美彦『生権力の歴史――脳死・尊厳死・人間の尊厳をめぐって』青土社，2012 年

（厚生白書 1987）　『厚生白書』昭和 61 年度版，厚生省，1987 年

（公的扶助 1993）　公的扶助研究会『公的扶助』154 号，1993 年

【L】

（レイン 2000）　レイン／石村多門訳『聾の経験』東京電機大学出版局，2000 年

（Lindsay 1975）　Lindsay, A., "On the Slippery Slope again", *ANALISIS, vol.35,* 1975

（Locke 1963）　Locke, J., *Two Treatises of Government (1690), The Works of John Locke, vol.V.* Scietia Verlag Aalen, 1963（ロック／伊藤宏之訳『統治論』柏書房，1997 年）

【M】

（マクファーソン 1980）　マクファーソン／藤野渉・将積茂・瀬沼長一郎訳『所有的個人主義の政治理論』合同出版，1980 年

（毎日新聞 1998）　毎日新聞社会部取材班『福祉を食う』毎日新聞社，1998 年

（丸山 1983）　丸山富夫「ある安楽死事件からの提言」日本弁護士連合会編『自由と正義』34 巻 7 号，1983 年

（丸山 1986）　丸山英二「先天性障害児の出生とアメリカ法」『ジュリスト　増刊　総合特集　日本の医療』44 号，有斐閣，1986 年

（マーシャル 1993）　マーシャル・ポットモア／岩崎信彦・中村健吾訳『シティズンシップと社会的階級――近現代を総括するマニフェスト』法律文化社，1993 年

（松原 2000）　松原洋子「日本」米本昌平，松原洋子，橳島次郎，市野川容孝『優

生学と人間社会』講談社，2000 年

（真山 2019）　　真山仁「第二回　演」『文藝春秋』7 月号，2019 年

（メンミ 1971）　　メンミ／白井成雄・菊池昌美訳『差別の構造』合同出版，1971 年

（MEGA 2/1.1）　　Marx, K., *Ökonomische Manuskripte* (1857/58), *Karl Marx Friedrich Engels Gesamtausgabe*, Akademie Verlag, 1976（「1857/58 年の経済学草稿」高木幸二郎監訳『経済学批判要綱』第 1～2 分冊，大月書店，1958～59 年）

（MEGA 2/1.2）　　Marx, K., *Ökonomische Manuskripte* (1857/58), *Karl Marx Friedrich Engels Gesamtausgabe*, Akademie Verlag, 1981（「1857/58 年の経済学草稿」高木幸二郎監訳『経済学批判要綱』第 2～3 分冊，大月書店，1959～61 年）

（MEGA 2/2）　　*Ökonomische Manuskripte und Schriften* (1858/61), *Karl Marx Friedrich Engels Gesamtausgabe*, Akademie Verlag, 1980（「1858/61 年の経済学草稿」）

（MEW.E）　　Marx, K., *Ökonomische und Philosophische Schriften* (1844), *Karl Marx Friedrich Engels Werke, Ergänzungsband, Erster Teil*, Dietz Verlag, 1962（真下信一訳「1844 年の経済学・哲学草稿」『マルクス・エンゲルス全集』40 巻，大月書店，1975 年）

（MEW 1）　　Marx, K., "Zur Judenfrage (1843)", *Karl Marx Friedrich Engels Werke, Bd.1*, Dietz Verlag 1956（花田圭介訳「ユダヤ人問題によせて」『マルクス・エンゲルス全集』1 巻，大月書店，1959 年）

（MEW 3）　　Marx,K., "Die deutsche Ideologie (1845-46)", *Karl Marx Friedrich Engels Werke, Bd.3*, Dietz Verlag 1959（真下信一監訳「ドイツ・イデオロギー」『マルクス・エンゲルス全集』3 巻，大月書店，1963 年）

（MEW 4）　　Marx, K., "Das Elend der Philosophie (1847)", *Karl Marx Friedrich Engels Werke, Bd.4*, Dietz Verlag 1959（「哲学の貧困」『マルクス・エンゲルス全集』4 巻，大月書店，1960 年）

（MEW 23）　　Marx, K., *Das Kapital, Erster Band* (1867), *Karl Marx Friedrich Engels Werke, Bd.23*, 1977 年（大内兵衛・細川嘉六監訳『資本論』1 巻 1，大月書店，1968 年）

（御輿 2002）　　御輿久美子「健康増進は国民の義務？」『いのちのジャーナル』812 号，さいろ社，2002 年

（宮城 1983）　　宮城音弥「全体としての『個』と脳」日本移植学会編『脳死と心臓死の間で』メジカルフレンド社，1983 年

（宮野 1986）　　宮野彬「患者の生命をひき延ばす問題」日本医事法学会編『医事法学叢書 5』日本評論社，1986 年

（三好 2005）　　三好春樹『ウンコ・シッコの介護学』雲母書房，2005 年

（モア 1969）　　モア／沢田昭夫訳「ユートピア」『エラスムス　モア　世界の名著 17』中央公論社，1969 年

（茂木 2003）　　茂木俊彦『障害は個性か』大月書店，2003 年

（森 1989）　　森幹郎『老いとは何か』ミネルヴァ書房，1989 年

（森村 1986）　　森村進「生命科学と法哲学との対話（11, 完）──法哲学の立場から」
　　　　『法律時報』58 巻 4 号，日本評論社，1986 年
（森村 2001）　　森村進『自由はどこまで可能か──リバタリアニズム入門』講談社
　　　　現代新書，2001 年
（森岡 1989）　　森岡正博『脳死の人』東京書籍，1989 年
（森岡 1998）　　森岡正博「ウーマン・リブと生命倫理（完成版・第 1 部）」『生命・
　　　　環境・科学倫理研究Ⅲ』千葉大学，1998 年
（向井 1986）　　向井承子「夢想郷のやさしい魂たち」『中央公論』10 月号，1986 年
（村上 1985）　　村上陽一郎「死を巡る第二の断章」『新岩波哲学講座 1 巻　いま哲
　　　　学とは』岩波書店，1985 年

【N】

（永井 1916）　　永井潜「大切なる種性血統」大日本婦人会『婦人衛生雑誌』324 号，
　　　　1916 年
（長尾 2012）　　長尾和宏『「平穏死」10 の条件』ブックマン社，2012 年
（中村 1998）　　中村行秀「哲学とは死の練習である」フォーラム哲学編『言葉がひ
　　　　らく哲学の扉』青木書店，1998 年
（中村 2004）　　中村満紀男編著『優生学と障害者』明石書店，2004 年
（中島 1985）　　中島みち『見えない死』文藝春秋，1985 年
（中内 1987）　　中内敏夫『新しい教育史』新評論，1987 年
（Narveson 1984）　　Narveson, J., "Equality, vs. Liberty: Advantage, Liberty, "*Social Philosophy
　　　　and Policy, no.2-1*, 1984
（ニーチェ 1993）　　ニーチェ／原佑訳『権力への意思　下』ちくま学芸文庫，1993
　　　　年
（日本ダウン症協会 2019）　　日本ダウン症協会会報『JDS ニュース』4 月号，2019
　　　　年
（二文字・椎木 2000）　　二文字理明・椎木章編著『福祉国家の優生思想』明石書店，
　　　　2000 年
（西川 2007）　　西川勝『ためらいの看護──臨床日誌から』岩波書店，2007 年
（西倉 2011）　　西倉実季「顔の異形は『障害』である──障害者差別禁止法の制定
　　　　に向けて」松井彰彦・川島聡・長瀬修編著『障害を問い直す』東洋経済新報社，
　　　　2011 年
（西村 2010）　　西村理佐『長期脳死児の愛娘とのバラ色在宅生活　ほのさんのいの
　　　　ちを知って』エンターブレイン，2010 年
（野村 1969）　　野村拓『国民の医療史』三省堂選書，1969 年

【O】

（大熊 1981）　　大熊一夫『ルポ　精神病棟』朝日新聞社，1981 年

（太田 1982）　　太田典礼『安楽死』三一書房，1982 年

（大田 1983）　　大田堯『教育とは何かを問いつづけて』岩波新書，1983 年

（大谷 2010）　　大谷いずみ「『尊厳死』思想の淵源―― J. フレッチャーの anti-dysthanasia 概念とバイオエシックスの交錯」小松美彦・香川知晶編著『バイオエシックスの構築へ――生命倫理を問いなおす』NTT 出版，2010 年

（大野 2003）　　大野明子『子どもを選ばないことを選ぶ』メディカ出版，2003 年（大野明子『「出生前診断」を迷うあなたへ』講談社文庫，2013 年として文庫化）

【P】

（パッカード 1978）　　パッカード／中村保男訳『人間操作の時代』プレジデント社，1978 年

（パリス 1984）　　パリス／植村研一・中谷比呂樹・西川正郎訳『人間の死と脳幹死』医学書院，1984 年

（プラトン 1973）　　プラトン／山本光雄訳『国家』『プラトン全集』7 巻，角川書店，1973 年

（ポッツ 1985）　　ポッツ，ディゴリイ，ピール／池上千寿子・根岸悦子訳『文化としての妊娠中絶』勁草書房，1985 年

【R】

（Rachels 1986）　　Rachels, J., *The End of Life,* Oxford University Press, 1986（レイチェルズ／加茂直樹監訳『生命の終わり』晃洋書房，1991 年）

（ラディカル 1994-95）　　尾関周二・後藤道夫・佐藤和夫編『ラディカルに哲学する』全 5 巻，大月書店，1994-95 年

（Ramsey 1970）　　Ramsey, P., *The Patient as Person,* Yale University Press, 1970

（Ramsey 1978）　　Ramsey, P., *Ethics at the Edges of Life,* Yale University Press, 1978

（Rawls 1971）　　Rawls, J., *Theory of Justice,* Harvard U.P. 1971（ロールズ／矢島鈞次監訳『正義論』紀伊國屋書店，1979 年）

（Rawls 1985）　　Rawls, J., "A Kantian Conception of Equality," in *J. Rajchman and C. West*（eds.）, *Post-Analytic Philosophy*, Columbia U.P. 1985

（リフキン 1999）　　リフキン／鈴木主税訳『バイテク・センチュリー』集英社，1999 年

（Ripstein 1994）　　Ripstein, A., "Equality, Luck, and Responsibility", *Philosophy and Public Affairs, Vol.23, No.1,* 1994

（Robertson 1981）　　Robertson, J.A., "Involuntary Euthanasia of Defective Newborns", *T.A. Mappes and J.S. Zembaty (ed.), Biomedical Ethica,* McGrow-Hill Book Company, 1981

（ルソー 1954） ルソー／桑原武夫・前川貞次郎訳『社会契約論』岩波文庫，1954 年
（ルソー 1957） ルソー／本田喜代治・平岡昇訳『人間不平等起源論』岩波文庫，1957 年
（ルソー 1962） ルソー／今野一雄訳『エミール 上』岩波文庫，1962 年
（ルソー 1964） ルソー／今野一雄訳『エミール 下』岩波文庫，1964 年
（ローゼンバーグ 1996） ローゼンバーグ・トムソン編／堀内成子・飯沼和三監訳『女性と出生前検査──安心という名の幻想』日本アクセル・シュプリンガー出版，1996 年
（Rudinow 1974） Rudinow, J., "On the Slippery Slope", *ANALISIS, vol.34*, 1974

【S】

（最新高等保健体育 2016） 『最新高等保健体育（改定版）』大修館書店，2016 年
（最首 1984） 最首悟『生あるものは皆この海に染まり』新曜社，1984 年
（斎藤 2000） 斎藤貴男『機会不平等』文藝春秋，2000 年
（坂部 1979） 坂部恵『カント 人類の知的遺産 43』講談社，1979 年
（坂井 1996） 坂井昭宏編著『安楽死か尊厳死か』北海道大学図書刊行会，1996 年
（坂井 1999） 坂井律子『ルポルタージュ出生前診断』NHK 出版，1999 年
（坂井 2013） 坂井律子『いのちを選ぶ社会 出生前診断のいま』NHK 出版，2013 年
（桜井 2007） 桜井徹『リベラル優生主義と正義』ナカニシア出版，2007 年
（サンデル 1992） サンデル／菊池理夫訳『自由主義と正義の限界』三嶺書房，1992 年
（サンデル 2010） サンデル／林芳紀・伊吹友秀訳『完全な人間を目指さなくてもよい理由──遺伝子操作とエンハンスメントの倫理』ナカニシヤ出版，2010 年
（Sanger 1919） Sanger, M., "Why not Birth Control in America," *Birth Control Review 3. no.5*, 1919
（サン・グループ 2004） サン・グループ裁判出版委員会編『いのちの手紙──障害者虐待はどう裁かれたか』大月書店，2004 年
（サルダ 1988） サルダ／森岡恭彦訳『生きる権利と死ぬ権利』みすず書房，1988 年
（佐藤 1981） 佐藤三夫『イタリア・ルネサンスにおける人間の尊厳』有信堂，1981 年
（清水 1979） 清水照美『増補 生体実験』三一書房，1979 年
（清水 1981） 清水寛『障害児教育とはなにか』青木書店，1981 年
（セネカ 1989） セネカ／茂手木元蔵訳『道徳論集（全）』東海大学出版会，1989 年
（シンガー 1986） シンガー／戸田清訳『動物の権利』技術と人間，1986 年
（シンガー 1998） シンガー／樫則章訳『生と死の倫理』昭和堂，1998 年

（シンガー　1999）　　シンガー／山内友三郎・塚崎智監訳『実践の倫理：新版』昭和堂，1999 年

（スミス　1997）　　スミス／藤原孝訳者代表『権利の限界と政治的自由』サンワ・コーポレーション，1997 年

（シュライオック　1974）　　シュライオック／大城功訳『近代医学の発達』平凡社，1974 年

（Starzl 1990）　　Starzl, T.E., Fung, J.J., "Transportation", *The Journal of the American Medical Association, No.263,* 1990

（杉野　2007）　　杉野昭博『障害学――理論形成と射程』東京大学出版会，2007 年

（杉田　2015）　　杉田聡『天は人の上に人を造る――「福沢諭吉神話」を超えて』インパクト出版会，2015 年

（鈴木　1983）　　鈴木善次『日本の優生学』三共科学選書，1983 年

（セイボム　1986）　　セイボム／笠原敏雄訳『「あの世」からの帰還』日本教文社，1986 年

（関　1982）　　関廣野『プラトンと資本主義』北斗出版，1982 年

（Sen 1980）　　Sen, A., "Equality of What?," in *Sterling McMurrin (ed.), The Tanner Lectures on Human Values I,* Cambridge U.P. 1980

（セン　1988）　　セン／鈴村興太郎訳『福祉の経済学』岩波書店，1988 年

（セン　1989）　　セン／大庭健・川本隆史訳『合理的な愚か者』勁草書房，1989 年

（センメル　1982）　　センメル／野口建彦・野口照子訳『社会帝国主義史』みすず書房，1982 年

（総合支援　2018）　　『障害者総合支援法　事業者ハンドブック　報酬編 2018 年版』中央法規，2018 年

【T】

（田原　2018a）　　田原総一朗「ヒトは 120 歳まで生きるか　第 1 回ゲノム編集」『文藝春秋』11 月号，2018 年

（田原　2018b）　　田原総一朗「同上　第 2 回 iPS 細胞」『文藝春秋』12 月号，2018 年

（平子　2005）　　平子友長「カント『永遠平和のために』のアクチュアリティ」東京唯物論研究会編『唯物論』79 号，2005 年

（高谷　1983）　　高谷清『重症心身障害児』青木書店，1983 年

（高谷・吉田　1983）　　高谷清・吉田一法『重症児のいのちと心』青木書店，1983 年

（高谷　1987）　　高谷清「重い障害をもつ子どもたちのこと」唯物論研究協会編『思想と現代』9 号，白石書店，1987 年

（高谷　1999）　　高谷清『透明な鎖』大月書店，1999 年

（高柳　1968）　　高柳信一「近代国家における基本的人権」東京大学社会科学研究所編『基本的人権　1　総論』東京大学出版会，1968 年

（瀧井 2005）　　瀧井宏臣『人体ビジネス――臓器製造・新薬開発の近未来』岩波書店，2005 年

（竹内 1985）　　竹内章郎「病気と障害をめぐるイデオロギー」東京唯物論研究会編『唯物論』59 号，1985 年

（竹内 1987）　　竹内章郎「ビオスの中のソキエタス」唯物論研究協会編『思想と現代』9 号，白石書店，1987 年

（竹内 1988）　　竹内章郎「いのちを守る」佐藤和夫・伊坂青司・竹内章郎共著『生命の倫理を問う』大月書店，1998 年

（竹内 1990）　　竹内章郎「『よりよく』と『よりよく主義』」叢書『産む・育てる・教える：匿名の教育史　1　〈教育〉の誕生と終焉』藤原書店，1990 年

（竹内 1993）　　竹内章郎『「弱者」の哲学』大月書店，1993 年

（竹内 1995a）　　竹内章郎「リベラリズム哲学における『責任』概念の転換」日本哲学会編『哲学』46 号，法政大学出版局，1995 年

（竹内 1995b）　　竹内章郎「個性の問題化のために」森田尚人・藤田英典・黒崎勲・片桐芳雄・佐藤学編『教育学年報　4　個性という幻想』世織書房，1995 年

（竹内 1996）　　竹内章郎「責任概念の転換と生命倫理」日本生命倫理学会編『生命倫理』7 号，1996 年

（竹内 1998）　　竹内章郎「能力に基づく差別の廃棄」日本哲学会編『哲学』49 号，法政大学出版局，1998 年

（竹内 2000）　　竹内章郎「生命倫理の前進のために――『なぜ』の徹底を」唯物論研究協会編『唯物論研究　5 号　新たな公共性を求めて』青木書店，2000 年

（竹内 2001）　　竹内章郎「不平等批判への真摯なエレガントさとそのナイーヴさ――A. センの潜在能力の平等論の意義と問題性」『ポリティーク』2 号，旬報社，2001 年

（竹内 2003）　　竹内章郎「アーレントの発想は現代の変革に資するか？」尾関周二・佐藤和夫・吉田傑俊編『アーレントとマルクス』大月書店，2003 年

（竹内 2005）　　竹内章郎『いのちの平等論――現代の優生思想に抗して』岩波書店，2005 年

（竹内 2007）　　竹内章郎「『機会の平等』とは何か――そのイデオロギーと現実」後藤道夫・吉崎祥司・竹内章郎・中西新太郎・渡辺憲正共著『格差社会とたたかう――〈努力・チャンス・自立〉論批判』青木書店，2007 年

（竹内 2009）　　竹内章郎「新自由主義廃棄の第一歩」東京唯物論研究会編『唯物論』83 号，2009 年

（竹内 2010）　　竹内章郎「ハイエク知識・認識論の問題点の一端：新自由主義知識・認識論批判序説」唯物論研究協会編『唯物論研究　15 号　批判的〈知〉の復権』大月書店，2010 年

（竹内 2011）　　竹内章郎『哲学塾　新自由主義の嘘』岩波書店，2011 年（2007 年初

版）

（竹内　2012a）　　竹内章郎「正義──ホモ・サケル論と正義の探求」『シリーズ生命倫理学　2巻　生命倫理の基本概念』丸善出版，2012年

（竹内　2012b）　　竹内章郎『平等の哲学──新しい福祉思想の扉をひらく』大月書店，2012年

（竹内・藤谷　2013）　　竹内章郎・藤谷秀『哲学する〈父〉たちの語らい　ダウン症・自閉症の〈娘〉との暮らし』生活思想社，2013年

（竹内　2014）　　竹内章郎「社会権［法］的領域の意義」高橋弦・竹内章郎編著『なぜ，市場化に違和感をいだくのか？』晃洋書房，2014年

（竹内　2015）　　竹内章郎「障がい児者を巡る受容と排除──生存権理解と関わって」総合人間学会編『総合人間学　9　〈居場所〉の喪失　これからの〈居場所〉──成長・競争社会とその先』学文社，2015年

（竹内・吉崎　2017）　　竹内章郎・吉崎祥司『社会権──人権を保障するもの』大月書店，2017年

（竹内　2017）　　竹内章郎（インタヴュー）「特集　相模原事件1年──排除しない社会をつくるために　優生思想の根深さにどう向き合うのか」『前衛』8月号，日本共産党中央出版局，2017年

（竹内　2019a）　　竹内章郎「福祉現場からの新自由主義批判と哲学」関東学院大学経済経営学会論集『経済系』276集，2019年

（竹内　2019b）　　竹内章郎「人文社会科学の軽視と新自由主義（ネオリベ）」総合人間学会編『総合人間学　13　科学技術時代に総合知を考える──文系学問不要論に抗して』ハーベスト社，2019年

（多田　1993）　　多田富雄『免疫の意味論』青土社，1993年

（立花　1988）　　立花隆『脳死再論』中央公論社，1988年

（立川　1971）　　立川昭二『病気の社会史』NHKブックス，1971年

（田中　1972）　　田中美津『いのちの女たちへ』田畑書店，1972年

（田中　2012）　　田中智彦「人間の尊厳と人権──私たちはどのように問い，そして語るべきなのか」『シリーズ生命倫理学　2巻　生命倫理の基本概念』丸善出版，2012年

（玉井　1998）　　玉井真理子「世界保健機構（WHO）による遺伝医療に関するガイドラインと『優生学』」『信州大学医療技術短期大学部紀要』23号，1998年

（Taylor　1992）　　Taylor, C., "Atomism（1985）", *W.Kymlica (ed.), School of Thought in Politics, Vol.4*, Edward Elgar Publishing Limited, 1992

（寺久保　1988）　　寺久保光良『「福祉」が人を殺すとき』あけび書房，1988年

（戸田　1998）　　戸田清「生命技術による人権侵害をどう防ぐか」『技術と人間』134号，1998年

（トロンブレイ　2000）　　トロンブレイ／藤田真理子訳『優生思想の歴史』明石書店，

2000 年

【U】

（内田 1982）　内田義彦，誌上シンポジウム「臨床への視座」季刊『パテーマ』創
　　刊号，ゆみる出版，1982 年
（内田 1995）　内田隆三「資本主義と権力のエピステーメー」『思想』846 号，岩波
　　書店，1995 年
（植松 1963）　植松正「奇形児の出産に関する女性の態度」『ジュリスト』278 号，
　　1963 年
（梅原 1992）　梅原猛編『脳死は，死ではない』思文閣出版，1992 年（脳死臨調答
　　申含む）

【W】

（鷲田 2013）　鷲田清一「多重的なものとしての身体」日本哲学会編『哲学』63 号，
　　知泉書館，2013 年
（Weiss 1987）　Weiss, S.F., *Race Hygiene and National Efficiency*, California U.P. 1987

【Y】

（山口 1995）　山口研一郎『生命をもてあそぶ現代の医療』社会評論社，1995 年
（山本全集 2）　『山本宣治全集』2 巻，汐文社，1979 年
（山脇 1991）　山脇直司「社会哲学」柴谷篤弘・長野敬・養老猛編『講座　進化』
　　2 巻，東京大学出版会，1991 年
（柳田 1983）　柳田尚『痛みの人間学』講談社，1983 年
（柳田 1995）　柳田邦男『犠牲——わが息子・脳死の 11 日』文藝春秋，1995 年
（安川 2003）　安川寿之輔『福沢諭吉と丸山眞男——「丸山諭吉」神話を解体する』
　　高文研，2003 年
（優生手術 2018）　優生手術に対する謝罪を求める会編『増補新装版　優生保護法
　　が犯した罪』現代書館，2018 年
（横田 1979）　横田弘『障害者殺しの思想』JCA 出版，1979 年
（横塚 1983）　横塚晃一『母よ！殺すな』すずさわ書店，1983 年
（読売 1963）　読売新聞社編『0 歳からの人づくり　完全な赤ちゃん』白揚社，
　　1963 年
（読売 1985）　読売新聞解説部編『いのちの最先端　脳死と臓器移植』読売新聞社，
　　1985 年
（米本 1984）　米本昌平「優生学史研究の現代的論点」『歴史と社会』4 号，リブロ
　　ポート，1984 年
（米本 1985）　米本昌平『バイオエシックス』講談社現代新書，1985 年

（米本 1986）　　米本昌平「優生学的強迫から老トピアへ」『中央公論』12 月号，
　　　1986 年
（米本 2006）　　米本昌平『バイオポリティックス』中公新書，2006 年

【Z】
（ズヴァー 1984）　　ズヴァー／宮田親平訳『医学革命』文藝春秋，1984 年

著者紹介

竹内章郎（たけうち・あきろう）

1954年，神戸市生まれ。社会哲学・生命倫理学。一橋大学大学院社会学研究科博士課程単位取得退学。社会福祉法人いぶき福祉会評議員。現在，岐阜大学地域科学部教授（2020年3月31日定年退職）。

著書：『「弱者」の哲学』大月書店・1993年，『現代平等論ガイド』青木書店・1999年，『平等論哲学への道程』青木書店・2001年，『いのちの平等論——現代の優生思想に抗して』岩波書店・2005年，『哲学塾　新自由主義の嘘』岩波書店・2007年，『平等の哲学——新しい福祉思想の扉をひらく』大月書店・2010年。

共著・編著：『哲学する〈父〉（わたし）たちの語らい ダウン症・自閉症の〈娘〉（あなた）との暮らし』（藤谷秀との共著）生活思想社・2013年，『なぜ，市場化に違和感をいだくのか？——市場の「内」と「外」のせめぎ合い』晃洋書房・2014年（高橋弦との編著），『社会権——人権を実現するもの』大月書店・2017年（吉崎祥司との共著），ほか。

生活思想社ホームページ
http://seikatusisosya.life.coocan.jp/

いのちと平等をめぐる13章——優生思想の克服のために

2020年4月20日　第1刷発行

著　者　竹内章郎
発行者　五十嵐美那子
発行所　生活思想社
〒162-0825 東京都新宿区神楽坂2-19　銀鈴会館506号
電話・FAX　03-5261-5931
郵便振替　00180-3-23122

組版／アベル社　　印刷・製本／新日本印刷株式会社
落丁・乱丁本はお取り替えいたします。

©Akiro Takeuchi 2020
ISBN 978-4-916112-30-9 C0012　Printed in Japan

★ いのちって？　障がいって？　日々の暮らしから見えてくるもの

●竹内章郎・藤谷　秀　著

哲学する〈父(わたし)〉たちの語らい
ダウン症・自閉症の〈娘(あなた)〉との暮らし

本体1800円（税別）　四六判・並製288頁

我が子の誕生から親亡き後まで、ファッション・好きなこと、トイレ・入浴介助など、生活のエピソード＋「障がい」とは…を語り合う全10編。

＊本書のテキストデータを提供いたします

　本書をご購入いただいた方のうち，書字へのアクセスが困難な方に本書のテキストデータを提供いたします。ご希望の方は，弊社宛，住所，お名前と220円切手，引換券を同封してお申し込みください（コピーは不可）。データは CD-R 形式です。

　本書内容の点字・音訳などは視覚障害の方のための利用に限り認めます。その他の利用はご遠慮ください。

【引換券】

いのちと平等をめぐる13章